LABORATORY ANIMAL SCIENCE

实 验 动 物 学

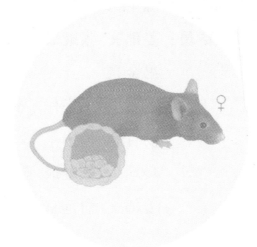

主　编

陈主初　吴端生

副主编

（按姓氏笔画排序）

王宗保　汤百争　李玉章　余望贻　俞远京

编　者

（按姓氏笔画排序）

王宗保　冯金泉　汤百争　关勇军　陈主初

李玉章　余望贻　杨锡平　吴端生　周智君

俞远京　姚　峰

湖南科学技术出版社

序

21 世纪是生命科学的新时代。实验动物学作为生命科学的重要研究基础和支撑条件，已受到各国政府的重视和科学家的关注。人们期望借助实验动物学的研究成果（如动物模型）来探索生命的起源，揭示遗传的奥秘，研究疾病与衰老的机制，从而延长人类的寿命，提高生命的质量。实验动物学已成为现代科学的重要组成部分，它的发展程度是衡量现代生命科学研究水平的重要标志之一。

教材是科学知识的重要载体，也是培养人才的需要。湘雅医学院肿瘤学专家陈主初教授带领一批从事实验动物学研究和教学的中青年科技人员，查阅国内外大量文献，博国内同类教材之长，并结合他们多年的实践经验，编写了这本《实验动物学》教材，为我国实验动物学教材建设作出了有益的尝试。我相信，这本书的出版将对我国实验动物学的发展和生命科学事业的进步产生积极的影响。

中华人民共和国卫生部副部长　彭　玉

2001 年 7 月

前　言

　　实验动物学是 20 世纪中叶从动物学、畜牧兽医学等学科中脱颖而出的一门新兴综合性学科。它研究的对象是实验动物和动物实验。实验动物虽然是动物，但它已从动物学、畜牧兽医学研究的一般概念上的动物中分化出来，是专供生命科学研究用的遗传学和微生物学质量标准化的动物。实验动物同设备、信息、试剂一样，是生命科学实验研究不可缺乏的基本要素。动物实验是生物医学研究的重要手段。许多生命现象的发现，许多疾病发生机制的阐明，都是通过动物实验而实现的。所以说，实验动物学是生命科学的重要支撑学科。由于实验动物学在生命科学中的重要作用，因而它的发展从一开始就受到世界各国政府和广大科技工作者的高度重视。

　　发展实验动物学，关键靠人才。高等院校是人才培养的摇篮，理应担当培养现代实验动物学专门人才的重任。因此，加强高校实验动物学教学，特别是教材建设，是一项当务之急的重要工作。可喜的是，由陈主初和吴端生两位教授主编的《实验动物学》教材出版了。相信该书的出版能为我国实验动物学教学工作起着一定的促进作用。

　　浏览一遍该书的样稿后，我感觉到这本书至少具有这样几个特点。

　　第一是新颖。既有新的编排体系，也有新的内容。例如：设置了"实验动物育种繁殖"、"实验动物饲养管理"、"实验动物管理政策与法规"、"现代实验动物学技术"等专门章节，增加了"实验动物学伦理"、"试管动物培育技术"、"克隆动物培育技术"、"小鼠基因组研究"等新内容，在第二、第三章首次以"实验动物质量标准化"和"实验动物饲养与应用条件的标准化"命题。

　　第二是重点突出。通篇看，虽重点介绍的是实验动物学的特色内容，但基本概念、基本理论和基本操作描述得通俗易懂。

第三是具有先进性。较为详细地介绍了实验动物学发展前沿领域的研究成果。

第四是实用性强。该书虽然是教材，但也有工具书的功能。书中介绍的内容，许多可直接用于指导实验动物饲养管理和科学研究。

第五是系统性和逻辑性强。全书内容编排循序渐进，由简到繁，相同或相似内容集中介绍，使得前后重复少。

总之，该书作为我国各高等医学、畜牧兽医学等专业的本科生或研究生学习实验动物学课程的试用教材是合适的。希望该书能够得到广大师生的喜欢，也希望编者在本书试用过程中，随时收集师生们提出的宝贵意见，并不断积累经验，以便于该书修订再版。

编写出版实验动物学教材是一项艰苦的工作，同时也是一项对我国实验动物学发展有益的事情。因此，我很乐意写上这么一段话，以作为本书的前言。

中华医学会副会长　　　　　刘海林
中国实验动物学会理事长

2001 年 7 月

编者的话

　　实验动物学是一门研究实验动物与动物实验的综合性学科，包括实验动物的生物学特性、育种繁殖、饲养管理、饲养设施、质量控制、疾病防制和动物实验方法、动物模型的开发应用等。其根本任务是实现实验动物质量和动物实验条件的标准化。

　　实验动物学是伴随着生物医学的动物实验研究而发展起来的。动物实验一直是生物医学研究的重要手段。通过动物实验，生物医学研究取得了许多重大成就。例如：血液循环、病原生物学、抗原抗体、激素等生命现象的发现，实验医学、实验肿瘤学等学科的创立，器官移植技术、单克隆抗体技术、转基因技术等均是通过动物实验实现的。19 世纪以来，为满足动物实验要求的实验动物培育与饲养管理的研究不断取得成果，近交系动物、免疫缺陷动物和悉生动物的培育成功，为实验动物学成为独立的学科奠定了基础，并于 20 世纪 50 年代正式形成了实验动物学。如今，实验动物学已成为研究现代生命科学的重要基础学科，它的发展方兴未艾，获得广大科学工作者的高度重视。

　　在高等院校的医学、药学、畜牧学、兽医学、生物学等专业开设实验动物学课程，是培养现代生物医学人才的必然需要。然而，我国实验动物学教学起步较晚，目前还没有全国通用的统编教材，虽然一些院校单独或合作编写过有关的试用教材，但仍不能满足教学需要。为此，我们组织了 10 余位实验动物学科技人员，根据自己多年来从事实验动物学教学、科研或管理的实践经验，并广泛吸取国内现有教材的精华和国内外实验动物学研究的最新成果，共同编写了这本《实验动物学》，以弥补国内实验动物学教学所需教材的不足，作为各高校的医学、畜牧学、生物学等专业硕士研究生、本科生学习该课程的试用教材，也可作为有关部门和单位的实验动物科技人员的培训教材。对于广大生物医学科技工作者从事教学、科研、检测等也是一本较好的参考书。

编者在编写过程中对内容的选取和编排进行了大胆的探索，使该书具备了鲜明的特色和更新颖的知识。第一，将实验动物育种繁殖和饲养管理内容单独列出作系统地介绍。第二，突出介绍实验动物质量标准化和实验动物饲养与应用条件的标准化。第三，简化实验动物微生物寄生虫学内容，强化实验动物疾病预防概念。第四，尽可能详尽地反映实验动物学研究的最新成就，如转基因动物、基因剔除动物、克隆动物、小鼠基因组研究等。第五，增加实验动物管理政策法规和实验动物学伦理内容，以便于读者更多地了解这方面的知识。尽管书稿已经多次讨论、修改、审阅，主编也对全书进行了必要的加工和润色，但限于水平和时间仓促，加上手中资料有限，书中不妥或错误之处在所难免，热忱欢迎广大同行与读者批评赐教。

本书编写过程中，得到了湖南省科学技术厅、湖南省卫生厅和编者所在单位的领导和同事的大力支持，也得到了国内实验动物学界许多专家学者的帮助，尤其中华人民共和国卫生部彭玉副部长和中国实验动物学会理事长刘海林教授欣然为本书写序和前言，使本书更是添彩增辉，在此一并深表谢意！

陈主初　吴端生

2001 年 6 月 28 日

目　　录

第一章　实验动物学概论

21 世纪是生命科学时代。生命科学研究必须具备 4 个基本要素，即实验动物(laboratory animal)、设备（equipment）、信息（information）和试剂（reagent），通常称 AEIR 要素。生命科学工作者应该学习实验动物学（laboratory animal science），掌握有关实验动物与动物实验的知识与技能。

第一节　实验动物学的学科概念

一、实验动物学研究的对象与范围

1. 研究对象　生命科学研究需要做动物实验，做动物实验需要实验动物。实验动物学研究的对象就是实验动物与动物实验。

（1）实验动物（laboratory animal）：实验动物虽是动物，但它不同于人们常说的野生动物、经济动物（如：家畜、家禽）和观赏动物（如：宠物）。实验动物是指经人工饲育，对其携带的微生物、寄生虫实行控制，遗传背景明确或者来源清楚的，用于科学研究、教学、生产、检定及其他科学实验的动物。这是因为要保证科学实验结果的可靠性、精确性和可重复性，实验动物必须具备满足科学实验应具备的 4 条基本要求，即对实验处理表现出极高的敏感性；对实验处理的个体反应表现出极强的均一性；模型性状具有遗传上的稳定性；动物来源具有易获得性。因此，要求实验动物必须是其先天的遗传性状、后天的繁育条件、微生物和寄生虫携带状况、营养需求以及环境因素等方面受到全面控制的动物。可见，实验动物有它特定的含义，其一是必须经人工培育，遗传背景明确，来源清楚，即遗传限定的动物（genetically defined animal）；其二是对其携带的微生物、寄生虫实行人工控制，即微生物、寄生虫限定的动物；其三是主要用于科学实验的动物。

由于实验动物种类数量有限，目前某些野生动物或经济动物或观赏动物也用于科学实验，但它们只能称作实验用动物（experimental animal）。

（2）动物实验（animal experimentation）：是以实验动物为实验对象的科学实验，包括以实验动物整体水平的综合性反应为评价指标的实验，以实验动物为对象的观测，以实验动物为材料来源的局部器官及系统的实验，以及以实验动物的各种表现参数作为权衡尺度的实验室工作。以生命科学而言，动物实验结果的准确性及精确性与实验动物的选择、实验的条件、实验的技术与方法等有直接关系。

2. 研究范围　实验动物学是融合生物学、动物学、畜牧学、兽医学、医药学等学科，并引用或借鉴了其他学科的研究成果及研究方法而发展起来的学科。因此，它的研究内容十分丰富，研究范围从实验动物扩展到动物实验。

实验动物学研究实验动物，主要研究实验动物的生物学特性、育种、保种、繁殖生产、饲养管理、饲料、垫料、设施条件、疾病诊断与防制、质量控制等；实验动物学研究动物实验，主要研究动物实验的基本条件和基本技术与方法、实验动物的选择与应用、动物模型的建立与应用等。其中包括用解剖学、生理学、生物化学、病理学、遗传学、育种学、微生物学、免疫学、养殖学、环境卫生学、建筑学、管理学等方法，进行个性研究和实验动物及动物实验标准化的共性研究。

二、实验动物学研究的目的与任务

随着科学的发展与研究水平的提高，科学研究的诸要素已经或正在标准化。生命科学也如此，实验动物在标准化，动物实验也在标准化。实验动物学研究的目的，就是培育、维持和生产供应标准化的实验动物，改进或建立标准化的动物实验条件、技术与方法，为科学研究、生产、检定等服务，最终促进科学技术和国民经济发展，提高人民生活质量和健康水平。

从实验动物标准化角度而言，实验动物学由两个相关的理论体系构成，其一为标准化实验动物的培育及饲养、标准化实验动物设施的设计与建立，即实验动物的标准化；其二为标准化的动物实验设施条件、技术与方法的设计与建立、准确地选择和正确地应用标准化实验动物，即动物实验的标准化。实验动物学的根本任务就在于怎样实现实验动物和动物实验的标准化。

三、实验动物学的分支学科

由于研究对象或研究重点不同，实验动物学已派生出一些分支学科。例如：

(1) 实验动物遗传育种学（laboratory animal genetic breeding science），是根据遗传学原理，研究实验动物的遗传改良、遗传控制、遗传特性、品种和品系培育以及实验用的非实验动物的实验动物化的学科。

(2) 实验动物微生物学与寄生虫学（laboratory animal microbiology and parasitology），是研究实验动物携带的微生物、寄生虫的种类，寄生或共生规律以及实验动物的微生物、寄生虫质量控制的学科。

(3) 实验动物解剖学与生理学（laboratory animal anatomy and physiology），是研究实验动物的形态结构和功能以及实验动物的解剖生理特性或模型性状的学科。

(4) 实验动物生态学（laboratory animal ecology），是研究实验动物与其生存环境的相互关系，包括研究房舍、笼器具、空气、温度、湿度、光照、噪声、饲料、饮水、垫料等对实验动物影响的学科。

(5) 实验动物营养学（laboratory animal nutriology），是研究实验动物的营养需要、饲料营养素及其与动物功能的依附关系、饲料配方及饲料质量控制等的学科。

(6) 实验动物医学（laboratory animal medicine），是研究实验动物的疾病发生发展规律、诊断、预防、治疗以及在生物医学研究中应用的学科。

(7) 比较医学（comparative medicine），是研究实验动物和人类的基本生命现象，特别是各种疾病的类比，根据生命现象或疾病的异同，建立各种动物模型，应用于生物医学研究的学科。比较医学又分为比较解剖学（comparative anatomy）、比较生理学（comparative physiology）、比较病理学（comparative pathology）、比较胚胎学（comparative embryology）、比较外科学（comparative surgery）等。

(8) 实验动物饲养管理学（laboratory animal husbandry），是研究实验动物饲养、繁殖的科学管理以及生产经营管理等的学科。

（9）动物实验方法学（methods of animal experimentation），是研究动物实验的基本条件、基本方法与技术以及技术规范等的学科。

综上所述，实验动物学是一门以实验动物和动物实验为研究对象，以培育、维持和生产供应标准化的实验动物，改进或建立标准化的动物实验条件、技术与方法为目的，以实现实验动物和动物实验的标准化为根本任务的综合性学科。简而言之，实验动物学就是研究实验动物和动物实验的学科。

第二节　实验动物学的学科地位与应用价值

任何学科都是人类智力活动的直接产物，当然也总是有可能包含着某些不成熟的认识。任何一门学科的地位及其命运，最终要取决于人们及其社会对它的理解和需要。宏观控制学科生态平衡的人，若不理解那一个学科的地位与应用价值，则不仅有碍该学科的进步，还对整个科技事业的发展不利。因此，有必要简要论述一下实验动物学的学科地位与应用价值。

一、实验动物学是一门新兴学科

实验动物学是伴随着生物医学的动物实验而发展起来的，虽然从公元前4～3世纪亚里士多德（Aristotle，公元前384～322）解剖动物可以认为是动物实验的开始，但从其他学科分化出来作为独立学科的实验动物学的历史还比较短。以正式定名为准，它的存在还只有大约半个世纪。以至目前，学科名称还有不同提法，如实验动物学、实验动物科学，也有人称之为比较医学，甚至小鼠医学等。专门术语也还没有完全统一，理论体系尚待成熟等。然而，实验动物学能独立成为学科，本身就是一种社会需要，作为一门新兴学科，实验动物学正处在方兴未艾的时代。

二、实验动物学是一门综合性学科

由于实验动物学研究的范围广泛，涉及的知识面也就广泛，需要引入、移植或借鉴其他学科（如生物学、动物学、畜牧学、兽医学、遗传学、微生物学、免疫学、营养学、生态学、消毒学等）、多种工程技术（如胚胎工程、细胞工程、基因工程、建筑工程、环境工程等）和一些软科学（如管理学、经济学、情报科学等）的研究成果及研究方法，博采众长，为我所用。所以，实验动物学是一门综合性学科。这种综合性，如果没有实验动物为纽带，很难说实验动物学是一门独立的学科。实验动物学有别于动物学、畜牧学或兽医学，也有别于实验医学或比较医学。虽然它们相互有关联，但各自研究的对象与目的不同，研究方法也不尽相同。实验动物学研究实验动物的目的是服务于动物实验；研究动物实验的目的是服从于实验动物。

三、实验动物学是一门应用性学科

实验动物学在社会生产和科学实验的许多领域里有广泛的应用价值。这主要表现在实验动物和动物实验方法所起到的作用。

实验动物作为生命科学的支撑条件，其作用可以概括为以下几个方面：①作为生物医学基础研究的标准的实验材料。②作为人类疾病研究中人的替身或模型。③作为药品、食品等安全性评价和效果试验的活试剂。④作为生物制剂及制品研制的原材料。⑤作为生物学、医学、畜牧学、兽医学等的教学用具。

历史上已有许多事例证明实验动物为生物医学研究作出了重要业绩。例如：哈维（Willian Harvey，公元1578～1657）用蛙、蛇、鱼等动物做实验，发现了血液循环；科赫（Robert Koch，公元1843～1910）用牛、羊等动物做实验，发现了结核杆菌，提出了科赫原则；巴斯德（Louis Pasteur，公元1827～1895）用许多发病动物进行实验，在微生物学方面获得重大成就；巴甫洛夫（Иван Петровчн Павлов，公元1849～1936）用犬做实验，在心脏生理、消化生理、高级神经活动方面获得重大成就；贝尔纳（Claude Bernard，公元1813～1878）用兔、犬做实验，发现了肝脏的产糖功能和血管、运动神经。

此外，作为人类的替身，实验动物在农业、轻工业、重工业、环境保护、国防和航天工业等方面也发挥着重要的作用。

从历史看，实验动物替代人体受试的地位，没有任何其他技术与方法完全可以取代。同样，动物实验是生命科学研究及其他一些自然科学研究的重要手段。动物实验结果好坏不仅与实验动物有关，也与动物实验方法有关，如实验动物选择、实验季节、温度、湿度、麻醉深度、实验药物、手术技巧等技术环节处理不当，将直接影响动物实验结果。实验动物学研究动物实验基本方法与技术，建立了科学的标准化的动物实验方法，将避免或减少动物实验过程中某些技术环节给实验结果带来的不良影响。

总之，实验动物学是现代科学技术不可分割的重要组成部分。这门学科的重要性在于，一方面它作为科学研究的重要手段，直接影响着许多领域研究课题成果的确立和水平的高低；另一方面，作为一门学科，它的发展和提高，又会把许多领域的课题研究引入新的境地，提高到一个更高的水平。在某些领域中，实验动物学的应用价值很大，如在医学、生物学、卫生、医药工业等；而在另一些领域中，则应用价值不那么突出，如：在化学化工业、航天工业等。从这个意义上说，实验动物学应当属于生命科学的基础学科。正视实验动物学的应用价值，有利于正确估价它的学科地位，从而促进它的发展。

第三节　实验动物学的发展概况

实验动物学（laboratory animal science）一词最早于20世纪50年代在文献中出现，这意味着实验动物学作为一门独立的学科已经形成。作为一门独立的学科，它的发生和发展必定经历着漫长的演变过程。从研究的对象、范围和所取得的理论成果看，实验动物学是从生物学、动物学、畜牧兽医学，特别是实验医学中衍生出来的。它源于动物实验，奠基于实验动物的育种繁殖。

一、动物实验的发展

国外最早有文字记载的原始动物实验可追溯到公元前4～3世纪。古希腊哲学家和医学家亚里士多德的著作中就描述了各种动物的解剖。具有实验科学意义的动物实验是从动物的活体解剖开始。公元2世纪的古罗马医学家盖伦（Galen，公元129～199）是动物活体解剖技术的创始人。盖伦总结了前人做过的若干实验，研究动物活着的时候，损伤、毁坏或切除动物某一部分后所产生的后果，以此推断这一部分器官的功能。他用猪、猴等动物进行的动物实验，创立了医学知识和生物学知识体系，并提出实验研究是科学发展的基础。在中世纪，由于受教会统治，动物实验同人体解剖一样被遭到诽谤和禁止，因而在盖伦以后的

1400 年间，动物实验发展缓慢。随着 15 世纪西欧的文艺复兴，动物实验才再度兴起。公元 17 世纪，英国著名生理学家和医学家哈维在研究血液循环的过程中，用犬、蛇、蛙、鱼等动物做动物实验，创立了近代生理学实验方法。哈维的动物实验在技术上比盖伦的动物活体解剖更前进了一大步，这就是既有精细的动物活体解剖和观察又有数学物理学上的定量估计和推算。他通过动物实验测算出心脏每次收缩射入动脉的血量，还用结扎腔静脉和结扎主动脉的方法证明血液流动方向。他的动物实验，不仅得出了现代意义的血液循环理论，而且把动物实验本身提高到了一门科学的水平。进入公元 18 世纪以后，动物实验迅速发展，成为生物学和医学研究的基本方法。进入 19 世纪以后，动物实验在技术方法上得到了进一步升华，对此有两位科学家功绩卓著。一位是法国生理学家贝尔纳，他首次提出了动物实验的内环境和外环境要领；在他晚年写下的《实验医学研究导论》名著中，特别强调了动物选择的重要性和把握住动物生理条件的重要性，详细指出了实验动物的种系、性别、体重、年龄、饮食营养等差异和水、温度、空气、压力、化学成分等环境条件对动物实验结果的影响。另一位是俄国生理学家巴甫洛夫，他将动物实验发展为急性动物实验和慢性动物实验。到了公元 20 世纪，动物实验进入了更加辉煌的时代。实验动物和实验条件都开始标准化，动物实验已成为一门科学。

二、实验动物的发展

19 世纪末到 20 世纪 60 年代是实验动物学发展的奠基时期。在此期间，近交系动物、免疫缺陷动物和悉生动物的培育成功为实验动物学独立于其他学科奠定了基础。

1. 近交系动物的培育　近交系实验动物的培育从小鼠开始。20 世纪初，科学家根据孟德尔遗传基本规律，认识到肿瘤在小鼠同种异体间移植不成功的原因是由于小鼠个体间的遗传差异造成的。1907 年 Little 采用遗传学原理，以毛色基因为标记，开始小鼠的近亲繁殖，以获得遗传均一性的纯系小鼠，两年以后首次成功地培育出了世界上第一个近交系小鼠 DBA。接着，Bagg 用同样的方法，于 1913 年又成功地培育出了近交系小鼠 BALB/c；Strong 于 1920 年育成了近交系小鼠 C3H 和 CBA；Little 又于 1921 年育成了近交系小鼠 C57BL 和 C57BR。至今，世界各地已培育出数以千计的各种近交系实验动物，其中大鼠和小鼠近交系已有 1500 多个。

近交系实验动物的培育成功，为生物医学科学研究提供了一种遗传几乎完全均一的实验动物，提高了动物实验的准确性和均一性。

2. 悉生动物的培育　随着动物实验的发展，对实验动物提出了更高的要求，就是如何消除实验动物自身携带的微生物和寄生虫对动物实验结果的干扰。悉生动物能满足这种要求，悉生动物的发展是随着无菌动物的发展而发展的。

无菌动物的发展已有 100 多年的历史。早在 1885 年，Dudeaux 曾将豌豆在无菌条件下进行栽培，证明无菌植物不能利用供给的养分。1885 年 Pasteur 认为，动物在没有肠道菌参与条件下不能生存。1886 年，Nencki 则提出相反的观点。因此，学术界展开了一场无菌动物能否存活的争论，分头做实验。约 10 年后，即 1895 年 Nuttall 和 Thierfelder 经剖宫产获得豚鼠，置于玻璃罩内用灭菌的牛奶饲喂，第 8d 后处死剖检，其肠道内容物没有检出细菌。1932 年，Glimstedt 终于把无菌豚鼠养活 2 个月，取得了初步进展。1945 年，Reyniers 率先培育并繁殖无菌大鼠成功。随后，无菌鸡（1948 年）、无菌小鼠（1955 年）、无菌豚鼠（1959 年）、无菌家兔（1959 年）等相继育成。实验证明，肠道菌的存在不是动物生存的必要条件。

随着无菌动物研究的开展，无菌动物的饲养设施也在不断被改进。1915 年，Reyniers 首先研制出金属隔离器，1957 年他又发明了塑料隔离器。隔离器的出现，大大地促进了无菌动物的发展。

以后，由于饲养管理和实验目的的需要，在无菌动物基础上又发展了已知菌动物和无特定病原体动物。

3. 免疫缺陷动物的培育　1962 年英国 Grist 在非近交系小鼠中偶然发现无毛小鼠。1966 年 Flanagan 证实这种无毛小鼠是由于基因突变造成的，称为裸小鼠，用 "nu" 表示裸基因符号。1968 年 Pantelouris 证实这种裸小鼠伴有先天性胸腺发育不良。裸小鼠的发现引起了科学家的极大兴趣，1969 年丹麦 Rygaard 和 Povlsen 将人的结肠腺癌移植于裸小鼠获得成功，为免疫缺陷动物研究和应用开创了新局面。

1953 年英国 Rowtt 研究所首先发现裸大鼠，但仅维持到 16 代。1975 年再次发现，并证实裸大鼠也缺乏正常胸腺。1977 年英国医学研究会（MRC）实验动物中心建立了裸大鼠种子群。1978 年首次报道了裸大鼠的人癌异种移植。

继裸小鼠和裸大鼠发现之后，又相继发现和培育出具有免疫缺陷的其他动物，如牛、豚鼠、兔、犬、猫等，包括胸腺缺陷、无胸腺、无脾脏、既无胸腺也无脾脏等动物。特别是 1980 年美国 Bosman 首先发现 SCID 小鼠之后，免疫缺陷动物研究成为实验动物学研究的又一热点。总之，免疫缺陷动物研究 30 余年所取得的巨大成就，为实验动物学发展史写下了最光辉的一页。

4. 实验动物发展的其他成就　如同源导入近交系动物、同源突变近交系动物、重组近交系动物、分离近交系动物、嵌合体动物、单亲纯合二倍体动物、转基因动物、克隆动物等，大都是 20 世纪取得的成就。

三、动物模型的发展

动物模型的发展，最早可追溯到 18 世纪。1798 年英国医学家琴纳（Jenner，公元 1749～1823）首次报道了人感染牛痘后，能避免感染天花病。1876 年科赫将分离出来的炭疽杆菌接种到小鼠体内，小鼠发生了炭疽病，又从患炭疽病的小鼠体内分离出了炭疽杆菌，证明了细菌与疾病的关系。同一时期，巴斯德研究牛、羊炭疽病、鸡霍乱、狂犬病等，也是早期动物模型应用的实例。

20 世纪 60 年代，学术界正式提出了"动物模型"概念。从 1961 年美国国立卫生研究院（NIH）首次提出加强开发人类疾病动物模型研究以来，各国的研究工作不断取得成果。仅 7 年后的 1968 年，美国就出版了《生物医学研究的动物模型》专著。在这一段时间内（1965 年），美国 Gajdusck 研究人类 Kuru 病（一种致死性神经疾病），用病人脑组织提取物注射给黑猩猩后，成功地复制出了 Kuru 病动物模型，成为当时最早研究动物模型的经典例子。1972 年美国又出版了《人类疾病动物模型手册》，该手册至今已达数十分册。据 1982 年 Hegreberg 和 Leatrer 出版的《动物模型目录》一书记载，自发性动物模型有 1 289 种，诱发性动物模型有 2 707 种。20 世纪 80 年代后，转基因技术不断发展，并把这一技术应用到动物模型研究上来，建立了各种转基因动物模型和基因剔除动物模型等，从而大大地加快了发展速度。

四、组织机构的发展

在许多经济发达的国家里，早在 20 世纪初期就开始建立实验动物生产、研究和管理的专门机构，并开始了有关实验动物的实验研究和学术研讨。

在美国，John Call Dalton（公元 1825～1889）第一个在医学院建立动物实验室；Simon D. Brimhall（公元 1863～1941）从 1915 年起就从事实验动物医学研究；Rare Friedrich Meyer 最先在 1928 年综述了实验动物疾病，并在以后开发了可作为样板的实验动物设施。Little 于 1929 年创建了至今仍是世界上规模最大的实验动物保种、研究机构——杰克逊（Jackson）研究所，并亲自任所长。已故的诺贝尔奖获得者斯耐尔博士（Snell GD，公元 1903～1987）曾在这里工作多年，他用自己培育的同源导入近交系发现了小鼠主要组织相容性抗原（H－2）。1944 年，纽约科学院召开专门会议，讨论实验动物与生物医学发展的关系，并首次提出实验动物标准化问题。伴随着动物保护组织的产生，实验动物协会也相继产生。1950 年，首先成立了动物饲养管理小组，后于 1967 年改名为美国实验动物科学学会（AALAS）。该学会是全美和全世界很有影响的实验动物学会，目前拥有国内和国际成员 4000 多名，出版的《Laboratory Animal Science》杂志也成为实验动物学领域中最具水准的刊物之一，每年召开学术报告会。1953 年美国动物资源协会成立，1956 年改名为美国实验动物资源学会（ILAR），下设遗传、营养、寄生虫、标准等委员会，定期发布有关信息。1952 年，实验动物管理小组成立，它鼓励对兽医进行实验动物医学方面的教育与培训，并建立专门人员的资格考试制度。1961 年改名为美国实验动物医学学会（ACLAM）。1965 年，美国实验动物饲养管理认可协会（AAALAC）成立，行使对各要求评估的科研单位的动物使用、管理及设施进行检查评估。目前该协会已对 700 多个动物设施颁发了认可证。其他的组织机构还有美国实验动物从业者协会（ASLAP）、美国灵长类学专家协会（ASP）、美国兽医学会（AVMA）、国家生物医学研究协会（NABR）等。在 20 世纪，美国已成为实验动物学的中心。

由于美国的影响，加拿大、欧洲各国和日本也纷纷成立相应的组织机构。例如：日本的实验动物学会（JALAS）于 1951 年成立；加拿大实验动物学会（CALAS）于 1962 年成立；英国的实验动物学会（LASA）和动物技术学会（IAT）分别于 1963 年和 1965 年成立；德国实验动物学会（GV-SOLAS）和法国实验动物学会（SFEA）分别于 1964 年和 1971 年成立；比利时实验动物学会（BCLAS）和荷兰实验动物学会（NVP）分别于 1970 年和 1971 年成立；意大利实验动物科学委员会（CISAL）和瑞士实验动物学会（SGV）分别于 1986 年和 1987 年成立；欧洲实验动物学会联盟（FELASA）也于 1978 年成立了。

随着各国实验动物学术机构的相继建立，国际交流与合作也广泛开展。1956 年，在联合国教科文组织的支持下成立了全球性实验动物学学术机构——国际实验动物科学委员会（ICLAS），旨在促进和协调世界各国实验动物学的发展，促进实验动物学的国际合作，促进实验动物标准的国际化。

关于实验动物法规的发展状况，请参阅第十三章。

五、我国实验动物科技发展简况

我国实验动物学的历史在古代中医典籍中有不少记载，如《黄帝内经》中讨论到脏腑。古兽医中的动物解剖，特别是利用动物做食物的毒性试验。但是一直到解放前，我国实验动物学发展很慢，这主要是因为我国的中医药学研究并不直接依赖于动物实验。辛亥革命以后，随着现代科学技术的进步，我国实验动物学发展有所加快。1918年，原北平中央防疫处齐长庆首先开始饲养繁殖小鼠做实验。1919年谢恩增开始捕捉野生仓鼠做肺炎球菌检定。20世纪30年代，南京开始小规模繁殖豚鼠、小鼠、大鼠和家兔；上海、大连、长春从日本引进了一些实验动物。1946年，从印度Haffkine研究所引入瑞士种小白鼠，以后发展成为现在的昆明种小白鼠。1948年，从美国引入金黄地鼠。

解放后，我国科学事业蓬勃发展，实验动物科技事业亦随着很快发展起来。50年代初，为了预防各种传染性疾病而大量生产和研究疫苗、菌苗，先后在北京、上海、长春、大连、武汉、兰州和成都建立了生物制品研究所和检定所，各所设立了较大规模的实验动物饲养繁殖场。此外，制药、防疫、兽医、医学院校等单位也相继建立了不同规模的实验动物饲养繁殖室。当时，我国实验动物学研究的主要课题是实验动物疾病的防疫、饲料配制、科学饲养管理等，研究的水平较低。1954年，李铭新、杨简和李漪教授开始了近交系小鼠的培育，并先后育成中国Ⅰ号、津白Ⅰ号和津白Ⅱ号等品系小鼠。

1978年以来，我国实行改革开放，迎来了实验动物学的春天。1982年，国家科委在云南西双版纳主持召开了全国第一次实验动物工作会议。随后，各地区、各部门也相继召开了本行业的实验动物工作会议。1984年国务院批准建立了中国实验动物科学技术开发中心，研究发展我国实验动物科技的方针、政策、法规和规划。1985年，国家科委在北京主持召开了全国第二次实验动物工作会议，会上提出了发展规划和法规草案。1985年卫生部开始在北京、上海试行实验动物合格证制度。1988年，我国第一部实验动物管理法规——《实验动物管理条例》，经国务院批准，由国家科委以第2号令颁布实施。从此，我国实验动物工作开始走向法制化管理轨道（详见第十三章）。在组织机构建设上，国家科技部（原名国家科委）主管全国实验动物工作，国务院各部委主管本行业实验动物工作。继20世纪80年代上海、北京率先成立实验动物管理委员会后，已在全国大部分省、自治区、直辖市成立了实验动物管理委员会和实验动物中心，有关大学也成立了实验动物学部。

在实验动物培育方面，继津白Ⅰ号、津白Ⅱ号和615小鼠之后，我国学者又培育出多个品（种）系的实验动物，如联合免疫缺陷动物、东方田鼠、长爪沙鼠、中国白化地鼠、树鼩、小型猪等。水生实验动物模型的建立和用于乙型病毒肝炎疫苗效力检定的NIHq小鼠种群的建立，以及各种转基因动物的培育，进一步丰富了我国实验动物学的内容。

20世纪90年代以来，我国已基本建立了全国统一的实验动物质量监控体系。在北京、上海等地建立了国家实验动物种子库。从微生物学、寄生虫学、营养学、遗传学及环境学方面建立了实验动物质量监测方法和监测标准。并在实验动物保种、生产、供应、应用、工作人员、设施环境等各个方面逐步推行合格证制度。

在学术研究与交流方面，我国于1985年成立了全国的实验动物学会——中国实验动物学会，并于1987年正式被接纳为国际实验动物科学委员会成员，随后各地也成立了省、市地方学会。定期出版了《中国实验动物学报》、《中国实验动物学杂志》、《上海实验动物科学》、《实验动物科学与管理》等专业期刊。近年，又开始筹建全国实验动物计算机信息网络。

在学科人才培养方面，从20世纪70年代起，经过近30年的努力，已在全国建立了从初级实验动物专业人员到中级、高级实验动物专业人员的培训体系。许多大学开设了实验动物学，作为必修或选修课程。1992年，我国与日本政府合作，创立了中国实验动物人才培训中心。该中心举办的数期培训班，已使近 1000 名从事实验动物工作的初级、中级人员受过系统教育。

目前，实验动物生产在大部分地区已基本上可以满足科技工作的需要。许多单位已建成了较高标准的实验动物现代化大楼，能自己培育无菌动物或批量生产清洁动物和无特定病原体动物。上海等地已开始进行实验动物生产供应的社会化、商品化改革，以适应社会主义市场经济。

总之，我国实验动物学发展尽管起步晚，但由于有政府的重视和支持，有全国广大实验动物科技工作者的齐心努力，发展的速度是相当快的。但是也应该看到，由于财力不足，人才缺乏等原因，我国的实验动物学基础与西方发达国家相比仍有相当大的差距。

第四节　实验动物学伦理

关于人类对待动物的伦理学争论，由来已久。早在 18 世纪，哲学家 Jeremy Betham（1789 年）曾指出："问题是既不是它们能否思考，也不是它们会不会说话，而是它们痛苦不痛苦！" 1831 年，英国生理学家 Marshall Hall 建议对动物实验加以规范。他提出了有名的 5 条原则。美国早在 1873 年联邦法中就记载了人道地对待动物的立法条文。1892 年美国人道主义协会又要求"制定法律以制止在教学或示范已公认的资料的过程中，重复用动物进行痛苦的实验"。特别是 19 世纪以来，出版和发表了许多有关实验动物的伦理学书籍和文章。如：《动物的权利和人类的职责》、《动物解放》、《实验动物福利》、《动物和它们的合法权利》、《人道实验方法准则》、《动物实验的伦理原则和指南》等。不管争论如何，基本观点是动物因为有感觉和有趣地生活着而应有正常的地位，人类应该尊重所有的生命。以这一基本观点出发，发展成两种倾向，即极端的"动物保护主义"和温和的"3R"原则。

一、动物保护主义与动物福利法规

动物保护主义也称动物权利运动。它是随着实验医学的发展和动物使用数量的增加而兴起的。1866 年美国防虐待动物组织（ASPCA）成立；1877 年善待动物组织（AMA）成立；1883 年抗活体解剖组织（AAVSS）成立；1899 年善待动物教育团体（AHES）成立；1952 年动物福利组织（AWI）成立；1954 年美国人道主义团体（HSOS）成立。到目前为止，美国的动物保护团体已发展到几千个。除了美国，英国、法国、德国、加拿大、日本等国也有自己的动物保护组织。这些组织中有温和的和激进的两派。温和的组织认为，在一定条件下用动物做实验固然需要，但应当给予动物以良好的环境、营养、空间、镇痛、麻醉药以及良好的照料。激进的组织，如动物解放阵线，则认为人们无权使用动物进行痛苦的或无痛的实验，不管实验本身对人类或动物有多大益处，一律不允许。1975 年 Peter Singer 出版了名为《动物解放》一书，提倡解放动物，更使动物保护主义进一步高涨，动物保护主义者打着人道主义旗帜，频繁围攻肉类食品公司、实验室、教室，放走动物、捣毁器械、焚烧资料。科学家和政府不得不为之侧目。与动物保护主义较量的同时，动物福利法规也随之诞生。

最早的有关动物福利的法规出自英国。早在 1822 年，英国就通过了禁止虐待动物的马丁法（Martin Act）；1876 年通过了"禁止虐待动物法"；1986 年通过了"科学实验动物法"。美国的"动物福利法"是在 1966 年正式由参众两院通过的，后又经多次修改成为目前厚达 110 页的文本。其内容包罗万象，对各种科学用的动物的饲养、管理、运输、接触操作、饲料、饮水、饲养条件和空间，饲养人员的条件与职责，专职兽医师的任务、合格证制度、申请手续、年检制度等均有详细的规定。涉及到的动物包括：犬、猫、非人灵长类、豚鼠、仓鼠、兔、水生哺乳动物、鸟类、大鼠、小鼠以及其他温血动物。动物福利法的问世，既缓和了动物保护主义者的攻击，又为提高实验动物质量，改善动物实验起到了积极的作用。

二、实验动物学伦理规范

(一) 伦理学原则

由于不同国家的文化背景和宗教信仰不同，人们对待动物的态度千差万别，但是在用动物进行科学研究时都遵循一条基本原则，即科学家保证不用动物进行没必要的试验，只有在用其他替代技术尝试失败后才可进行动物实验，不给动物造成没必要的疼痛和不安或死亡。使用实验动物进行的任何科学研究都必须符合"3R"原则，并符合本国的法律和指导方针。实验用动物必须采用统一许可的标准进行饲养管理，其建筑设施、笼器具应舒适、安全，同时，要重视动物的社会性及行为需求。

目前，许多国家制定的《实验动物饲养管理和使用手册》和相关法规均明确了以上伦理学精神。例如：《美国政府关于在测试、科研和培训中脊椎动物的使用和管理原则》中规定：美国各级政府机构在制定使用脊椎动物进行测试、研究和培训措施时，必须考虑以下原则：①动物的运输、管理和使用应遵守《动物福利法》(7U.S.C2131) 及其他的现行联邦法律、法规和政策。②各种动物的操作的设计和实施都应充分考虑与人或动物保健、知识增长或对社会利益的关系。③选用的动物种类和品系应当适宜，以最小数量的动物或通过数学模型、计算机模拟和活体外生物获得可靠结果。④采用科学的措施，正确使用动物，包括减少和避免动物的不安、痛苦和疼痛。⑤凡是可引起动物疼痛或痛苦的操作，都应采取适当的镇静、镇痛或麻醉措施。没有麻醉的动物不应进行手术或引起疼痛的操作。⑥对于承受严重或慢性疼痛或痛苦而不能解除的动物，应在操作完成后无痛处死，必要时在操作过程中无痛处死。⑦动物的生活条件应有利于其健康和舒适。通常情况下，生物医学动物的饲养、处理和使用，须在兽医人员或经过培训对动物的管理有经验的科技人员的指导下进行，并按要求提供兽医护理措施。⑧进行活体动物操作的科研和工作人员要进行在职培训，取得适当的资格和经验，包括正确和人道地管理和使用实验动物。⑨特殊要求时按原则②由合适的审定小组，如"研究机构实验动物管理和使用委员会 (IACUC)"，按原则②来作出决定，而不是直接由相关的科研人员作出决定。

我国《实验动物管理条例》也规定："对实验动物必须爱护，不得戏弄或虐待。"

对于动物实验的伦理规范，Porter 于 1992 年提出了一个伦理学评分系统。该系统分为 8 类（即：A、B、C、D、E、F、G、H），每类分 5 项；从 1 项到 5 项，分别记 1 分至 5 分，总分为 40 分（表 1-1）。动物实验得分应该是尽可能的低，A 类和 B 类的总分加起来不应超过 7 分。动物实验得分为 21 分时则应该取消。做离体动物实验时，如果没有预先的活体实验，则只有 A、B、C、H 项计分，总分达 16 分就应取消实验。同时他还指出，这个评分系统要随着时间推移而不断修改。受这种评分系统的制约，现有法律允许的某些实验可能被取消。但是，实验者可以发明新的实验方法或改造原有的实验，使动物实验得分最低。经过短暂的过渡时期，能够找到不影响实验研究进展的，合符伦理规范的动物实验方法。

表1-1　　　　　　　　　　　动物实验中减少动物痛苦的评分系统

分类	分项	内容	计分	分类	分项	内容	计分
A. 实验目的	1	减少人类或非人类严重的疼痛	1	E. 痛苦或不舒适的持续时间	1	没有或很短	1
	2	减少人类或非人类一般的疼痛	2		2	短	2
	3	对人类或非人类健康或福利有明显的好处	3		3	一般	3
	4	对人类或非人类健康或福利有一些好处	4		4	长	4
	5	对人类或非人类健康或福利无明显的好处	5		5	很长	5
B. 为实现实验目标的实际潜力	1	优秀	1	F. 实验持续时间	1	相当短 10^{-5}LS(估计的正常寿命)	1
	2	很好	2		2	短 2×10^{-4}LS	2
	3	一般	3		3	一般 2×10^{-3}LS	3
	4	有限	4		4	长 2×10^{-2}LS	4
	5	非常有限或不可能估定	5		5	很长 $>2\times10^{-1}$LS	5
C. 动物种类	1	低敏感的动物,如软体动物		G. 动物数量	1	1~5	1
	2	一些敏感的动物,如乌贼、鱼类、两栖类			2	5~10	2
	3	敏感的但可能有限感觉的动物,如爬行类			3	10~20	3
	4	敏感且有感觉的动物,如鸟类及除5项外的哺乳动物			4	20~100	4
	5	敏感且有高度智力的动物,如灵长类动物、食肉动物、鲸类	5		5	>100	5
D. 可能包含的疼痛	1	没有	1	H. 动物护理质量	1	优秀	1
	2	最低限度或轻微	2		2	很好	2
	3	一般	3		3	一般	3
	4	相当严重	4		4	好	4
	5	严重	5		5	差	5

（二）"3R"原则

所谓"3R"，即 replacement（代替）、reduction（减少）和 refinement（优化）。三个英文词的缩写基本意思是采用其他手段代替实验动物，尽量减少实验动物用量，设法改良动物实验方法以减少动物疼痛和不安。3R 最先由 W. M. S. Russell 和 R. L. Burch 于 1959 年提出。目前已被人们普遍接受，并正在努力付诸实施。

1. 代替　20 世纪 60 年代就已开始实验动物替代物的研究。几十年来，这方面的研究工作取得了长足发展。主要包括：①用体外培养器官、组织、细胞等代替实验动物。如在病毒培养中使用鸡胚代替动物。又如鲎血试验即是用马蹄蛤血液提取物测定细菌内毒素代替兔子进行的试验。②用低等动物代替高等动物。如用果蝇作遗传学研究，用鼠伤寒沙门菌培养物测定化学药物的致畸与致癌性（即 Ames 氏试验）。此外，也可用植物代替动物研究某些生命现象的分子机制。③用物理或化学方法代替动物实验。例如医学教学中，使用机械模型代替动物来观察呼吸过程。用结合力很高的抗体搜寻抗原来鉴定病毒的存在，代替小鼠接种。电脑模拟动物实验，目前尚有争论。

2. 减少　为了尽可能减少使用实验动物的数量，目前主要采取了以下措施：①合用动物。例如：在处死或已死亡的动物身上进行外科手术实习，或在病理解剖时提供器官或组织。鼓励不同学科的研究人员，按照不同的研究目的，合用同一批（只）实验动物进行联合研究。②改进统计学设计。即采用适当的实验设计和统计学方法减少实验动物用量，也能得出同样的结果。例如：有人用同胎、同性别的犊牛研究饲料对乳脂量的影响，仅需两只动物，一只用作试验动物，一只作为对照，其结果与同 110 只一般动物所得的结果相似。③用低等动物代替高等动物，可减少高等动物特别是非人灵长类动物的用量。④使用高质量动物。也就是"以质量代替数量"。事实证明，用遗传质量均一的、微生物质量高级别的动物做实验，所用动物的数量可以减少。

3. 优化　主要指技术路线和手段的精细设计与选择，使动物实验得到良好的结果并减少实验动物痛苦。这主要包括：①减少对机体的侵袭。目前应用于人的临床诊疗技术，都要求尽可能减少对机体的侵袭。这些技术方法应移植于动物实验中，以改善条件，提高动物实验质量，减少对实验动物的损伤。例如采用导管装置从动物体内取样而不用解剖动物。这样做，不但不损伤动物，而且可以重复取样，既减少了动物用量，又保证了研究的持续性和重复性。②改良仪器设备。例如采用光纤和激光、电子等仪器，通过遥控遥测等办法进行动物实验，或者通过微量取样进行微量分析，可以在既不干扰动物又不处死动物的情况下，用极少量的动物获得理想的实验结果，而且还可以最大限度地减少动物痛苦。③进一步控制疼痛。在实验过程中，合理地及时使用麻醉剂、镇痛剂或镇静剂，以减少动物在实验过程中遭受的不安、不适和疼痛。在必须处死动物时，施行安乐死术，以尽人道主义责任。

（吴端生）

主要参考文献

1 钟品仁主编. 哺乳类实验动物. 第 1 版. 北京：人民卫生出版社，1983

2 施新猷编著. 医用实验动物学. 第 1 版. 西安：陕西科学技术出版社，1989

3 卢耀增主编. 实验动物学. 第 1 版. 北京：北京医科大学中国协和医科大学联合出版社，1995

4 方喜业主编. 医学实验动物学. 第 1 版. 北京：人民卫生出版社，1995

5 颜呈准，刘瑞三主编. 实验动物科学管理实用手册. 第 1 版. 昆明：云南科学技术出版社，1998

6 魏泓主编. 医学实验动物学. 第 1 版. 成都：四川科学技术出版社，1998

7 美国国家学术研究委员会，生命科学专业委员会，实验动物资源研究所著. 王建飞，陈筱侠译. 徐兆光，刘瑞三校. 实验动物饲养管理和使用手册. 第 1 版. 上海：上海科学技术出版社，1998

8 Rowsell HC 著. 李冠民译. 进行动物实验应遵循的基本原则. 实验动物科学与管理，1999，16（1）：53～56

9 王建飞，刘瑞三. 美国实验动物科技事业的沿革与现状. 上海实验动物科学，1996，16（2）：118～123

10 彭勤兴. 国际上的实验动物科学与服务组织简介. 中国实验动物学杂志，1997，7（3）：189～192

11 刘瑞三，王建飞. 保护实验动物资源，提高动物实验质量. 中国实验动物学杂志，1997，7（1）：60～64

12 Brewer NR. Personality in the early history of laboratory animal science and medicine. Lab. Ani. Sci. 1980, 30 (4): 741～758

13 Porter DG. Ethical scores for animal procedures. Nature. 1992, 356 (1): 101～102

14 Dennis MB. 1998 ACLAM form: "bioethics and the use of laboratory animals: Ethics in theory and practice." Lab. Ani. Sci. 1998, 48 (4): 323～324

15 Bantin GC. The concept of the three Rs in biomedical research. 上海实验动物科学，2001，21（1）：3～5

第二章　实验动物质量的标准化

实验动物是经过人工定向培育，具有众多独特生物学特性，并严格受到遗传学和微生物学控制的一群动物。对实验动物进行遗传学和微生物学控制（即标准化），有利于维持实验动物的生物学特性，保证用实验动物所从事的科学研究的准确性与精确性，使其成为生物医学研究中活"试剂"和活"天平"。

第一节　实验动物遗传学质量的标准化

实行实验动物遗传学质量的标准化，具有十分重要的意义：①可以增加动物实验结果的可比性和可重复性。因为不同基因型的动物，由于生物学特性不同，对实验处理有不同的反应，实验结果也就有差别。根据实验目的和要求，选择相应遗传背景的实验动物，才可以获得均一性和可重复性的实验结果。②根据模拟动物基因组与人类基因组的异同，可以在遗传限定的动物身上复制出更多的人类疾病动物模型。例如：人类 17 号染色体上全部基因几乎都可以在小鼠 11 号染色体上找到。③标准化实验动物有利于动物基因组作图。如：遗传连锁图的绘制，主要采用遗传学质量标准化的重组近交系与已知近交系的杂交方法来进行。④对实验动物遗传学质量标准化的深入研究，可以建立一系列相关的生物信息数据库。如：小鼠基因数据库、小鼠突变体资源库、小鼠基因组百科全书等。实验动物遗传学质量标准化研究的内容极其丰富，本节主要介绍实验动物的遗传学分类及命名、各类实验动物特性和应用以及质量监测，其他内容见后面有关章节。

一、实验动物的遗传学分类

1. 分类方法　作为遗传限定的实验动物可从遗传学角度进行分类。目前主要有两种分类方法：①根据基因纯合程度，将实验动物分为相同基因类型和不同基因类型两大类。相同**基因类型动物**又可分为：**普通近交系**（inbred strain）、**重组近交系**（recombinant inbred strain）、**分离近交系**（segregating inbred strain）、**同源导入近交系**（congenic inbred strain）、同源突变近交系（coisogenic inbred strain）、杂种 F1 代或叫杂交 F1 代（F1 hybrid）、单亲纯合二倍体（uniparental homozygous diploid）等动物。不同基因类型动物即封闭群（closed colony）动物，包括：远交种（outbred stock）和突变种（mutant stock）。②根据基因组成特点，将实验动物分为近交系、突变系（mutant strain）、杂种 F1 代或叫杂交群（hybrids）和封闭群等 4 类。各种类型实验动物的关系如图 2-1。

2. 品种、品系的概念　在动物分类学中，种（species）是动物分类的基本单位，其定义为一群形态相似、能相互交配的自然群体，它们在生殖上与其他群体相隔离。而在实验动物分类系统中，品种（stock）和品系（strain）是基本分类单位。作为一个品种、品系，应具备以下条件。

（1）相似的外貌特征：例如：C57BL/6 小鼠的毛色是黑色的，DBA/2 小鼠的毛色是灰色的，昆明（KM）小鼠的毛色是白色的。

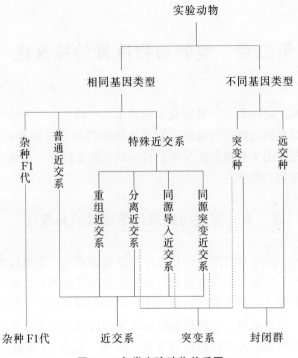

图 2-1　各类实验动物关系图

（2）独特的生物学特性：独特的生物学特性是一个实验动物品系、品种存在的基础。例如：A 小鼠，在经产鼠中高发乳腺肿瘤，对致癌物质敏感，易产生肺癌，老年鼠多有肾脏病变；AKR 小鼠自发淋巴细胞白血病；ICR 小鼠繁殖能力强。

（3）稳定的遗传性能：作为一个品系，不仅要有相似的外貌特征，独特的生物学特性，更重要的是要具有稳定的遗传性能，即在品系、品种自群繁殖时，能将其特性稳定地传给后代。

（4）具有共同遗传来源和一定的遗传结构：任何品系、品种都可追溯到其共同的祖先，并由此分支经选育而成。任何品系、品种遗传结构也应是独特的。例如：昆明（KM）小鼠 Glo-1 位点为 a 基因单一型，而 NIH 小鼠在该位点基因呈多态性分布，a、b 型基因频率分别为 67% 和 33%。如果将上述两个品种建立遗传概貌（genetic profile）就发现它们在遗传概貌上的差异，而品种内这种差异是有限的。

通常称近交系动物为品系，称封闭群动物为品种。例如：C57BL/6 小鼠是近交系动物中的一个品系，昆明（KM）小鼠是封闭群中的一个品种。

二、近交系动物

（一）近交系动物概述

1. 近交系动物的概念　近交系动物是指具有亲缘关系的动物个体之间，按一定的交配方法（如父女、母子、亲兄妹、堂兄妹等）繁殖若干代而形成的一群动物，其最终结果是该群动物之间的基因纯合性提高、杂合性下降。

我国制定的《哺乳类实验动物的遗传质量控制》国家标准，对近交系动物定义为"经至少连续 20 代的全同胞兄妹交配培育而成，品系内所有个体都可追溯到起源于第 20 代或以后代数的一对共同祖先，该品系称为近交系"，见附录 4-1。

一个实验小鼠的品系被确认为近交系之前，如果以杂种作为亲代开始近交，必须经过相当于 20 代亲兄妹单线连续繁殖，才能使动物各条染色体上的基因趋于纯合，品系内个体间差异趋于零。近交程度可以采用近交系数来表示，近交系数应大于 98.6%。即个体之间的遗传基因 98.6% 以上是相同的。这对于小鼠是非常严格的。但是，对于其他物种的动物也许需要加以修饰，在某些情况下"近交系"的名称仅仅说明了该品系内的遗传差异性降低了。这种情况出现在：①品系的近交代数在各繁殖线上少于 20 代，但是该品系的某一条繁殖线上所有个体间异体植皮获得成功。②两代之间间隔时间特别长的动物，也许只要通过几代的兄妹交配繁殖就能使用"近交系"这个名称。例如：犬，全同胞兄妹交配 8 代就可称为近交系。

2. 亚系和支系　育成的近交系可能由于突变和残余杂合基因而导致部分遗传组成的改变，从而形成亚系。下面几种情况可视为亚系 (substrain)：①同一品系在兄妹交配 40 代之前分离，很可能由于残余杂合性而导致形成亚系。②同一品系长期处于分离状态 (100 代以上)，可能由于突变而形成亚系。③已发现有遗传差异的品系，可能由于残余杂合基因 (residual heterogenote)、基因突变 (gene mutation)、遗传污染 (genetic contamination) 引起。所谓遗传污染是指一个近交系与非本系动物之间杂交而引起遗传改变的现象。

当饲养环境改变，或对动物进行某些技术性处理时，有可能对某些生物学特性产生影响。这些特性可能是遗传性，也可能是非遗传性的。因此，有必要进一步区分这一类品系。下列情况可视为支系 (subline)：①引种到另一实验室。②经过某种技术处理。包括：代乳 (foster nursing, f)、受精卵或胚胎移植 (egg or embryo transfer, e)、人工喂养 (hand-rearing, h)、卵巢移植 (ovary transplant, o)、冷冻保存 (freeze preservation, p)、人工代乳 (foster on hand-rearing, fh) 等。

3. 命名　目前，已培育出了许多近交系动物 (表 2-1)，为避免混淆，对其加以正确的命名是必要的。除了一些历史较长，已经广泛使用并获得认可的品系名称外，近交系、亚系和支系的命名在国际上一般按以下原则进行。

(1) 近交系命名可用 1～4 个大写英文字母为首，与数字相结合，而在其后面的括号内，用大写英文字母 F 加上数字表示兄妹交配的代数。例如：NZB (F95) 和 C3H (F130)。

(2) 亚系命名原则是在品系名称后加斜线号,再加上数字或培育者名称缩写,或者以数字开头与缩写同时使用。例如:A/He(F87)是指近交到 87 代由 Heston 培育的 A 品系的亚系。C57BL/6J(F118)表示近交到 118 代由 Jackson Laboratory 培育的 C57BL 品系的 6J 亚系。

(3) 保存在不同地方的支系命名是在品系 (亚系) 名称后面加一斜线或双斜线，再加上保持者名称缩写。如：C57BL/6J//Lac 是由英国实验动物中心 (Lac) 维持的支系。通常培育者和保持者名称缩写是由 1 个大写字母接 1～3 个小写字母构成。但在实际应用中，人们仅在品系名称后边直接写上保种者的缩写符号。例如：C57BL/6J//Lac 可写成 C57BL/6J Lac 或 C57BL/6Lac。

(4) 如果品系经过某些技术上的处理，则应该用小写英文字母作为相应的符号来表示，一般称为支系。例如：C3HfC57BL，表示由 C57BL 代乳的 C3H 品系，通常也可简写为 C3HfB6，B6 是 C57BL/6 的缩写。常用小鼠品系名称缩写见表 2-2。C57BL/6pCBA/H 表示 C57BL/6 的受精卵 (胚胎) 经过冷冻保存后，移植到 CBA/H，经 CBA/H 孕鼠代乳而培育出来的。

(5) 如果已知某品系携带 (或经人工接种)，或者经过净化去除某种垂直感染的病毒，在有必要指明的情况下，可在品系名称后面加连字号，再加大写的病毒符号，再加"＋"或"－"符号。例如：C3H/He－MTV＋和C3H/He－MTV－分别表示在C3H/He品系中有无乳腺肿瘤病毒（mammary tumour virus，MTV）。

表2-1　各类实验动物中已培育近交系的数目

动物种类	近交系数目
小鼠	300
大鼠	111
地鼠	35
中国地鼠	4
美国地鼠	4
豚鼠	15
兔	12
鸡	40
鱼	9
两栖类	4

表2-2　常用小鼠品系名称缩写

系　名	缩写
AKR	AK
BALB/c	C
CBA	CB
C3H	C3
C57BL	B
C57BL/6	B6
C57BL/10	B10
C57BR	BR
C57L	L
DBA/1	D1
DBA/2	D2
HRS/J	HR
RⅢ	R3
SWR	SW

4．特性

（1）纯和性（homozygosity）：在一个近交品系内全部动物的所有基因位点都应该是纯合子，这样的个体与该品系中任何一个动物交配所产生的后代也应是纯合子。

（2）同基因性（isogeneicity）：指一个近交品系中任意两个个体之间在遗传上是同源的。因此，在同一品系内动物个体间进行皮肤和肿瘤移植不被当作异己而被排斥。另外，如能应用生物化学或免疫学的方法检测个体在各条染色体上的基因标记，同一品系内不同个体间的基因型完全一致。

（3）均一性（uniformity）：由于近交系动物是相同基因型的动物，因而任何可遗传的体征都完全一致，例如血型和组织型，形态学上的特征（体重，毛色等），甚至行为的类型也趋于一致。某些个体的差异可能是由于环境的不均一所造成的，在这点上，近交系小鼠类似精密天平，对外界任何微小的变化都会发生摆动。

（4）遗传稳定性（genetic stability）：近交系动物在遗传上具有高度稳定性，人为选择不会改变其基因型，个体遗传变异仅发生在少量残留杂合基因或基因突变上，而这种机率非常低。如果品系在被确认为近交系后坚持近交，同时辅以遗传监测（genetic monitoring）。及时地发现和清除遗传变异的动物，近交系动物中各品系的遗传特性可世代相传。

（5）可分辨性（identification）：几乎每个近交品系都建立了遗传概貌，掌握了遗传监测方法，可以轻而易举地将混合在一起的两个外貌近似品系分辨出来。

（6）个体性（individuality）：就整个近交系小鼠而言，每个品系在遗传上都是独特的，这表明在相当广泛的特性上，有些品系可能自发某些疾病，成为研究人类疾病理想的动物模型。在某些情况下，品系间的差别显示在量上，而不在质上，这一点在研究上也非常有用，因此，可在众多的近交系中筛选出对某些因子敏感或非敏感的品系，以达到不同的实验目的。

（7）分布的广泛性（extensive distribution）：近交系动物个体具备系的全能性，任何个体均可携带该品系全部基因库（gene pool），引种非常方便，仅需1～2对动物。目前，大部分近交系动物分布在世界各地，这从理论上意味着不同地区、不同国家的科学家有可能去重复或验证已取得的数据。

（8）背景资料可查性（retrievalable background date）：由于近交系动物在培育和保种的过程中都有详细记录，加之这些动物分布广泛，经常使用，已有相当数量的文献记载着各个品系的生物学特征，这些基本数据对于设计新的实验和解释实验结果提供了便利条件。

5. 应用　由于近交系动物具有诸多优点，得到越来越广泛的应用。

（1）与封闭群相比，近交系动物个体之间极其一致，可以消除杂合遗传背景对实验结果的影响，因此在实验中，实验组和对照组都只需少量的动物。

（2）在某些涉及组织细胞或肿瘤移植的实验中，个体之间组织相容性一致与否，是实验成败的关键，在这里，近交系动物成为必不可少的实验动物。

（3）由于近交，隐性基因纯合性状得以暴露，可以获得大量先天性畸形及先天性疾病的动物模型，如糖尿病、高血压等，是进行基因连锁分析、比较遗传学、生理学和发育生物学研究的理想实验材料。

（4）某些近交系具有一定的自发或诱发肿瘤发病率，并可以使许多肿瘤细胞株在活体动物上传代。这些品系成为肿瘤病因学、肿瘤药理学研究的重要模型。

（5）多个近交系同时使用，可使不同研究者分析不同遗传基因对某项实验的影响，或者观察实验结果是否具有普遍意义。

三、同源突变、同源导入和分离近交系动物

1. 同源突变近交系　简称同源突变系，是某个近交系在某基因位点上发生突变而分离、培育出来的新的近交系。它和原近交系的差异只是突变基因位点上带有不同的基因，而其他位点上的基因完全相同。

同源突变近交系有别于通常所说的近交系亚系分化，因为这里的突变相当明确地改变了原近交系的遗传组成，而且研究者更注意了突变基因的研究。

2. 同源导入近交系　简称同源导入系，有时又译为基因导入系，是通过基因导入的方法将一个目的基因导入某个近交系的基因组内，而培育出来的新的近交系。

为目的基因提供背景的近交系称为配系（partner strain），提供目的基因的品系称为供系（donor strain）。配系必须是近交系，而供系可以是带有目的基因的任何一种基因类型的动物。在基因导入过程中，与目的基因紧密连锁的其他基因可能随目的基因一起导入到近交系的基因组中，这些随之带入的基因称为乘客基因（passenger gene）。因此，同源导入近交系不仅是目的基因与原近交系不同，而且是带有目的基因的一小段染色体的不同。因此在实际应用中，有必要随时注意可能存在的乘客基因。

同源导入近交系与同源突变近交系的不同之处在于与原来那株近交系相比较，前者是一个染色体片段的差异，后者是一个位点单个基因的差异。

3. 分离近交系　是在培育近交系的同时，采取一定的交配方法，迫使个别基因位点上的基因处于杂合状态。这样培育出来的近交系个别基因位点上的基因保持杂合状态，能分离出该基因位点上带有不同等位基因的两个近交系亚系。

以上3种近交系的遗传组成特征极为相似，尤其是同源突变近交系和分离近交系之间有时难以区分，只好用培育过程的不同加以区分。例如：当一个已育成的近交系某个基因位点发生突变后，如果保持这个突变基因的杂合状态，则其遗传组成特征和分离近交系是一样

的，只是培育方法不同。

4. 命名　同源突变近交系的命名是在原品系（亚系）的名称后面加连字号和基因符号（所有的基因符号在印刷文献中要斜体书写）。例如：C57BL/6J-*bg* 表示 C57BL/6J 携带 *bg* 基因。如果突变基因是以杂合状态保持，用"＋"代表野生型基因。C57BL/6J-*bg* 如果是纯合状态，也可写成 C57BL/6J-*bg*/*bg*。在发表论文时，要注明所涉及动物个体的突变基因是纯合还是杂合。同源突变近交系的代数可用 M 来表示。例如：C57BL/6J-*bg*（F58＋M＋F20）表示在 58 代发生突变，然后又进行 20 代近交。

同源导入近交系的命名是在品系（亚系）的名称（或名称缩写）后面加"·"和供体品系名称缩写，然后加连字号和目的基因称号。例如：B10·129-*H-12b* 表示以 C57BL/10 品系为遗传背景，携带来自 129 品系 *H-12b* 基因的同源导入近交系。必要时应该注明目的基因是纯合还是杂合，如果从一对初始杂交亲本中平行培育出多个同源近交系，可在品系名称后面的括号内用数字和字母表示。例如：B10·129（12M）-*H-12b* 表示用杂交-互交系统培育的第 12 个同源近交系。如果供体品系不是近交系，就可以不加命名，例如：BALB/c-*nu*/＋ 表示携带杂合 *nu* 基因的 BALB/c 品系，而 *nu* 基因来自非近交系。由于有些品系长期存在而已受到广泛认可，其命名是不完全的，例如：B10·D2 和 C3H·SW 分别表示携带来自 DBA/2 品系的 *H-2b* 基因的 C57BL/10 品系和携带来自非近交系 *H-2b* 基因的 C3H 品系。同源导入近交系的代数可在命名后面的括号内用 N 和 NE 加数字表示回交等价的交配代数。例如：（NE10F6）表示与回交等价交配 10 代后，兄妹交配 6 代。

分离近交系的命名是在品系名称后面加连字号和杂合基因的符号。例如：DW-*dw*/＋表示 DW 品系在 *dw* 位点上是杂合的。有时习惯上也写成 DW。分离近交系的代数可在名称后面的括号内加 FH 和数字表示。例如：DW-*dw*/＋（FH27）表示保持 *dw* 位点杂合的兄妹交配 27 代。

5. 应用　以上近交系动物具有许多独特的应用价值。例如：①在同一遗传背景下比较某基因位点上不同等位基因的遗传效应。②在不同遗传背景中研究同一基因与遗传背景及其他基因的关系，消除杂合遗传背景对某些突变基因表达的影响，以获得更为稳定的实验动物模型。③对复杂的多基因性状进行遗传分析。

四、重组近交系动物

1. 基本概念　在两个近交系杂交生育杂种一代之后，杂种一代互交生育杂种二代，从杂种二代中随机选择个体配对，连续进行 20 代以上的兄妹交配，可培育出重组近交系。为重组近交系提供亲代的两个近交系称为祖系（progenitor strain）。通常从多对杂种二代中平行培育出一系列重组近交系。祖系各个基因位点上的基因随机地固定于不同的重组近交系中。在这个过程中，相互连锁的基因有更大的概率同时固定于一个近交系中。祖系各基因位点上的等位基因在育成重组近交系系列（recombinant inbred strain set）中有固定不变的分布，即品系分布模式（strain distribution pattern）。

重组近交系是由两个近交系杂交之后培育产生的，但与杂种一代的遗传组成极不相同。①重组近交系的遗传成分虽然限于两个亲代近交系，但并不均等。②重组近交系和普通近交系一样，具有极高的纯合性。③重组近交系由于各染色体上基因的自由组合和同一染色体上基因的交换，而发生基因重组。

2. 命名　重组近交系的命名是在两个祖系名称缩写中间加上大写英文字母 X。作母系的祖系名称放在前，作父系的祖系名称放在后。同一系列中不同的近交系可在其后面加连字号，再加数字表示。例如：AKR 和 C57BL 杂交培育的一系列重组近交系可命名为 AKXB-1、AKXB-2、AKXB-3 等。目前世界上已培育出许多小鼠重组近交系系列（表2-3）。

表 2-3 常见小鼠重组近交系品系

数目	重组近交系	祖系 ♀	祖系 ♂	品系数	近交代数
1	AKXD	AKR/J	DBR/2J	30	11～14
2	AKXL	AKR/J	C57L/J	18	15～40
3	AXB	A/J	C57BL/6J	10	7～16
4	BNXAKN	C57BL/6N	AKR/N	12	11～25
5	BNXC3N	C57BL/6N	C3H/HeN	12	12～17
6	BRX58N	C57BR/cdJ	B10·D2(58N)Sn	11	20～27
7	BXA	C57BL/6J	A/J	11	7～17
8	BXD	C57BL/6J	DBA/2J	24	29～44
9	BXH	C57BL/6J	C3H/He	13	33～41
10	BXJ	C57BL/6J	SJL/J	2	23～33
11	BXLG	C57BL/10J	LG/J	7	14
12	CXB	BALB/cAnNBy	C57BL/6JNBy	7	69～70
13	CXD	BALB/cJPas	DBA/2JPas	10	13～21
14	CXJ	BALB/cS1	SJL/J	12	10
15	CX8	BALB/cWt	C58/J	9	4～7
16	LTXB	LT/Sv	C57BL/6J	4	16～21
17	LXB	C57L/J	C57BL/6J	3	23～33
18	LXHR	C57L/J	HRS/J	17	10～18
19	LXPL	C57L/J	PL/J	5	12～16
20	NXC	NZB/NBom	BALB/cJ	28	10～12
21	NXSM	NZB/B1NJ	SM/J－a/a	18	15～22
22	NX129	NZB/B1NJ	129/J	8	10～15
23	NX8	NZB/1cr	C58/J	13	18～24
24	SWXL	SWR/J	C57L/J	7	18～40
25	SWXN	SWR/J	NZB/B1NJ	12	6～8
26	9XA	129/Sv－S1	A/HeJ	13	6～7
27	58NXL	C57L/J	B10·D2(58N)Sn	5	17～23
28	129XB	129/Sv	C57BL/6JPas	15	14～19

3. 应用 重组近交系在对祖系之间有差异的性状和基因的遗传分析中是非常有用的实验材料，尤其是针对因测试需要而使动物不能繁殖的性状，以及需要对多个个体进行平均估计的性状。虽然一个重组近交系系列都是独立的近交系，但是在遗传组成上和实际应用中，一个重组近交系系列是一个相互关联的整体。如果一个重组近交系系列品系数量较多的话，就可以同时进行下列分析。

（1）分离分析：一个重组近交系系列可用于测试某个性状的遗传性和遗传规律。如果是单基因决定的性状，在重组近交系系列中，就有一半品系带有类似于一个祖系的性状，而另一半带有另一个祖系的性状。如果是两个或多个基因控制的性状，则在重组近交系系列中就会出现祖系之间分级过渡的性状。

（2）连锁分析：重组近交系可用于对未知基因进行染色体定位，估计其与其他基因的连锁关系。把未知基因的品系分布模式与一些已知的标记基因进行比较，就能进行基因定位。连锁基因趋向于固定在同一个重组近交系中。

（3）功能分析：重组近交系可用于分析单基因多效性或决定基因型和表型的关系。如果在重组近交系中没有发现两个性状的交换，这两个性状就有可能是由同一个基因所控制，或者由两个紧密连锁的基因所控制。

重组近交系在应用中也有一定的局限性，只能用于祖系中存在的，并且有差异的性状和基因分析。再者，在一个重组近交系系列中，如果品系太少，所作出的分析就不可靠。通常维持重组近交系的费用也较大。

五、杂种 F1 代动物

1. **基本概念**　杂种 F1 代动物是由两个不同的近交品系杂交而繁殖的第一代动物，各个体具有相同的表型和基因型。确切地说，杂种 F1 代动物不是一个品系或品种，因为它不具有育种功能，不能繁殖出与本身基因型相同的后代。

两个用于杂交生产杂种一代的近交系称为亲本品系（parental strain），提供雌性的为母系（maternal strain），提供雄性的为父系（paternal strain）。杂种一代的遗传组成均等地来自两个亲本品系，即每个基因位点上的两个等位基因分别来自母系和父系。如果亲本品系之间某个基因位点上的基因相同，则杂种一代在这个位点就为纯合基因；相反，如果不相同，则为杂合基因。尽管杂种一代携带许多杂合位点，但其个体在遗传上是一致的。

2. **命名**　杂种 F1 代动物的命名习惯上是在括号内把亲代母系名称写在前边，以大写英文字母 X 连接，后边是亲代父系名称，再写上 F1，即为杂种 F1 的命名。例如：（C57BL/6XDBA/2）F1 表示用 C57BL/6 品系的雌种和 DBA/2 品系的雄种杂交后生育的杂种 F1 代。也可将两个亲本的近交品系名称的缩写按雌雄的顺序写在一起再加 "F1"。例如：（C57BL/6XDBA/2）F1 也可简写成 B6D2F1。

当用两个近交系生产杂种一代时，可产生两种杂种一代，取决于母系或父系的不同。例如：用 C57BL/6 和 DBA/2 来生产杂种一代就有以下两种情况：

C57BL/6♀ × DBA/2♂　　　　　　DBA/2♀ × C57BL/6♂

B6D2F1　　　　　　　　　　　D2B6F1

这两种杂种一代的区别在于：① Y 染色体。如：B6D2F1 的雄性携带来自 DBA/2 的 Y 染色体，而 D2B6F1 的雄性携带来自 C57BL/6 的 Y 染色体。② 母性因素（包括细胞质成分、子宫环境和母乳）。如：B6D2F1 是从 C57BL/6 接受母性因素，而 D2B6F1 从 DBA/2 接受母性因素。

3. **特性及应用**　杂种一代有许多优点，在某些方面比近交系更适用于研究。

（1）遗传和表型上的一致性：就某些生物学特性而言，杂种一代比近交系动物具有更高的一致性，不容易受环境因素变化的影响，广泛地适用于营养、药物、病原和激素的生物评价。

（2）杂交优势：杂种一代具有较强的生命力，对疾病的抵抗力强，寿命较长，容易饲养，适用于携带保存某些有害基因和长时间的慢性致死实验，也可作为代乳动物以及卵、胚胎和卵巢移植的受体。

（3）具有同基因性：杂种 F1 代虽然具有杂合的遗传组成，但其可接受不同个体乃至接受两个亲本品系的细胞、组织、器官和肿瘤的移植，适用于免疫学和发育生物学等研究领域。例如：单克隆抗体研究一般都用 BALB/c 品系小鼠，由此获得的杂交瘤细胞注入该小鼠腹腔后，即可产生肿瘤，同时产生高效价抗体的腹水。但目前大多采用 BALB/c 和其他近交系杂种 F1 代小鼠作单克隆抗体研究，比单独用 BALB/c 小鼠要好，其 F1 代小鼠的脾脏比同日龄 BALB/c 小鼠的脾脏要大。

（4）作为某些疾病研究的模型：例如：（NZBXNZW ）F1 是自身免疫缺陷的模型，(C3HXI)F1 是肥胖病和糖尿病的模型。

六、封闭群动物

1. 基本概念　不同基因类型的动物以封闭群动物为代表又可分为两类：远交种和突变种。远交种又称非近交系（noninbred strain）和随机交配品系（random-bred strain），是一个长时期与外界隔离，雌雄个体之间能够随机交配的动物群。其遗传组成比较接近于自然状态下的动物群体结构。近交系数每代上升小于 1%。在远交种群体中，个体之间具有遗传杂合性而差异较大，但是从整个群体来看，封闭状态和随机交配使群体基因频率基本保持稳定不变，从而使群体在一定范围内保持有相对稳定的遗传特征。常见的远交种有：NIH 小鼠、ICR 小鼠、Wistar 大鼠、SD（Sprague-Dawley）大鼠、Dunkin Harley 豚鼠、New Zealand 兔等，这类群体现在多称为封闭群。

封闭群动物的关键是不从外部引入任何新的基因，同时进行随机交配，不让群体内基因丢失，以保持封闭群一定的杂合性。因此，国际实验动物科学委员会（ICLAS）规定："以非近亲交配方式进行繁殖生产的一个种群，在不从外部引入新的血缘条件下，至少连续繁殖4代以上称封闭群。"我国制定的《实验动物哺乳类动物的遗传质量控制》国家标准，对封闭群动物作了如下定义："以非近亲交配方式进行繁殖生产的一个实验动物种群，在不从其外部引入新个体的条件下，至少连续繁殖4代以上，称为一个封闭群，或叫远交群。"

在封闭群内，个体间的差异程度主要取决于其祖代来源，若祖代来自一般杂种动物，则个体差异较大，若祖代来自同一个品系的近交系动物，差异则较小。

突变种是指携带个别突变基因的封闭群。这些突变可能是以纯合或杂合的形式存在于群体之中。培育者除了考虑封闭群的遗传组成之外，更加注意研究突变基因在封闭群中的保存和遗传规律，以及其应用价值。

2. 命名　远交种除了一些由于历史原因已广泛使用的名称之外，如：Wistar 大鼠，一般用 2～4 个大写英文字母进行命名，如：NIH 小鼠。在大写字母之前加上由 1 个大写字母和 1～3 个小写字母构成的培育者或保持者的符号，并且与品种名称用冒号隔开，如：N：NIH 是由美国国立卫生研究院保存的 NIH 小鼠，Han：NMRI 是由德国实验动物繁育中心研究所保存的小鼠。

突变种的命名是在远交种命名的基础上加上适当的基因符号，并且用连字号相连。基因符号应该用斜体字，如：N：NIH-nu/nu 表示由美国国立卫生研究院保存的，带有纯合裸基因的 NIH 小鼠；Lac：LACA-$Hh/+$ 表示英国实验动物中心保存的带有杂合半肢畸形基因的 LACA 小鼠。

3. 特性及应用

（1）远交种动物的遗传组成具有很高的杂合性，因此，在遗传中可作为选择实验的基础群体，用于对某些性状遗传力的研究。同时，远交种可携带大量的隐性有害突变基因，可用于估计群体对自发或诱发突变的遗传负荷能力。远交种类似于人类群体遗传异质性的遗传组成，因此，在人类遗传研究、药物筛选和毒性试验等方面起着不可替代的作用。

（2）远交种具有较强的繁殖力和生活力，表现为每胎产仔多、胎间隔短、仔鼠死亡率低、生长快、成熟早、对疾病抵抗力强、寿命长，加之饲养繁殖时无需详细记录谱系，容易生产，成本低，可大量供应，因而广泛用于预试验、学生教学和一般实验。

（3）突变种所携带的突变基因通常导致动物在某些方面的异常，从而可成为生理学、胚胎学和医学研究的模型。

七、突变系动物

1. 基本概念　突变系动物是指具有特殊遗传性状，并由基因符号表示出来的品系，以及基因符号表示虽不明显，但经淘汰和选择后能保持特定遗传性状的品系。突变系动物可分为由自发突变而来和人工诱变而来的两大类。

人类疾病有时可能由单个基因的突变造成。在实验动物中，单基因突变所导致的表型异常不仅作为人类疾病的模型，而且也可成为研究有关形态、生理、行为、发育和遗传等各种生物学现象不可缺少的实验材料。这就是研究和培育突变系动物的意义所在。

2. 命名　突变系动物的命名，是在原品种或品系名称后面加上连字号和突变基因符号。例如：BALB/c-*nu*/*nu* 和 N：NIH-*nu*/*nu* 分别表示 BALB/c 品系和 N：NIH 品种，具 *nu* 基因的突变系。

3. 常见小鼠突变基因

（1）*bg*：米黄色基因（beige）为 13 号常染色体隐性基因。出生时眼睛色浅，成年后眼睛全变黑，耳和尾色素沉着减少。可作为 chediak-higashi 综合征的模型动物以及恶性淋巴瘤的模型动物。也可作为水貂和牛 aleulian 疾病的模型动物。对自发进行性肺炎、化脓性感染敏感，用白色链球菌、金黄色葡萄球菌或肺炎球菌攻击死亡率高。自然杀伤细胞的发育和功能有缺陷，血液凝固和巨噬细胞活性有缺陷。

（2）*db*：糖尿病基因（diabetes）为 4 号染色体隐性突变基因，能导致肥胖伴糖尿病。纯合子有高血糖症，4 周龄时血糖值为 300mg/100mL，12 周龄时可达 500mg/100mL，胰岛素分泌过多，并且变异较大，寿命短。

（3）*Dh*：显性半肢畸形基因（dominant hemimelia，*Dh*）为 1 号染色体上的显性突变基因。纯合致死，杂合子将导致先天性缺脾脏和体液免疫缺陷。淋巴结肿大，白细胞增多。对绵羊红细胞（SRBC）缺少体液反应。血管内碳清除率减少。后肢畸形，生殖泌尿系统和消化系统有缺陷。

（4）*nu*：裸基因（nude，*nu*）是 8 号常染色体上的隐性突变基因。1962 年发现于英国 Glasgow 的 Ruchill 医院。纯合时，全身无毛且缺胸腺，细胞免疫反应受抑或缺乏，对感染性疾病敏感。杂合子虽带裸基因，但表型同正常动物。雌性裸鼠母性差。由于细胞免疫缺陷，这种动物能接受同种或异种组织移植。

（5）*ob*：肥胖基因（obese）为 6 号染色体隐性基因，纯合子导致单纯肥胖伴晚期糖尿病。在 4 周龄时肥胖个体外表上有别于正常个体。在 8~9 月龄时，动物体重增加到最大值，约为 70g，多种代谢失调，包括脂肪形成增加、脂肪分解减少。代谢失调与过食症和胰岛素分泌过多有关，动物在 6～9 周龄时，有中度的高血糖，但 12～16 周后自行消失，体温调节有缺陷。

（6）scid：严重联合免疫缺陷基因（severe combined immunodeficiency，scid）为第 16 号染色体上的隐性突变基因，发现于 1983 年。纯合子血清中无免疫球蛋白。淋巴结、胸腺和脾脏异常变小。胸腺由残存的髓质构成，无皮质。脾脏和淋巴结中滤泡缺乏。T 细胞和 B 细胞数目大大减少，因此缺乏体液免疫和细胞免疫功能。

（7）xid：X 连锁免疫缺陷基因（X-linked immunodeficiency，xid）为 X 染色体上隐性突变基因。这种基因使动物脾脏中的 B 淋巴细胞数目减少，不能产生抗体去应答非胸腺依赖性抗原。B 细胞发育有先天性缺陷，缺少成熟 B 细胞，对某些 B 细胞抗原缺乏免疫应答，但是这种动物对与血清蛋白结合的半抗原有良好的血小板生成细胞应答。

4. 常见大鼠突变基因

（1）di：尿崩症基因（diabetesinsipidus，di）为第 3 号染色体上隐性突变基因。纯合体体重比杂合体和正常动物小，呈烦渴、多尿和低尿渗透压。可作为遗传性下丘脑尿崩症模型。

（2）fa：肥胖基因（fatty，fa）是位于第 5 号染色体上的隐性突变基因。纯合体导致动物肥胖、饮食亢进和血内胰岛素过多，类似于小鼠肥胖症。体温调节有缺陷。该综合征与下丘脑有关。

（3）rnu：大鼠裸基因（rowett nude，rnu）是位于第 10 号染色体的隐性突变基因。纯合体为裸鼠。有触须，但弯曲。在头部或身体其他部位常有短毛出现。2～6 周龄时，皮肤上有棕色磷片状薄片覆盖。随后变得光滑无毛。6 周龄之后，有些个体长毛，但较正常鼠稀少，并很快脱光。胸腺缺失，为棕色脂肪取代。但可见一个小而极异常的退化胸腺存在。细胞免疫缺陷。T 细胞功能退化或缺失。

八、遗传工程动物

遗传工程技术是现代生命科学的最新技术，这些技术可以按人类从事研究、生产等的需要，用分子生物学等方法，在实验室内，对动物进行遗传改造，以满足人们的各种需要。它们是一种高度遗传限定的实验动物。

1. 转基因动物　以实验方法将外源性目的基因或特定 DNA 片断，导入到动物的基因组内，进而改造原来动物的遗传学特性，而产生的遗传工程动物。由于该项技术打破了物种之间的生殖隔离，找到了一种按照人们意愿定向改造哺乳类动物遗传性状的有效途径，开辟了一条用四维体系研究特定基因的新手段。例如：金黄色葡萄球菌是引起乳腺炎的最常见病原体，而抗生素治愈率在 15% 以下，但溶葡萄球菌素（lysostaphin）能攻击金黄色葡萄球菌的细胞壁。科学家们将编码溶葡萄球菌素的基因转移到小鼠基因组中，使其在小鼠的乳腺中表达。当在这种小鼠的乳腺中，注入大量的金黄色葡萄球菌时，也不能使其患乳腺炎，而对照组小鼠则很快感染。用这种方法，已成功地培育了抗乳腺炎的转基因小鼠。

2. 基因剔除动物　利用同源重组原理，使胚胎干细胞（embryonic stem cell，ES）内的目的基因（target gene）进行定点突变（基因打靶），将定点突变的胚胎干细胞注射到宿主胚胎中，再将胚胎植入假孕母体的子宫内，使其发育成目的基因缺陷的嵌合体，经一定方式的交配繁殖后，筛选出目的基因缺陷型的纯合子即基因剔除动物。通过分析缺陷基因所产生的表型异常（一些表型消失和一些表型出现）来研究基因调控和功能，建立疾病的动物模型以及进行基因治疗研究。

3．克隆动物　利用核移植等技术，得到遗传上与亲本动物完全相同的无性繁殖系，称为克隆动物。目前，把经过转基因或基因打靶的体细胞用于克隆动物，则得到的克隆动物的体细胞和生殖细胞的基因组内有转移的或经过精确修饰的基因，进而可以定向研究基因的功能和培育新兴的遗传标准化动物。

九、实验动物遗传监测

遗传监测是对实验动物培育、维持和生产全过程进行的遗传学控制和质量检测。它是评价实验动物饲养管理水平和实验动物的遗传学质量的重要手段。遗传监测结果是实验动物遗传学质量标准化工作是否有效的最终判定标准。因此，实验动物工作者应该掌握实验动物遗传监测的内容、方法及要求，并认真开展这一工作。

（一）可用于遗传监测的遗传特征及其检测方法

从理论上说，所有由遗传决定的生物学特征都可用于遗传监测。可是遗传监测作为一项常规工作需要定期不断地进行，所以有必要挑选一些遗传特征，在节约人力和物力的情况下完成遗传监测。被挑选的遗传特征应该较均匀地分布于各条染色体，能概括整个动物基因组的情况，又要简便易行。在选择作为遗传监测对象的生物学特征时，应该遵循以下四个 E 的原则：①准确（exact）。要求所选择的特征不受环境因素影响，重复性好，结果易于判别。②有效（efficient）。被选择的特征要具有代表性，能有效地反映出遗传上的变化，例如使得共显性的质量遗传性状在杂合子时易于辨认。③简便（easy）。被选择的特征应该不需要较高的技术和复杂的操作步骤。④经济（economical）。监测方法的仪器设备和化学试剂不宜过于昂贵。以下简单介绍一些用于遗传监测的遗传特征及其检测方法。

1．质量性状的遗传特性　这一类遗传特性符合孟德尔遗传定律。基因型和表型有良好的一致性，在染色体上的位置基本清楚。显然，仅仅选择一个遗传特性去监测动物是否发生遗传变异，是不可能的。通常需采用不同的技术同时对各条染色体上的多个基因位点进行监测。图 2-2 描绘出小鼠各条染色体上可用于遗传监测的基因位点。

（1）形态学遗传标记：通常作为遗传监测用的形态学遗传标记，主要是毛色基因位点，常用的有 5 个，每个位点至少有 2 个以上的等位基因。小鼠毛色与毛色基因的关系及各毛色的代表品系见表 2-4。通常以肉眼可以清楚地分辨动物的毛色为测试对象。毛色基因的测试不需要什么仪器和试剂。检测时取年龄在 60～100d 两种毛色近交系小鼠交配。F1 代出生两周后可观察到的毛色来判断亲代毛色基因的情况。由于杂种 F1 代为相同基因型的动物，无论亲代毛色为何种颜色，F1 代的小鼠毛色均为 1 种颜色。如果出现 1 种以上的毛色，根据孟德尔的分离定律即可判定亲代的一方或双方某个毛色基因出现了杂合。

考虑到等位基因中显性基因对隐性基因、上位基因对下位基因的作用，在测定小鼠毛色基因时，往往选择下位毛色基因均为隐性的标准近交系小鼠，如 DBA/2 为毛色基因检测的标准动物，与其他待测毛色基因的小鼠进行交配，根据 F1 代毛色的表型和已知 DBA/2 的毛色基因型推断待测亲代的毛色基因型见表 2-5。

（2）生化标记：在小鼠和大鼠中相当多的同工酶和同种异构蛋白具有遗传多态性（genetic polymorphism）。把一些易于用电泳的方法进行区分，遗传差异性明显的同工酶和异构蛋白称为生化标记（biochemical marker），它们的基因在染色体上的位置称为生化位点（biochemical

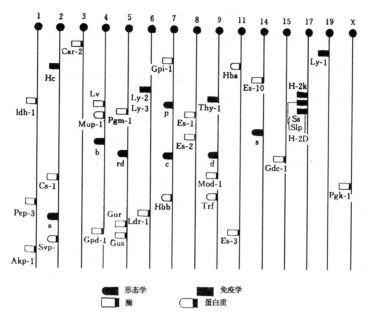

图 2-2　小鼠监测用遗传标记连锁图

表 2-4　小鼠毛色与毛色基因的关系及各毛色的代表品系

毛　色	基因位点（染色体号）					代表品系
	a (2)	b (4)	c (7)	d (9)	s (14)	
野生色	AA	BB	CC	DD	SS	C3H、CBA
黑色	aa	BB	CC	DD	SS	C57BL/6、C57BL/10
茶色、巧克力色	aa	bb	CC	DD	SS	RR、NBR
肉桂色	AA	bb	CC	DD	SS	NC
淡巧克力色	aa	bb	CC	dd	SS	DBA/1、DBA/2
白色	‥	‥	cc	‥	‥	AKR、BALB/c、ICR
白斑	‥	‥	CC	‥	ss	KSB、KSA

注："‥"为任意等位基因。

表 2-5　白化型小鼠与 DBA 小鼠杂种 F1 代基因型及表型

DBA 基因型	白化型品系及基因型	F1 表型及基因型
DBA C/C a/a b/b d/d	A ×　c/c a/a b/b D/D	棕色（brown） C/c a/a b/b D/d
DBA C/C a/a b/b d/d	AKR ×　c/c a/a B/B D/D	黑色（black） C/c a/a B/B D/d
DBA C/C a/a b/b d/d	BALB/c ×　c/c A/A b/b D/D	棕－野鼠色（brown-agouti） C/c A/a b/b D/d
DBA C/C a/a b/b d/d	DDK ×　c/c A/A B/B D/D	黑－野鼠色（black-agouti） C/c A/a B/b D/d
DBA C/C a/a b/b d/d	HRS ×　c/c A/A b/b d/d	黄－灰色（yellow-gray） C/c A/a b/b d/d

loci)。大多数作为生化标记的蛋白质可通过电泳的方法区分表型，达到辨别基因的目的。由于同工酶具有催化生化反应的特殊功能，在分析观察上比一般不具有催化活性的蛋白质更为灵敏、特异，所以受到广泛的重视。电泳方法可根据不同的支持物分为若干种，如纸电泳、凝胶电泳、薄膜电泳等。小鼠和大鼠生化标记的识别多以淀粉凝胶和醋纤膜（板）为支持物进行电泳。由于使用醋纤膜（板）价格便宜，电泳时间短，易于各种染色，又有商品供应，省去了制作凝胶带来的许多不便，故为常规监测中首选。

（3）免疫学标记：在近交系小鼠中发现了数目众多的遗传免疫标记（immunological marker）。它们主要为细胞膜异源抗原（alloantigen）和组织相容性抗原（histocompatibility antigen）。目前它们的基因在小鼠染色体上的位置多数已经清楚，组织相容性抗原分为主要组织相容性抗原和次要组织相容性抗原。前者是指细胞表面能引起受体淋巴细胞强应答，强排斥反应；后者引起受体淋巴细胞弱应答，弱排斥反应。两者都受基因控制。主要组织相容性抗原不是单一抗原而是一组抗原，因而编码移植抗原的基因就不是一个，而是一组，现已确认小鼠的编码主要组织相容性抗原基因，位于第 17 号染色体上，见图 2-3，由这些基因编码的抗原分子具有为数众多的抗原决定簇，能够用同种异体抗血清进行检定。应用各种免疫学技术可以准确无误地识别这些抗原。利用该原理，可用于遗传监测，并成为实验动物注册的数据之一。

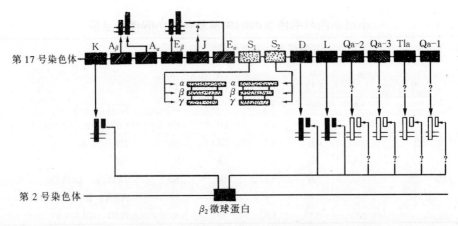

图 2-3　小鼠 H-2 组织相容性系统

2. **数量性状遗传特性**　这一类特性所涉及到的基因和基因数目还不十分清楚，往往是通过测量骨骼或繁殖指数，并经统计处理后求出数值来比较不同品系之间的差异。由于这些特性可能涉及到许多基因，对识别那些不易被生物化学和免疫等质量遗传性状标记识别的亚系可能更为灵敏，同时对封闭群动物的监测也具有一定的价值。这些性状主要表现为：①骨骼形态，如下颌骨形态的变化等。②各种生理生殖常数，如：血液学常数、产仔数和体重等。③品系（种）所携带的特有的生物学特性，如肿瘤的自然发生率、自发性高血压动物脑卒中发生的百分率等。

（二）**遗传概貌**

遗传概貌是指用各种方法和技术对各种品系的遗传特性进行检测后的数据汇总。被检测的遗传特性多为质量遗传性状，一般分布在不同的染色体上。因此，遗传概貌也可以说是品系基因标记表型的汇总。

目前，大多数近交系小鼠的遗传概貌，可从文献资料中获得，新培育的近交系一般需在鉴定时，由培育者提供比较完整的遗传概貌。我国常用近交系小鼠、大鼠部分位点的遗传概貌见附录4。

对于定期的遗传监测没有必要对所建立的遗传概貌中所有的性状进行检查。在进行生化标记基因检测时，对于近交系小鼠常选择10条染色体上的13个生化位点，近交系大鼠常选择7个生化位点进行检测。

（三）遗传监测结果的分析判断及处理方法

当被检测的遗传性状与每个品系的遗传概貌一致时，同时遗传管理资料清晰、可信，可以认为有关品系的繁育生产正在正确地进行，该品系的遗传学质量合格。若与遗传概貌图不一致时可以考虑以下的原因：

1. 遗传污染　这是最常见的遗传变异，往往是由于遗传学管理不善所致。另外相同毛色的动物品系在同一个饲养单元中繁育、维持，非常容易产生品系间的错误交配。这种情况如发现得早，在被检查的性状中至少可以观察到一个以上基因标记发生改变，出现杂合型，或与遗传概貌不符的其他表型；如果发现得较迟，一些杂合基因可随机地固定为单一的纯合型，但与原品系的遗传概貌不一致。出现上述情况均应淘汰原品系，更换来源清楚、质量合格的动物作为新种，重新进行品系的繁育。

2. 遗传漂变（genetic drift）　是指基因频率在小群体里随机改变的现象。这种改变多由于近交系动物部分杂合基因尚未纯合时即进行了分系，造成了亚系和支系的形成。监测时可以看到一个品系所有的动物在1~2个基因标记上与原品系的遗传概貌不符，但表型一致又均为纯合型。这种情况在经同系异体移植试验排除了遗传污染后，需按照亚系和支系重新命名。

3. 基因突变　基因突变在哺乳类动物中的频率为10^{-5}。在分析监测结果时，如果仅看到1只动物单个基因标记出现杂合型，应考虑是否发生基因突变。为了证实此点，往往需要根据动物编号查询该只动物同窝兄妹或双亲的基因标记表型。如基因突变发生在亲代，则同窝兄妹均应为杂合型或分离产生不同的表型。如果在同窝兄妹或双亲中该基因标记的表型与遗传概貌一致，应考虑被测个体发生了基因突变。在检测时如同时发现其他基因标记的表型与遗传概貌不符，无论是杂合型还是纯合型均应考虑发生了遗传污染，应立即淘汰换种。基因突变如无特殊保留价值，在剔除突变的个体后，整个品系可以继续保存；如有保存价值，可将突变个体单独培育成同源突变近交系。

一般说来，当检测动物时发现了杂合型，这样的动物往往需要淘汰更新，不能作为一个近交系使用。当发现变异位点是纯合型时，则应根据情况来处理。表2-6为我国《哺乳类实验动物遗传质量控制》国家标准中制定的处理原则，一般可按此原则进行处理。

表2-6　　　　　　　　　　　遗传监测结果判断及处理方法

检测结果	判　断	处　理
与标准遗传概貌完全一致	未发现遗传变异，遗传质量合格	
有一个位点的标记基因与标准遗传概貌不一致	可疑	增加检测位点数目和增加检测方法后重检，确定只有一个标记基因改变可命名为同源突变系
两个或两个以上位点的标记基因与标准遗传概貌不一致	不合格	淘汰，重新引种

（四）分子生物学技术在遗传监测中的应用

传统的遗传监测方法来源于过去研究者对哺乳动物进行遗传分析时用的研究手段。随着分子生物学技术发展，分子生物学技术有可能取代传统的遗传监测方法，其优点是多态性高，位点丰富，实验技术成熟，直接涉及生物的遗传基础，DNA 样品容易保存和运输等等。现将在遗传监测中有着广泛应用前景的几种分子生物学方法介绍如下：

1. 限制性片断长度多态（restriction fragment length polymorphism, RFLP）技术　当动物基因组 DNA 被限制性内切酶消化时，酶能够识别双链 DNA 链上的特定核苷酸序列，并在每条 DNA 链上切割产生一个切口，而将双链 DNA 分子断开而形成 3'-OH 和 5'-P 末端，使 DNA 裂解为片断。这些片断的长度在动物群体存在变异，造成多态现象。通过 DNA 电泳和 DNA 探针分子杂交技术，即可观察到不同带型。例如：位于小鼠第 2 号染色体补体-5（complement-5）位点（Hc）的 pC5 探针，当用 HindⅢ消化小鼠 DNA 时，C3H 品系将产生一条 2.7Kb 的带型，而 AKP 品系将产生 6.0 和 4.6Kb 两条带型。从而可以在 Hc 位点上区别这两个品系。目前所报道的 RFLP 位点已多达 1 098 个，所以给遗传学研究带来许多便利条件。

2. 简单序列长度多态（simple sequence length polymorphism, SSLP）技术　简单序列长多态位点是动物基因内广泛存在成串的由 1～4 个核苷酸组成的重复序列，又称为微卫星（microsatellite）。估计这样的 DNA 结构在哺乳动物基因组内的数目多达 5 万～10 万个。目前在小鼠已发现有 6 000 个之多。在每个特定的位点上，重复序列的长度在不同品系中存在着差异。采用夹在这些序列两端的引物，通过聚合酶链式反应（PCR）和电泳，就能观察到这些位点的差异，从而区分不同的品系。例如：小鼠第 16 条染色体的 D16Mit4 位点，其 PCR 产物的大小（bp）在常用近交系中分别如下：C57BL/6 - 132，DBA/2 - 123，A/J - 147，C3H - 123，BALB/c - 149，AKR - 126，CBA - 132。SSLP 测试技术比 RFLP 技术简便，多态性高，需要的 DNA 样品较少，引物容易获得，推广应用前景可观。

3. DNA 指纹（fingerprinting）技术　上述两种 DNA 技术是针对单个 DNA 位点进行的测试。DNA 指纹技术一次可同时测试多个位点，所以有一定的优势。DNA 指纹技术经过电泳后可获得十几到几十条带，而这些带型在个体之间或品系之间有差异，如同人类的指纹在每个人都不同一样，因此而得名。通常有两种方法获得 DNA 指纹图。一是用限制性内切酶和小卫星探针技术获得的 DNA 指纹。二是用较短的随机扩增引物或小卫星引物，通过 PCR 而获得 DNA 指纹。DNA 指纹图谱有时在亚系或亚群之间有区别，所以对亚系的监测十分有用。但是 DNA 指纹的结果因为电泳带太多而不好辨认和比较。因此，也影响其在遗传监测和其他研究中的应用。目前所做的 DNA 指纹比上述两种 DNA 技术为少，但随着研究的深入，方法的改进，将来一定会有所突破。

4. 随机扩增多态 DNA（random amplified polymorphic DNA, RAPD）技术　是 20 世纪 90 年代发展起来的一种简便、快捷的检测基因组 DNA 多态性的遗传标记技术。该项技术首先将动物目的基因组 DNA 提纯、酶切，用含 10 个碱基的随机引物，对 DNA 进行 PCR 扩增，经电泳，便可在多个位点上得到扩增产物。各种 DNA 多态分析方法，如：DNA 指纹、限制性片段长度多态（RFLP）等，虽然可直接检测基因组的遗传变异，但都不同程度地存在操作复杂、需要特异性操作、需要事先知道动物基因组 DNA 序列等不足。而 RAPD 技术，由于引物可任意改变，有可能找到任何一个个体特异的 RAPD 标记，从而为实验动物的遗传检测和分析提供了一个十分有效的工具。

第二节　实验动物微生物学质量的标准化

动物在开放系统条件下饲养，会受到自然界微生物、病毒和寄生虫的侵袭，一般都带细菌、病毒和寄生虫，显性或隐性感染某些疾病。因此，用这类动物进行实验，敏感性较差，反应性不一致，结果不易重复。更严重的是大部分实验动物是人兽共患病的易感宿主。它们感染人兽共患的病原生物后，将可能导致实验人员和动物饲养人员的疾病感染。因此，要提高实验的准确性，必须对实验动物的微生物和寄生虫加以控制，即实验动物微生物学质量标准化，使其消除或最大程度地减少微生物和寄生虫对实验结果的干扰，保证实验结果的准确。实验动物微生物学质量标准化内容，除本节介绍的以外，参见后面有关章节。

一、实验动物的微生物学分类

按照微生物寄生虫控制程度，将实验动物分为无菌动物（germ free animal，GFA）、悉生动物（gnotobiotic animal，GNA）、无特定病原体动物（specific pathogen-free animal，SPFA）和普通动物（conventional animal，CVA）等四类。其分类原则见表2-7。我国《实验动物管理条例》，见附录1，将实验动物分为四级，即：一级为普通动物，二级为清洁动物（clean animal，CLA），三级为无特定病原体动物，四级为无菌动物（包括 GFA 和 GNA）。不同等级的实验动物的关系如图2-4。

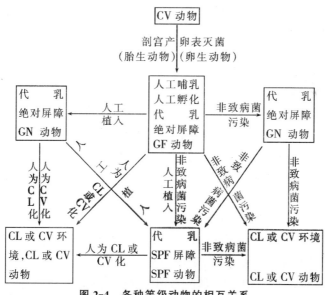

图 2-4　各种等级动物的相互关系

表 2-7　　　　　　　　按微生物控制程度的实验动物分类原则

动物种类	饲养环境	说　明	附　记
无菌动物	隔离系统	以封闭的无菌技术取得，用现有方法不能检出任何微生物和寄生虫的动物	
悉生动物	隔离系统	确知带有的微生物丛，特殊饲养的动物	确知带有的微生物
SPF 动物	屏障系统	没有特定的致病性微生物和寄生虫的动物	明确知道不带有的微生物
普通动物	开放系统	不明确所带微生物、寄生虫的动物，亦称通常动物。但不得带有人畜共患传染病病原体	对微生物带有情况不够明确

二、无菌动物和悉生动物

1. **基本概念**　无菌动物是指在隔离系统饲育的，经检测体内外无可检出的任何微生物和寄生虫的动物。这类动物是在无菌条件下人工剖宫产获得的子代动物，再放在无菌隔离系统内用人工喂乳或无菌"奶妈"动物代乳饲育而成。

悉生动物又称已知菌动物或已知菌丛动物，是指在隔离系统饲育的，经检测其体内外仅有经人工有计划接种的已知的微生物或寄生虫的动物。这类动物是向无菌动物接种一种或几种已知菌而获得的。根据所接种的已知菌种类，分为单菌、双菌、三菌和多菌悉生动物。

注意，悉生动物有广义和狭义之分。广义的悉生动物包括无菌动物、已知菌动物和无特定病原体动物；狭义的悉生动物即已知菌动物。

2. **无菌动物的人工培育**　通过无菌剖宫产，人工哺乳或无菌母畜代乳，建立 GFA 种群，是目前最常用而可靠的方法。已被广泛用于净化或建立新的 GFA 种群。现以 GFA 大鼠人工培育为例，扼要介绍 GFA 的人工培育过程如下：

无菌剖宫产用房间，术前要打扫干净，并进行消毒，以减少剖宫产过程可能引起的污染。薄膜隔离器用新配制的 2% 过氧乙酸充分喷雾灭菌，保持 24h 后通气吹干。经生物检测合格后使用。隔离器（isolator）内的用品、饲料、人工乳、手术器械等，都应经灭菌处理。应选择活泼、健康、发育良好个体大的母鼠。经微生物检测没有可垂直感染的疾病，特别是没有子宫感染性疾患。母鼠的品系、来源、繁殖方式和胎次，均应有准确的记录。通常选用第二、第三胎孕鼠。第二、第三胎仔鼠发育较好，个体大，容易人工哺乳。

无菌剖宫产必须在自然分娩前数小时完成。临产期的判断非常重要，可通过触诊法、交配日期推算法、行为观察法、综合判断法等方法正确判断。

动物的术前处理：确认处于临产状态的孕鼠，称重后用 40℃ 的 1% 苯扎溴铵溶液清洗全身，必要时可清除腹部被毛。

孕鼠的麻醉：为避免药物对胎儿的损害，通常采用 CO_2 气体致死。大鼠、小鼠还可用断椎法，以达到类似麻醉的效果。切忌麻醉过深，以免影响胎仔成活。

手术时，将动物仰位固定于手术台上，腹部用碘酊大面积彻底消毒，盖上手术巾，暴露切口部位。用剪子沿腹中线剪开皮肤，分离皮肤并向两侧分开、暴露腹肌。在剑突骨处剪开腹肌。从切口处插入一钝形压板向下压迫脏器，然后插入剪子，压板和剪子同步后移，剪开腹肌露出子宫。用手托起子宫，用动脉夹或止血钳分别夹住两侧输卵管和子宫颈，从远子宫端剪断输卵管和子宫颈。分离的子宫连同动脉夹一起放入传递袋，通过灭菌渡槽（停留 30~60s）进行灭菌，传入隔离器内，进行子宫剥离。

子宫剥离：在隔离器内，先用 2% 碳酸氢钠溶液中和子宫表面残留的过氧乙酸，用镊子将子宫及羊膜撕破，挤出胎仔。擦去胎仔鼻和口部羊水，迅速按摩其胸部，出现呼吸后，夹住脐带，擦干全身，放入饲育笼内，1h 后剪断脐带。到此无菌剖宫产手术全部结束。

GFA 的人工哺乳，有强饲和吮吸两种。强饲是用自制胃管，吸一定量的人工乳，沿仔鼠的上颚轻轻缓慢地插入至近胃部，徐徐注入的方法。吮吸法是左手持仔鼠，右手持乳头插入口中，轻轻挤压乳头，使流出一滴乳，刺激动物吮吸。GFA 的人工哺乳涉及人工乳的质量，不同动物有各自的消化生理特性和不同的营养需求。在配制人工乳前应首先了解该动物乳汁的营养成分，配制与其营养成分相似的人工乳是必要的。

多数仔鼠无毛，不能调节体温。因此哺乳期保持温度、湿度的稳定也不容忽视。不同动物有不同的要求，一般应保持在 28～35℃ 之间，并随仔鼠的成长，温度逐渐降低到 20～25℃。大鼠哺乳早期应保持在 32～34℃，10d 后可保持 30℃，离乳后可保持 23～25℃。为避免动物干燥脱水，哺乳期湿度应保持 70％ 以上。

3．无菌动物的主要特征

（1）一般特征：在无菌隔离的环境并饲喂相同饲料条件下，与普通动物相比，无菌动物早期体重增长速度较慢，性成熟期稍晚，产仔数较少，但仔畜成活率较高，寿命延长（表 2-8）。

表 2-8　　　　　　　　　　无菌动物的一般生物学特征

项　　目	两种动物比较	项　　目	两种动物比较
寿命	GF＞CV	性成熟期晚	GF＞CV
早期增长	GF＜CV	产仔数	GF＜CV
摄食和饮水量	GF≥CV	仔畜成活率	GF＞CV
微核率	GF≤CV	射线耐受量	GF＞CV

注："GF" 为无菌动物，"CV" 为普通动物。

（2）解剖生理特征：无菌动物在解剖生理上的变化主要表现在消化系统。许多无菌动物的小肠肠壁变薄，特别是基底层的变薄尤为明显。无菌大鼠、小鼠的肠粘膜绒毛变细变尖，上皮细胞多呈杯状，刷状缘模糊不清，微绒毛变短。无菌动物肠上皮细胞更新率比普通动物低，肠壁的物质交换也较慢。无菌大鼠肠道的食物通过率变缓慢。如果切除其盲肠，通过率可接近普通动物的通过速度。无菌动物肠内容物 pH 为碱性，Eh 多为阳性。无菌豚鼠和无菌家兔不能像普通动物那样有效地利用饲料中的离子。无菌大鼠的钙代谢发生紊乱，尿中钙增多。无菌动物盲肠内容物的钠、氯、碳的浓度都低，但回肠末端的内容物与普通动物无差别。

无菌大鼠、小鼠和家兔的盲肠肥大，肥大的盲肠加上其内容物可占动物体重的 30％。

无菌动物的肝脏重量相对下降，导致解毒功能下降。

无菌动物的心脏相对缩小，白细胞数值比普通动物恒定。肾脏较小，如无菌豚鼠。

（3）免疫特征：无菌动物由于缺乏微生物的刺激，其淋巴结与脾脏的发育不良。因此，各种免疫反应也不同，但吞噬功能与普通动物差别不大。淋巴组织中的淋巴发生中心与浆细胞减少，产生两种球蛋白的能力很弱。无菌动物暴露于微生物，最先出现 α-球蛋白和 β-球蛋白，再逐渐产生 γ-球蛋白。无菌动物普通化 1 周后，血清 IgM 水平超过对照的普通动物，而 IgG 至 11d 才超过对照的普通动物。无菌豚鼠和普通豚鼠的补体水平无恒定的差别。无菌大鼠备解素（properdin）较低，但在普通化后可自然恢复至正常水平。无菌动物在被病毒攻击后也可产生干扰素。无菌动物由于免疫能力降低，对微生物感染异常敏感。某些毒性弱和必须经腹腔或颅脑接种才能感染普通动物的微生物很容易感染无菌动物。

4．应用

（1）微生物学寄生虫学研究：无菌动物和悉生动物是研究宿主与微生物寄生虫相互关系绝好的实验动物。中国预防医学科学院流行病学微生物学研究所用志贺痢疾杆菌攻击无菌豚鼠，数日后引起豚鼠死亡。对悉生鼠攻击痢疾杆菌则受到保护，证明了微生物间有拮抗作用。

（2）免疫学研究：无菌动物机体内既无抗原，也无特异性抗体，处于一种免疫"原始状态"，很适用于各种免疫功能的研究。实验证明，肠道中死菌的刺激影响着 IgG 的生成；组织相容性抗原（小鼠的 H-2）的表达受暴露抗原的影响；无菌动物体内肺泡巨噬细胞的活动功能，溶菌酶和白细胞均能降低内毒素对全身的反应。

（3）肿瘤学研究：有些致癌病毒能通过生殖细胞或通过胎盘屏障垂直传递给下一代，如白血病病毒。某些微生物的代谢产物能使不致癌的物质转变成致癌物质，如苏铁素单独喂给无菌大白鼠时没有致癌性，而喂给普通大白鼠时，苏铁素被降解成致癌物质而诱发结肠癌或其他癌变。

（4）老年学研究：无菌动物是老年学研究的理想动物模型。因为无菌环境排除了微生物感染的干扰，使研究生命的终点成为现实。研究证明：无菌大鼠的心、肺、肾、脑等部位都没有与年龄相关的病变，普通大鼠则有，普通大鼠的寿命一般在 2 年左右，而无菌大鼠的寿命可达 3~4 年，由此说明微生物与机体的老化有关。

（5）营养学研究：悉生动物是营养学研究的良好模型，现在知道多种营养成分都是靠细菌降解在肠道中合成维生素 B、维生素 K 等多种维生素，利用悉生动物便可研究哪些细菌合成了这些维生素。近年来人们对限制采食而延长动物寿命很感兴趣，结果表明限制采食的大鼠、小鼠比自由采食的大鼠、小鼠寿命长 6 个月。

（6）放射医学研究：用无菌动物研究放射的生物学效应，可以将由放射引起的症状和因感染发生的症状分别开来，因为动物受大剂量的照射后淋巴组织被破坏，动物对感染特别敏感，甚至导致死亡。在无菌状态下，淋巴系统、神经系统，特别是消化道实质的损伤是在一个非常洁净的环境中（没有细菌感染），就可以观察到放射线对机体产生的直接效应。

（7）心血管疾病研究：现代医学已证明，许多心血管疾病与机体的胆固醇代谢密切相关，而肠道微生物直接影响胆固醇代谢。许多试验都证实了微生物在调节胆固醇水平方面及胆汁酸的肝肠循环中起重要作用。

（8）牙病学研究：用无菌大鼠作龋齿病研究，发现引起龋齿的病因不是乳酸杆菌，而是一种链球菌有致龋齿作用，从人体龋齿中分离出三株厌氧性链球菌接种到无菌小鼠和大鼠，证明有高度致龋齿作用，各种粘液性链球菌致龋齿作用最强。

（9）毒理和药理学研究：药物或其他物质的毒理作用常常与肠道细菌代谢产物有关。如普通豚鼠对青霉素敏感，而无菌动物则相反。研究证明，青霉素过敏是因肠道菌代谢过程引起的过敏，利用悉生动物研究可准确地分析出各种物质的毒理作用。

三、无特定病原体动物

1. 基本概念　无特定病原体动物是指在屏障系统或隔离系统饲育的，经检测体内外无质量标准规定的特定病原微生物和寄生虫存在，但可带有非特定的微生物和寄生虫的动物。

无特定病原体动物和悉生动物的区别是：无特定病原体动物体内外排除了哪些微生物和寄生虫是知道的，悉生动物体内外携带哪些微生物和寄生虫是知道的。

无特定病原体（SPF）动物的名称使用，目前还未广泛统一。文献上出现的 COBS（经剖宫产取得并饲养在屏障系统中的）、BS（在屏障系统中饲养的）、DF（无病的）等名称，实际上都是指 SPF 动物。

2. 人工培育　SPF 动物既可来自无菌动物繁育的后裔，亦可剖宫取胎后在隔离屏障设施中由 SPF 动物亲代动物抚育，它不带有特殊的微生物，但不能排除胎盘屏障传播的微生物。一般先培育无菌动物，后再转移到屏障系统的设施中饲养繁殖，见图 2-4。培育 SPF 动物必须注意以下几点：

（1）必须饲养在屏障系统内：培育 SPF 动物的目的是提供没有传染病的健康动物。因此，SPF 动物必须饲养于屏障系统内，实行严格的微生物控制。

（2）必须严格选择原种：SPF 动物群的建立，其原种来源于无菌动物或 SPF 动物。即无菌动物饲养于屏障系统中，使之感染特定微生物，并需严格定期检测。培育 SPF 动物时是以卵或子宫内无病原体为前提，防止某些病原体通过胎盘垂直传染给胎儿。因此，应当严格选择剖宫产母体，该动物应未感染特定微生物。最好通过连续几代剖宫取胎，来培育原种无菌动物，以此作为 SPF 动物的原种。

（3）必须严格控制 SPF 动物的质量标准：必须排除各种人畜共患病病原体和影响该动物生产和应用实验中产生干扰的病原体。

3．应用　SPF 动物由于既排除了病原体的干扰，又价格低于悉生动物，在生命科学研究中得到了广泛的应用和肯定。它的应用优点和应用学科可参见表 2-9 和表 2-10。

表 2-9　　　　　　　　　不同等级动物在生命科学各学科的应用

研究领域	无菌动物		无特定病原体动物		清洁动物		普通动物
	短期实验	长期实验	短期实验	长期实验	短期实验	长期实验	
老年学		+		+	-	-	×
微生物学	+	+	+	+			×
病理学	+	+	+	-	+		×
肿瘤学	+	+	+	+			×
免疫学	+	+	-	-			×
药理学	-	+	+	+	+	+	×
生物化学	+	+	+	+	+	+	-
生理学	+	+	+	+	+		×
营养生理学	+	+	+	+			×
遗传学		+		+	+		
器官移植	+	+					
实验外科学		+	+	-	+		

注："+"可能或必须用，"-"不可能或适用，"×"不用或不能用。

表 2-10　　　　　无菌动物、无特定病原体动物和普通动物优缺点比较

项　　目	无菌动物	SPF 动物	普 通 动 物
传染病	无	无	有或可能有
寄生虫	无	无	有或可能有
试验结果	明确	明确	有疑问
应用动物数	少量	少量	多或大量
统计价值	很好	可能好	不准确
长期实验	可能好	可能好	困难
死亡率	很少	少	高
长期实验存活率	约 100%	约 90%	约 40%
实验的准确设计	可能	可能	不可能
实验结果的讨论价值	高	中	低

选择 SPF 动物，实验结果准确可靠，这是因为：①避免了病原体的隐性感染或潜伏感染对实验结果的干扰。许多病原体对实验动物的感染为隐性感染。在一般条件下，微生物与宿主间能保持相对平衡，动物不出现临床症状，一旦条件变化或动物在承受实验处理的影响

下，这种平衡被打破，动物则出现疾病症状，严重干扰实验结果。SPF 动物就不会有这种现象。②避免了某些条件性致病菌对实验结果的干扰。例如：绿脓杆菌、大肠杆菌、变形杆菌等，平时对实验动物不致病，也不影响动物的繁殖，但是感染了这些病菌的实验动物用作辐射试验时，或注射抗淋巴细胞血清，或给予抑制免疫系统的药物时，却能诱发动物致死性败血症。无特定病原体动物不会出现这种现象。

四、清洁动物和普通动物

1. 清洁动物　清洁动物也称清洁普通动物或最低限度疾病动物（minimal disease animal, MDA），是指原种群为屏障系统中的 SPF 动物或剖宫产动物，饲养在半屏障系统中的其体内外不带有质量标准规定的人畜共患病病原体或动物传染病病原体的动物。清洁动物来源于 SPF 动物或无菌动物或悉生动物或剖宫产动物。

清洁动物比 SPF 动物要求排除的微生物和寄生虫少，但不带有人畜共患病和主要传染病的病原体，也无明显可见的疾病临床症状、脏器病理变化和异常死亡，在进行血清病毒抗体检测（如脑脊髓病毒、鼠肝炎病毒等）却经常可查出一定滴度的抗体。

清洁动物可免受动物疾病干扰和排除化脓性细菌等微生物对实验的干扰，且是一种价廉易得的健康动物。因此，在我国可作为一种用量多的标准实验动物，用于短期、中期、对带菌要求不严格以及免疫系统无抑制作用的实验研究。

2. 普通动物　普通动物即通常动物，指未经严格的微生物和寄生虫控制，饲养在开放系统中的其体内外不带有质量标准规定的主要人畜共患病和动物烈性传染病病原体的动物。普通动物最初来源于无菌动物、悉生动物、SPF 动物或剖宫产动物。

普通动物是实验动物中微生物寄生虫控制要求最低的动物，但也不能带有主要人畜共患病和动物烈性传染病病原体，外观健康，饮食排泄正常，无异常分泌物，无明显临床症状，脏器无眼观病灶。它生产成本低，量多价廉，一般仅供教学和一般性实验用。

五、实验动物微生物与寄生虫监测

为了监视实验动物群中微生物和寄生虫的污染，确保实验动物微生物学质量，必须建立一套监测手段，定期对动物群或饲养设施的环境进行检测，掌握情况。

1. 监测内容及其意义

（1）定期对各级实验动物群进行微生物学、寄生虫学监测，以确定各级实验动物是否符合原定级别，即是否有原级别不应有的病原体的入侵，以便及早采取措施，以免疫情扩大、蒙受更大的损失。另一方面避免科学工作者误用不合适的动物，避免人兽共患病病原体感染饲养人员或实验工作人员，保障这些人员的健康。

（2）对实验动物饲养设施的监测，为确证这些设施能否控制微生物污染提供依据。

（3）对引进的实验动物进行检疫，避免病原体入侵原有的动物群。

（4）如动物群发生疾病，为了确证病原，对患病动物进行病原学诊断，积累对疾病的认识和收集菌株或毒株，进一步研究病原，为诊断试剂和疫苗的制备，提供菌株或毒株。

2. 常用的检测方法

（1）实验动物病毒学检测方法：

1）血清学检测：适用于各级各类实验动物的经常性检测和疫情普查。常用的方法有：酶联免疫吸附试验（ELISA）、免疫荧光试验（IFA）、免疫酶染色试验（IEA）、血凝试验

（HA）、血凝抑制试验（HI）。

2）病原学检测：适用于动物群中有疾病流行，需要检出病毒或确认病毒存在的情况。检测方法有：病毒分离与鉴定，病毒颗粒、抗原或核酸的检出，潜在病毒的激活，抗体产生试验等。例如：采用免疫组化的方法在光镜下检查病变组织中的特异性抗原。采用 HA 或 HI 方法检查患病动物排泄物或组织悬液中的血凝素抗原。采用电镜或免疫电镜技术检查组织或排泄物中的病毒颗粒。采用聚丙烯酰胺凝胶电泳（PAGE）检查病毒基因组。采用核酸分子杂交技术或聚合酶链反应（PCR）检出组织或排泄物中的病毒核酸。

（2）实验动物细菌学检测方法：最常用的方法是病原菌的分离与培养。部分病原菌，如：鼠伤寒沙门菌、鼠棒状杆菌等，可采取血清学方法，但仍需结合分离培养结果最后作出诊断。对于泰泽菌，由于不能在人工培养基上生长，因此，宜采用组织压片、镜检的方法进行检查，并结合病理检查结果最后作出诊断。

（3）实验动物真菌学检测方法：目前主要采用沙氏培养基分离培养。皮肤真菌一般在 25℃培养，深部真菌在 37℃培养。不同的真菌具有一定的菌落特点和镜下染色检查可进行种属鉴定，有时，还需借助于生物化学反应结果和免疫学方法进行最后诊断。

（4）实验动物寄生虫学检测方法：

1）体外寄生虫：如肉眼观察，透明胶纸粘取法，拔毛取样，皮屑刮取法，黑背景检查法，解剖镜下通体检查法等。

2）体内寄生虫：如直接涂片法（粪便、血液、脏器、肠内容物），饱和盐水漂浮法或沉淀法，透明胶纸肛门周围粘取法，组织或器官剖面压印法，病变组织切片或压片法，尿液的离心法（如查鼠膀胱线虫）。

实验动物的微生物、寄生虫检测具体操作方法详见国家标准《实验动物微生物学和寄生虫学的检验方法（啮齿类和兔类）》（GB/T 14926.1～41）和《医学实验动物微生物学、寄生虫学监测分册》。

检测方法归纳起来有病原学检测和血清学检测。细菌、真菌和寄生虫以病原学检测为主，血清学检测为辅。随着血清学方法技术的提高，有些病原感染的检测也逐渐使用血清学方法。如：支原体、泰泽菌、弓形虫等。病毒的常规定期检测以血清学为主，疾病诊断以病原学检测为主。

3．检测要求

（1）选定检测项目：任何一种实验动物都有许多致病性微生物、寄生虫，结合具体情况选择合适的检测项目，既达到保证动物质量的目的，又节省人力物力。各国、各地和单位都有一定的检测项目，虽不尽相同，但主要者类同。我国经过十多年来对各地实验动物感染病原微生物、寄生虫情况的调查，结合其他国家的规定和经验，制定了我国啮齿类和兔类微生物学、寄生虫学等级标准，见附录6～附录8。猫、犬、猴等中型实验动物，卫生部医学实验动物管理委员会亦有初步规定。

（2）采样数量和频度：要得到检测结果的准确性，要采取合适的动物数量。采样动物数可根据动物群体的污染程度而有所不同。例如：某种病原体感染率为1%的动物群体，如打算确实查出来，最少也得查100只动物，但实际上，如果病原体具有中等程度的传染力，若能检查10只左右，大概就可以达到目的。

除了采样的数量，还必须考虑到检测的间隔时间。一般来说，一旦病原体侵入动物群体引起感染，初期分离病原体较容易，抗体的检出率上升。2～3个月后可因某些个体抗体水平的降低以及新出生的非感染个体的增加等原因，抗体检出率下降，据此，检测间隔时间以 3 个月 1 次为宜。至少每年检查两次，选在春、秋季疾病多发季节为宜。

采样时，宜在动物群中不同方位随机采取育成动物，或采用前哨动物放入群内，不时调换位置，饲养一定时间后解剖检查抗体或病原。

一般来说，无论病原学或血清学检测，检测结果阳性者表示该群动物有该病原体感染的存在。但作为疾病病原体的确定，还需要进一步分析。如果检测结果阴性，一般来说作为无此病原体存在的依据，但检测结果亦受多种因素的影响。如：取材数量、感染率的高低、取材频率、取材对象（动物年龄，疾病的早晚期等）、方法学的选择（病原学或血清学检测）、方法学的敏感性等，均与检测结果有密切关系。

（俞远京　吴端生）

主要参考文献

1　卢耀增主编．实验动物学．第 1 版．北京：北京医科大学中国协和医科大学联合出版社，1995
2　钟品仁主编．哺乳类实验动物．第 1 版．北京：人民卫生出版社，1983
3　方喜业主编．医学实验动物学．第 1 版．北京：人民卫生出版社，1995
4　施新猷主编．现代医学实验动物学．第 1 版．北京：人民军医出版社，2000
5　蔡武城，蒋成山，顾大年等译．现代遗传学．长沙：湖南科学技术出版社，1987
6　林剑．免疫遗传学．北京：高等教育出版社，1997
7　杨景云主编．医用微生态学．北京：中国医药科技出版社，1997
8　沈珝琲，方福德主编．真核基因表达调控．北京：北京高等教育出版社，施普林格出版社，1997

第三章　实验动物饲养与应用条件的标准化

实验动物的饲养与应用条件对实验动物的生长繁育及动物实验的结果起着非常重要的作用。饲养与应用条件的标准化，有利于提高实验动物质量和确保动物实验结果的正确性、重复性。本章所指的实验动物饲养与应用条件包括：实验动物的环境及设施、实验动物的笼器具及垫料、实验动物的营养。

第一节　实验动物的环境

一、实验动物环境的概念

实验动物的环境是指围绕该动物的所有外界条件。主要包括自然因素（物理、化学和生物学因素）和人为因素两个方面。

自然因素有：①物理因素，指温度、湿度、气流速度、噪声、粉尘、光照周期及照度、垫料、笼器具等。②化学因素，指空气、饮水、饲料、氨浓度、消毒药品、杀虫剂、有毒物质等。③生物因素，指同种生物因素（社会地位、势力范围、咬斗、饲养密度等）和异种生物因素（微生物、病毒、寄生虫、其他动物品种等）。

人为因素有房屋、设施、饲养、调教、管理、实验处理等。

二、控制实验动物环境的重要性

实验动物的性状主要由遗传和环境因素决定。20 世纪 50 年代 Russll 和 Burch 提出演出型学说，即动物最初是从父母获得遗传因子形成了表型，表型因受到各种环境因素的影响而形成演出型（图 3-1）。

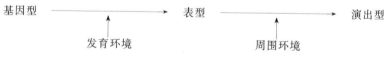

图 3-1　动物性状与遗传、环境的关系

动物实验实际上是对演出型影响的一种处置，即对演出型进行各种有控制的处理而获得实验结果。为获得重复性好的动物实验结果，要求实验动物的演出型必须稳定。这就需要对决定演出型的遗传和环境条件加以控制。按照这个认识，动物对实验处理的反应，可用下式表示：

$$R = (A + B + C) \times D \pm E$$

式中：R 表示实验动物总的反应；A 表示实验动物种的反应；B 表示动物品种或品系特有的反应；C 表示个体的反应（个体差）；D 表示环境影响；E 表示实验误差。A、B、C 是由遗传因素决定，其中 C 应减少到最低限度，这就是育种和纯化的目的。由公式可以看出，D 与 R 呈正相关，说明环境因素起主要作用。在实验动物的遗传性状相对稳定的情况下，应尽量排除环境因素变化所造成的影响。可见环境控制的重要性。

事实上，只有严格监控实验动物的环境设施，才能有实验动物科学的发展。因为：①严格监控实验动物环境可保证实验动物的健康和质量。②环境控制可保障实验研究获得正确的结果。③标准的环境能为实验动物及动物实验工作人员提供合适的条件。重视实验动物环境，改善环境条件，并对环境设施实施严格的监控，才能保证实验动物的健康和质量标准化，保障各品系动物具有稳定的表型和演出型。

三、环境因素对实验动物的影响

影响实验动物的环境因素包括对实验动物个体发育、生长繁殖、生理、生化平衡和有关反应性产生影响的一切外界条件。它们具有"有利"和"有害"两个方面的作用。有利的环境因素是实验动物生存的必要条件，使实验动物正常繁殖生长、发育，产生正确的动物实验结果。另外，动物通过新陈代谢同周围环境不断地进行物质和能量的交换，同时动物经常接受外界环境刺激产生免疫反应而增强体质。不利的环境存在对动物机体有害的各种因素，动物处在有害因素作用下，虽然能产生保护性反应或一定的适应性来消除或减轻这些有害因素的作用，但有害因素超过一定水平，就会对动物机体产生直接或间接危害，引起各种疾病，最终影响实验动物的正常繁殖、生长、发育和动物实验结果。环境因素对实验动物的影响作用不是单一因素，而是多种因素联合作用，其影响也不一定能立即表现出来，需一定的时间和作用条件才可能显示其作用。

控制环境条件，充分利用和创造那些对实验动物有利的因素，消除和防止那些有害因素，保证实验动物健康以达到实验目的。为了这一目的，各个国家都有根据各自的国情制定的有关制度和标准，我国 1994 年公布了实验动物环境指标国家标准，见附录 5。

影响实验动物的环境因素很多，下面阐述几种对实验动物和动物实验产生不利影响的主要环境因素。

1. 温度 实验动物大多属哺乳动物中的恒温动物，最适温度为 18～29℃（表 3-1）。外界温度在一定的范围内变化时，它们具有能保持体温相对稳定的能力。不同动物适应的环境温度不同，如：雏鸡的最适环境温度 35℃，马的最适环境温度为 10～15℃，而啮齿类动物的最适环境温度则为 18～29℃。如环境温度偏离动物最适温度过多，动物都将不能适应，而产生不良反应。这意味着不同的温度可影响实验结果。

表 3-1 　　　　　　　　　主要实验动物最适温度（综合℃）

动物种类	中国	英国(内务部)	Lane-Peter 氏(1971)	IHVE 指南书(1970)	"欧洲"手册(原西德,1971)	日本	[附]体热放散量 kJ/24h (平均体重)
小鼠	15～20	20～22	22～24	21～23	22±2	22～24	63(21g)
大鼠	—	18.3～22	22～24	21～23	22±2	23	418(118g)
豚鼠	15～20	17～20	18～20	17～20	22±2	21～25	586(410g)
家兔	户外(冬季保温)	15.5	18～20	16～19	18±2	23	983(2.6kg)
猫		21～22	19 以下	18～21	22±2	24	
犬	22 以下	19 以下	12～18	18±2	24(幼)		1255(2.6kg)
灵长类	20～24	20～22	27(绒猴)		22±2	24	3347(16kg)

冬季户外（温度低于 15℃）成长的幼兔耳朵比室内（20～27℃）成长的幼兔短。饲养在 20℃时，兔耳、尾、鼻和四肢尖端生长白毛，而饲养在 10℃时，则生长黑毛。耳朵的变

短，是幼龄家兔对低温所产生的一种身体结构上的适应，这是温度引起演出型的变化。

气温过高或过低常导致雌性动物的性周期紊乱，产仔率下降，死胎率增加，泌乳量减少。如：小鼠在21℃环境下1年能繁殖3代，而-3℃下仅能繁殖2代。环境温度超过30℃，雄性动物的生殖能力降低，小鼠睾丸萎缩，精子产生能力下降；雌性动物泌乳力下降，甚至拒绝哺乳。

温度的变化影响动物的代谢水平，从最适温度起每降低1℃，动物的摄食量则增加1%左右，以补充热量。随着温度的降低，小鼠的心跳和呼吸加快。而高温则引起相反的反应。啮齿类动物在高温情况下易发生代谢障碍，甚至死亡。将9~10周龄ICR小鼠放置在10~30℃气温环境下观察生理反应，随着气温的升高，小鼠的脉搏数、呼吸数和发热量都呈直线下降（表3-2）。

表3-2　　　　　　环境温度与小鼠的脉搏数、呼吸数、发热量的关系

	环境温度（℃）	小鼠数（只）	平均值	标准差	相关系数
心跳数	17	15	752.1 次/min	21.2	
	20	15	729.2 次/min	26.1	$r=-0.821$
	23	14	709.5 次/min	21.9	$P<0.01$
	26	16	659.3 次/min	29.6	
	29	11	628.6 次/min	48.5	
呼吸数	16	13	285.7 次/min	24.9	
	19	21	238.4 次/min	33.2	$r=-0.859$
	22	10	207.3 次/min	28.5	$P<0.01$
	25	10	178.6 次/min	27.4	
	28	11	150.7 次/min	17.6	
发热量	10	5	3.55kJ/（h·只）	0.12	
	15	6	3.18kJ/（h·只）	0.13	
	20	6	2.89kJ/（h·只）	0.08	$r=-0.69$
	25	7	2.55kJ/（h·只）	0.08	$P<0.01$
	30	5	2.59kJ/（h·只）	0.06	

温度的变化还影响动物健康与抗感染能力。在适宜温度下，毒力不强的病原微生物只对动物造成隐性感染。环境温度一旦过高或过低时，动物机体的抵抗力明显下降，某些条件性致病菌将引发疾病，导致传染病流行和动物死亡。如在冬季较易暴发流行的小鼠脱脚病、仙台病毒病和小鼠肝炎，与低温条件下动物抵抗力下降有密切关系。

过高或过低的气温可激发实验动物产生应激反应，通过神经内分泌系统引起肾上腺激素分泌增加。长期处于温度过高或过低的环境中，动物脏器可发生实质性改变。

实验动物在不同温度下对化学物质的毒性反应随之改变。如：在环境气温12~32℃条件下，用雌性Wistar大鼠腹腔注射戊巴比妥钠95mg/kg后，发现18~30℃时大鼠的死亡率较低；低于18℃或高于30℃时，其死亡率都明显升高（表3-3）。

不同气温条件下，同一药品对动物的LD_{50}有较大差异（表3-4），其致癌、致畸、致突变以及免疫实验的结果也受环境温度影响。

表 3-3   不同环境温度下戊巴比妥钠导致大鼠死亡率的比较

环境温度（℃）	给药动物数（只）	死亡动物数（只）	死亡率（%）
12	20	20	100
14	20	20	100
16	20	20	100
18	20	10	50
20	20	10	50
22	20	10	50
24	20	10	50
26	20	7	35
28	20	6	30
30	20	11	55
32	20	16	80

表 3-4   温度对三种药物 LD_{50} 的影响

药　名	LD_{50}（mg/kg）	
	15.5℃	27℃
苯异丙胺	197.0	90.0
盐酸脱氧麻黄碱	111.0	33.2
麻黄碱	477.1	565.0

　　环境温度在短时间内发生急剧变化，对实验动物的影响更为严重。为了避免环境温度改变对实验动物的不良影响，许多国家规定了实验动物饲养室的气温基准值，见表 3-5。

表 3-5   各国实验动物饲养室的气温基准值（℃）

动物种类	美国		英国	德国	日本		OECD	中国
	ASHRAE 1974 年	ILAB 1978 年	1979 年	GV-SOLOAS 1978 年	1966 年	1982 年	1980 年	1992 年
小鼠	22～25	21～27	17～21	20～24	21～25	20～26	19～25	19～29
大鼠	23～25	21～27	17～21	20～24	21～25	20～26	19～25	19～29
仓鼠	22～23	21～23	17～21	20～24	21～23	20～26	19～25	19～29
豚鼠		21～23	17～21	16～20	21～25	20～26	19～25	19～29
兔	21～24	16～21	17～21	16～20	21～25	18～28	17～23	
猫	24～25	18～29	17～21	20～24	21～27	18～28		
犬	21～24	18～29	17～21	16～20	21～27	18～28		
猴类	24～26	25～26		20～24	21～27	18～28		

　　2. 湿度　大气中的水分含量称之为湿度。每立方米空气中实际含水量（g/m^3）称绝对湿度；而在特定温度情况下，空气中的实际含水量与该温度的饱和含水量的百分比值，则称相对湿度。实验动物饲养室常用相对湿度作为控制指标。

　　动物体温调节同时受到湿度、环境温度及气流速度的共同影响。当体温与环境温度接近时，动物主要通过蒸发方式散热。高温、高湿情况下，蒸发散热受到抑制，容易引起代谢紊乱及机体抵抗力下降，动物的发病率和死亡率亦因此明显增加。湿度过高，微生物易于繁殖；饲料、垫料容易霉变，空气氨浓度也与湿度增高有关，引起某些传染病发生，对动物的健康不利。湿度过低，易致灰尘飞扬，引起动物呼吸道疾病，影响动物健康。当温度为27℃、相对湿度为20%时，大鼠体表的水分蒸发很快，尾巴失水过多，可导致尾血管收缩而发生坏尾症，表现为尾根部坏死、溃烂；湿度为40%时此症发生率为25%～30%，湿度大于60%时则不发生此症。

温度、湿度控制是整个环境控制的重点，各国对实验动物饲养环境的相对湿度都有明确的规定（表3-6）。

表 3-6　　　　　　　　各国实验动物室空气相对湿度基准值（%）

动物种类	ASHRAE	ILAB	MRC	OECD	日本	中国
小鼠	45～50	40～70	40～70	30～70	45～55	40～70
大鼠	45～50	40～70	40～70	30～70	45～55	40～70
仓鼠		40～70	40～70	30～70		40～70
豚鼠	45～50	40～70	40～70	30～70	45～55	40～70
兔	45～50	40～60	40～70	30～70		
猫	45～50	30～70	40～70	30～70	45～55	
犬	45～50	30～70	40～70		45～55	
猴	70	40～60			55～65	

3. 气流　合理的气流和风速能调节温度和湿度，降低室内粉尘及有害气体污染，控制传染病的流行而有利于实验动物和工作人员的健康。

气流（air current）主要影响动物皮肤的体表蒸发和对流散热。大多数实验动物体型较小，体重与体表面积的比值较大，对气流非常敏感。实验动物饲养间的气流值一般为0.13～0.18m/s。当室内气温较高时，气流有利于对流散热；当室温较低时，气流增加动物的散热量，加剧寒冷的影响。因此，气流过小或过大都影响动物健康，甚至引起发病，导致死亡。饲养室内气流的分布很难保持均匀和恒定，笼盒内的通气性能差异较大，笼内气流与饲养室环境气流分布悬殊更大。饲养室送风口和出风口气流较大，往往超过1m/s，甚至2m/s，因此应考虑饲养室笼架的布置，应避免在风口处饲养动物，以减少这一因素对动物造成的不良影响。

饲养室内的通风程度，一般以单位时间的换气次数（即旧空气被新风完全置换的次数）为标志。室内换气次数实际上决定于风量、风速、送风口和排风口截面积、室内容积等因素。但风速过大时，实验动物的体温将过度下降。一般饲养室和动物实验室的换气次数为10～20次/h。

4. 光照　光照，包括照度、光线波长，以及光照时间或明暗交替时间三个因素，都对实验动物有影响。强光、光照时间过长或过短都对实验动物不利；明暗周期不规律对动物的损害则更为严重。

光照过强会导致雌性动物窝性差，甚至出现哺乳不良和食仔现象。不同品种动物对光照的敏感性差别较大。不同性别对光照的敏感性也不同，一般认为雌性动物敏感性较高。照明对实验动物的生理功能、生殖和行为有明显影响。

光线波长可影响动物的生殖功能，蓝光比红光更能促进大鼠的性成熟。

光照时间或明暗交替时间对动物的机体有多种调节功能，对其生理活动调节尤其重要。实验动物不仅在采食、排粪、活动方面有昼夜周期性变化，而且在血液学、生化学及生理功能上都有相应变化。如：昼夜逆转，动物虽能适应，但需较长的适应时间，哺乳类动物适应时间在10d以上。在12h光照和12h黑暗条件下，大鼠的性周期最为稳定。持续黑暗使大鼠卵巢和子宫的重量减轻，生殖过程受抑制；持续光照则会过度刺激动物的生殖系统，可连续发情，大鼠、小鼠可出现持久性阴道角化，并阻碍卵细胞成熟，多数卵泡到排卵前期不能形成黄体。在实验条件下，可通过人工控制光照，以调节其生殖过程。包括：发情、排卵、交配、妊娠、分娩、泌乳和育仔等。

开放系统饲养条件下，以自然采光为主，其周期、波长及强度基本能满足实验动物对光照的要求。随着实验动物科学发展，亚屏障、屏障和隔离系统设施应用得越来越多，照明应能人工调控，使照度和周期符合标准。一般要求光源合理分布，尽量使饲养室和实验室各处获得均匀的光照（工作照度，动物笼内照度）；照度控制在离地1m处为150~300lx较适宜，既适合动物需要，又方便工作人员观察和操作。人工照明应特别注意光照周期符合动物活动和休眠的规律，使光照周期稳定，避免人工控制的随意性。如：采用12h:12h或10h:14h的明暗交替照明方式，最好是用自动控制装置，模仿日出日落，实施渐明渐暗，避免光照突然变化对动物的惊扰。

5. 噪声　对人和动物的心理、生理造成不利影响的声音称为噪声。影响实验动物的噪声主要来自外环境，如空调设备、层流柜等发出的噪声。噪声来源还有人的活动，实验动物采食、走动和鸣吠等。噪声对人与动物的影响比较复杂，这主要与噪声的性质，动物的种类、体重、习性、年龄、性别等生理和心理状态有关。实验动物的听觉音域比人宽，如：小鼠可听到人类听不见的超声波，严重时可引起死亡。

噪声影响实验动物的繁育，如：造成大鼠、小鼠生育力减退，妊娠障碍和流产，甚至出现食仔现象。有人用小鼠做实验，结果表明小鼠在噪声环境下的产出率明显下降，咬仔率明显提高（表3-7）。

表3-7　　　　　　　　　　噪声环境下小鼠的产出率与咬仔率

分　类	产出率	咬仔率
阴道栓确认后饲养在普通环境下	10/10（100%）	0/10（0%）
阴道栓确认当天起饲养在噪声环境下	3/5（60%）	1/3（33%）
阴道栓确认18d后饲养在噪声环境下	6/6（100%）	4/6（67%）

噪声会引起动物生理异常。如：DBA小鼠，噪声刺激5min，其心跳数、呼吸数和血压都有明显升高。长时间的噪声可造成动物中枢神经和听觉器官损害。如：大鼠受95dB、50~1500Hz噪声刺激5min，每天3次，连续7d，或连续96h，则视丘下部脑组织受损，死亡率增高。豚鼠在125dB下作用4h，听神经终末器官的毛样听觉细胞出现组织学变化。长期高噪声还可导致动物肾上腺分泌明显增加，嗜酸性粒细胞相对值减少，白细胞总数增多，摄食量增加而体重减轻。噪声可造成动物听源性痉挛。如小鼠表现为耳朵下垂呈紧张状态，接着出现洗脸样动作，头部出现轻度痉挛，发生跳跃运动，严重者全身痉挛，甚至四肢僵直伸长而死亡。

室内噪声一般应控制在60dB以下。外环境的本底噪声较低，将有助于噪声控制。实验动物建筑选址应尽量避开噪声源，如：工厂、闹市、街道等。动物房或实验室应与机器设备保持一定距离，并作适当的隔离处理，隔墙和天花板采用隔音和吸音材料建造；选用低噪声的空调机、层流架、冲水笼具和无菌隔离器等，可减少或防止互相干扰，如：自动冲水过频会增大噪声水平。犬、猴等动物发出鸣叫的噪声较大，应将其饲养房舍隔开；易受惊动物的饲养室应安装消音隔音材料，以免动物受惊吓。

6. 空气洁净度　饲养室内的空气洁净程度，是指室内空气中的尘埃颗粒、微生物及有害气体三个方面的污染程度。室内空气除受大气污染外，饲养室内动物被毛、皮屑、饲料、垫料等碎屑，和室内消毒、灭虫或动物实验使用的药物或化学品都可能造成饲养室内的空气污染。它们不仅对动物和工作人员机体造成不同程度的危害，还能影响动物实验的过程及实验结果。

动物粪、尿等排泄物产生的污染物种类很多，有氨、硫化氢、甲基硫醇、硫化甲基、硫化二甲基、三甲胺、苯乙烯、乙醛等，这些气体都具有强烈的臭味。氨是这些污染物质中浓度最高的一种，各种动物饲养室均可测出。通常以氨浓度为指标来监测饲养室污染状况。动物饲养室的温度、湿度上升，通风条件不良（换气次数太少），动物密度增加，排泄物、垫料未及时清除，都可以使饲养室氨浓度急剧升高。

氨作为一种刺激性气体，可刺激动物的眼结膜、鼻腔粘膜和呼吸道粘膜而引起流泪、咳嗽，严重者甚至产生急性肺水肿而致动物死亡。长期处于高浓度氨的环境中，实验动物上呼吸道粘膜可出现慢性炎症，从而使这些动物失去作为实验动物的应用价值。美国、日本实验动物学界提出，实验动物室氨浓度应控制在 $14mg/m^3$ 以下，我国目前的要求也是如此。

悬浮于饲养室空气中的尘埃颗粒物除本身对动物产生不良影响外，还可成为微生物的载体，可把各种微生物粒子，包括饲料、垫料中带入的各种病毒、细菌及其芽孢、粉螨、霉菌孢子等，带入饲养间。因此，清洁级以上实验动物和动物实验设施，进入饲养环境的空气必须经过有效的过滤使空气达到一定的洁净度。一般要求饲养无特定病原体动物（SPF）的饲养环境空气洁净度要达到10 000级，而清洁级动物饲养环境应达到100 000级。关于空气洁净度分级标准，参见表3-8。

表3-8　　我国《洁净厂房设计规范（GBJ73—84）》的空气洁净度分级

等　　级	每立方米（每升）空气中 ≥$0.5\mu m$ 尘粒数	每立方米（每升）空气中 ≥$5\mu m$ 尘粒数
100 级	≤35×100 （3.5）	
1 000 级	≤$35\times1\,000$ （35）	≤250 （0.25）
10 000 级	≤$35\times10\,000$ （350）	≤2 500 （2.5）
100 000 级	≤$35\times100\,000$ （3 500）	≤25 000 （25）

四、我国实验动物环境标准

按实验动物环境及设施国家标准，实验动物饲养室的温度为 18～29℃，相对湿度为40%～70%，每小时换气次数为10～20次，噪声在60dB（分贝）以下，每立方米空气中的氨浓度在14mg以下，工作照度为150～300lx（勒克斯），亚屏障系统、屏障系统和隔离系统的空气洁净度分别为100 000级、10 000级和100级，详见附录5。

第二节　实验动物设施

广义的实验动物设施是指生产实验动物和从事动物实验的建筑物和设备。繁殖生产设施和动物实验设施的要求基本一致。

一、实验动物设施分类

按微生物控制程度不同可分为开放系统、屏障系统（全屏障和亚屏障系统）和隔离系统（图 3-2）；按设施平面布局不同又可分为无走廊式、单走廊式、双走廊式和三走廊式；按设施功能不同还可分为生产设施、研究设施、试验设施、特殊设施等。

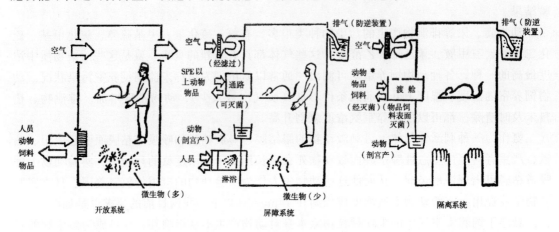

图 3-2 实验动物饲养系统模式

1．开放系统　无净化装置，虽然也安装排风和防野鼠、防昆虫等装置，但基本上是与大自然相通，设施内环境，特别是温度、湿度、大气尘埃，都受外界环境的影响。开放系统只用于普通级实验动物的饲养繁殖。

2．屏障系统　实验动物生活在与外界隔离的系统内，所有进入空气都必须经过初、中、高三级过滤器的净化处理，洁净度为10 000级，系统内应保持空气压差，不低于 20～50Pa；出风口有防止空气倒流装置。凡进入设施的物品均须经严格的消毒灭菌处理，进入的实验动物也须经消毒处理。人员经过专门培训，人员进入要经淋浴，更换无菌衣帽，进入后必须严格按照一整套规程进行操作。屏障系统用于饲养无特定病原体动物或清洁级动物。

亚屏障系统（又称半屏障系统）适宜用于清洁级动物饲养。环境指标除洁净度(100 000级)、菌落数低于屏障系统外，其他各项指标与屏障系统完全相同。

感染动物实验屏障系统是一种特殊的屏障系统，与一般屏障系统不同，感染屏障系统不是考虑如何避免人和外界环境对实验动物和系统内部造成污染，而是主要考虑如何防止系统内的泄漏物对外界造成危险。感染屏障系统主要用于感染动物实验。系统内为负压，送排风均需经过净化处理。

3．隔离系统　是以隔离器为主体及其附属装置组成的饲养系统。用于无菌动物和已知菌动物的饲养和动物实验。送入隔离器的空气需超高效过滤，并维持一定压差，洁净度达到100级，饲料、饮水、垫料、笼具等，都经过高温高压灭菌。工作人员不直接接触动物，而是通过手套进行操作。

二、实验动物设施的组成

实验动物设施主要由饲育室或动物实验室、检疫室、洗刷消毒室、废弃污物处理设施四大部分组成，其他为辅助设施。

1. 饲育室　是设施中最重要的部分，直接关系到实验动物的生存、健康和质量。有保种室、生产繁殖室、清洁物品存放室等。动物实验室用于科学实验及药品非临床安全性评价研究等。

2. 检疫室　是实验动物设施不可缺少的部分，用于引进实验动物的隔离观察和检疫，实验前动物的观察和适应实验环境等。

3. 洗刷消毒室　用于笼器具等的清洗、消毒，以及饲料、饮水、垫料等物品灭菌的房舍或区域。

4. 废弃物处理设施　有焚化设备，处理污染气体、液体、放射性物质等设施，用于处理动物尸体、固体污物和其他污物。

5. 其他辅助设施　实验动物饲养繁殖机构，需要设置实验动物遗传监测室、微生物监测室、环境监测室和营养监测室等；保管或储存饲料、垫料、药品、器材、笼架具等的库房；工作人员办公室、值班登记室、更衣室；图书资料室等。

设施的组成还包括空气净化与空调机房、自动监控室。此外，可根据需要，设立饲料加工房及维修室等。洁净实验动物设施要设有人员净化入口，物料灭菌净化入口，外购动物入口等。

三、实验动物设施的布局

（一）设施布局原则

总的布局原则是：有利于防止疾病的传播和避免动物相互干扰、相互感染；方便工作人员操作；人员、动物、物品、空气按单向路线移动。

应根据饲养动物的数量、密度、饲养目标与方式确定饲养室的面积和设施的分区。将实验动物繁殖饲养区和动物实验区分开，各成独立系统，专区（室）专用。并依动物的多少和特点确定辅助功能区的规模。规模较大的实验动物楼，从微生物控制以及实验动物使用管理的方便角度考虑，应将低级别实验动物放在低楼层，高级别实验动物安排在高楼层。不同等级的设施严格隔离，避免将不同等级实验动物置于同一楼层，以保护高等级设施不受污染。同等级、且性情较温顺的动物可安排在同一楼层、同一套设施内。不同品种、品系的实验动物要独立饲养，不可混养，以免相互交叉干扰。对环境造成较大噪声的动物，如：犬应做特别处理。

（二）房舍建设的规划及结构要求

1. 房舍建设的规划　选择自然环境较好，大气含尘及化学污染程度都较低的区域，远离散发大量粉尘和有害气体的工厂、储仓、堆场等。如不能远离严重空气污染区域时，则应位于其最大频率风向的上风侧，或全年最小频率风向的下风侧建设实验动物设施。建筑周围应是环境清洁、绿化面积大、空气含菌水平低。设施要远离有振动和噪声干扰源的铁路、码头、机场、交通要道。水电供应有保障，并备有双路供电和应急电源。交通便利。

开放系统一般可划分为三个区：①前区，包括办公室、休息室、检疫室、检测室、隔离观察室，一般用品库房。②控制区，包括清洁走廊、清洁物品储存室、繁育室或动物实验室、育成待发室等。③后勤处理区，包括亚清洁走廊、洗刷消毒室、污物处理设施等。人员、动物、物品原则上按前区→控制区→后勤处理区的方向移动，空气按控制区→后勤处理区方向流动。

屏障系统一般分为两个区：①清洁区，包括清洁走廊、隔离检疫室、观察室、繁育室或动物实验室、育成待发室、清洁物品准备室等。②非清洁区，包括亚清洁走廊、洗刷消毒室等。人员、物品必须按清洁区→污染区方向移动；空气按气压差由清洁走廊→饲育室→亚清洁走廊→室外方向流动，见图3-3、图3-4。

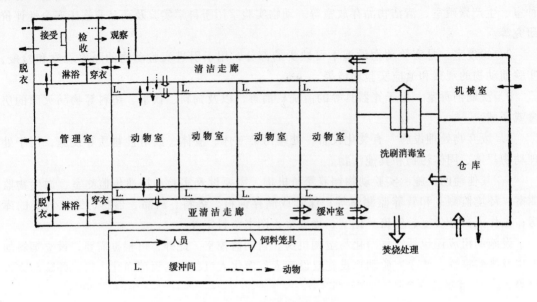

图 3-3　屏障系统设施布局

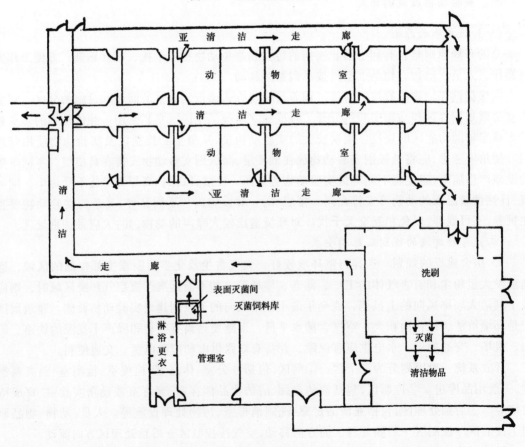

图 3-4　三走廊式屏障系统

2．房屋设施内结构要求

（1）地面：地面宜用水磨石，表面涂环氧树脂漆，或加地板胶，以便清洗消毒，地面应平而不滑、耐磨、无渗漏、无反光。一般不留下水道出入口。排水管要设网盖以免野生动物进入室内。

（2）墙壁：墙面应光滑平整，微生物和灰尘难以吸附，易于清洁、消毒。采用不易脱落、耐腐蚀、无反光、耐冲击的材料。亚屏障以上系统的阴阳墙角均应呈弧形。建筑材料要能保温隔音，并能耐酸碱、耐腐蚀和耐受经常性的消毒操作。

（3）天花板：应耐水、耐腐蚀，表面平整光洁，高度适宜（2.4～2.7m）。除通风口和照明等必须的设备外，不应安装其他装饰物。目前认为采用彩钢板较好，严禁安装易燃的木制天花板。

（4）门窗：门应有足够的宽度，不小于1m，饲育室的门应向空气压力高的一侧开，以利于保持压差，并减少房与房之间互相感染的机会。设置进、出两个门，供工作人员、实验动物和有关物品进出。开放系统可安能开启的窗户，方便通风。亚屏障以上系统的所有结构应注意气密性，与外界分隔的窗户用双层玻璃密封。

（5）走廊：走廊宽不应小于1.5m，开放系统可以只设一条走廊。屏障设施通常要设清洁与亚清洁两条走廊。清洁走廊与人员、清洁物品进入通道和清洁物品存放房间相连，亚清洁走廊为非清洁物品通道，通向洗刷消毒室。

整个结构应有良好的密封性。送排风应符合洁净、通风的质量标准。所有电器装置均必须防水并便于消毒除尘。设施内应安通讯、报警装置。

（三）空调净化设备与送排风系统

1．空气净化设备　空气净化设备包括空气过滤器、层流架、空气洗涤器、静电除尘器、活性炭过滤器、紫外线灭菌灯等。

空气过滤器多采用人工合成纤维或泡沫作为滤材，也有以静电吸尘原理制造的。各种级别过滤器的过滤效果，见表3-9。

表3-9　　　　　　　　　　　各级过滤器的效率

级　　别	尘埃直径（μm）	过滤效率（%）
初　效	0.3	≤20
中　效	0.3	20～90
亚高效	0.3	90～99.9
高　效	0.3	≥99.97

2．空气调节设备　空调系统一般可分三部分：①空气调节控制区，指距地面2m，距外墙0.5m的室内空间，此区应保持规定的空气参数。②空调输送分配部分，指加压送风机、回风机、送风管、送风口、回风口、进风阀、出风阀和止回阀。③空气处理部分，包括过滤、制冷、供热、加湿、去湿等设备，并能自动调节温度、湿度。不同等级动物室和实验室的环境控制标准不同，对空调设施的要求也不一样。

空调方式有集中式和分散式两种。分散式空调适合于小规模的动物饲养室或实验室，其特点为灵活机动，可随时开关，但室内温度难以调节均匀。集中式空调是将调整好温度、湿度的空气按需要量由管道直接送至各室，各室设监测器，可作适当调节。

3．系统的工作流程及运行调节　空气过滤与送排风系统的工作流程可表示为：新风→

初效过滤→温度、湿度调节→加压→中效过滤→送风管网→高效过滤→房间→排风管网→排风机→废气。

检测物理洁净等级、菌落数、氨浓度、梯度压差、换气量、气流速度等环境控制指标可判断系统运行好坏。空气经初、中、高效三级过滤后，$0.3\mu m$ 以上的微生物（如细菌和真菌）微粒被滤掉 99.97% 以上，空气洁净度和菌落数可得到控制。通过调节进风阀和出风阀的开度，可调节换气量和梯度压差。换气量与动物饲养密度协调，即可控制氨浓度。在送风量不变的情况下，调节高效送风口的面积，则可改变流经动物饲养部位的气流速度，如增大高效送风口的面积可降低气流速度。

空调、温度、湿度调节、送排风等设备最好都有备用机组，以免机器故障不能及时修复导致环境恶化。设施中除须保证双路电源外，且应备有至少能维持送排风系统运行的紧急电源，否则因停电而送风中断，饲养间内有害气体积累、氧浓度降低等，这些都对实验动物有害，甚至导致死亡。

（四）防卫设施

电力线路要严格保护，尽可能用铁管封装，以免动物咬破出现安全问题。实验动物房舍的所有出入口要设置防野鼠进入、防室内动物逃逸的装置，亦不能使苍蝇、蚊子及其他昆虫进入。如：在门窗和进出风口安装铁丝网，门口设挡板，门外设倒梯台阶等。

（五）监控与通讯设备

在饲育室安装监控系统，可节省巡查时间，并减少对实验动物的惊扰。在洁净系统中，由于人员物料的单向流动，操作人员相互之间或与外界不易直接沟通。所以，要装置通讯设备，以便联络。

四、实验动物设施的维护

实验动物设施长期处于连续不断的运转中，并始终处于动态的变化之中。各项环境因素指标靠有关设备的正常运转来维持，通过对环境指标的常规监测，可随时掌握机器设备的运行状况，并确定是否需要维修。

1. 空气过滤系统的维护　空气过滤系统在工作时不断地有粉尘被阻拦在滤材上，逐渐形成堵塞，导致进气量下降、换气次数减少，并引起氨浓度上升、梯度压差改变等。因此，过滤材料应及时更换。初效过滤材料一般 2 周到 3 个月更换一次，更换频率取决于单位面积滤材的进气强度以及外环境空气中的粉尘含量等因素。初效过滤材料换下后经水洗、干燥可重复使用。中效过滤材料 3 个月到 1 年半更换一次。影响其更换周期的因素与初效过滤材料相仿。换下的中效过滤袋经洗涤、干燥后也可重复使用。高效过滤器装在送风系统末端。洁净室中，高效过滤器通常 1~2 年更换 1 次。因为，更换高效过滤器对环境因素有很大影响，因而不宜过频更换。延长更换高效过滤器周期最有效的措施，是加大其面积，以及提高初效和中效过滤材料的质量。

2. 空调系统维护　空调系统的正常运行，是温度、湿度两个重要指标得到有效控制的保证。因此，必须充分重视实验动物设施中空调系统的维护。通常每年在机器较空闲的时候，应进行 1 次检修。

空调系统最常发生的问题是热交换部件被灰尘和纤维状物质覆盖，从而热交换率下降，导致夏天的高温不能降低，冬天的低温不能提高。此时应清洗热交换部件。在每次更换初效过滤材料时还应检查清洗热交换部件。制冷剂泄漏使制冷能力下降亦颇多见。如发现制冷能力下降，应考虑空调系统制冷剂不足。温度、湿度自动控制装置也可能发生故障，从而导致控制失灵或不准确，此时应予检修调校。

3. 灭菌系统维护　压力蒸汽灭菌器是实验动物设施中，最重要的物料灭菌器械，应随时注意其灭菌效果。最好每次灭菌都加指示剂。1次灭菌失败即可导致微生物污染，而产生严重后果。

水的灭菌系统也很重要，尤其在水源微生物控制不严格的情况下，要特别注意水灭菌系统的完好性。无菌水系统常见的问题是超滤膜击穿而除菌失败，此外也有紫外光源损坏等。因而要经常检查维护。检查可用微生物培养法，系统正常运行时，水中应无微生物检出。

除了上述三个重要系统要经常维护外，尚有许多其他维护工作要做。如传递渡槽中消毒液的检查和更换等。任何一个环节的故障都可能导致设施环境质量下降，从而造成实验动物不合格，而引起巨大损失。

第三节　实验动物笼器具

一、隔离器

隔离器呈长方形箱状，由隔离室、过滤器、送风机、传递仓及架体组成（图 3-5）。隔离器制作材料有不锈钢、有机玻璃、塑料、聚氯乙烯薄膜等。空气由送风机经空气过滤器通向隔离器的空气入口，隔离器内的脏空气经空气出口排出。隔离室洁净度高达 100 级，空气压差不低于 20～50Pa。隔离器用于无菌动物饲养繁殖、实验操作和处理后观察，并可用于动物剖宫产净化。隔离器的一侧装有橡皮手套，供隔离器内部操作使用，隔离器另一侧有灭菌渡槽，供传入、传出物料及动物使用。有的隔离器还连有药液灭菌渡槽，供剖宫取胎使用。国内已有各种型号的隔离器产品。

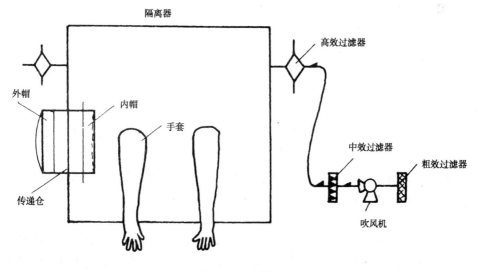

图 3-5　隔离器

二、层流架

层流架本身带有空气净化和通风系统，可作实验动物观察专用设备。它由架体、风机、静压箱、过滤器等组成（图 3-6）。一般为四周封闭，前方开启的柜形构造。

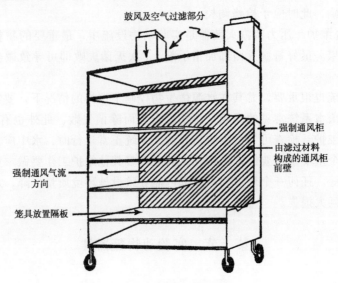

鼓风及空气过滤部分

强制通风柜

由滤过材料
构成的通风柜
前壁

强制通风气流
方向

笼具放置隔板

图 3-6 层流架结构示意图

在较多情况下，层流架内的空气压力高于外环境，为正压层流架。如作感染研究，为了避免污染环境，保持层流架内的气压低于外环境，是为负压层流架。可将层流架置于普通房间内，用作清洁级动物的短时间饲养、实验操作和处理后观察。也可将其安放在清洁级房舍，用于 SPF 级动物养殖和实验观察。置于清洁级环境内的层流架，其内部物理洁净度、生物洁净度及通风状况可达 SPF 级环境控制标准，能直接作 SPF 级设施使用。但是，层流架作为清洁级和 SPF 级动物设施，尚有很大局限性。而且，该设备空间很小，开门操作时很容易破坏其洁净指标，所以操作时应格外仔细。

层流架在静态时洁净度应至少达到100 000级，控制区内气流应分布均匀，气流速度为 $0.1 \sim 0.25 \mathrm{m/s}$，噪声低于 60dB，整体结构应耐酸碱、耐腐蚀，并且牢固、平衡，操作、拆装方便。

三、笼具

笼具、饮水装置、饲料盒等是实验动物的直接生活环境，必须用无毒、耐腐蚀、耐高温、耐磨损、耐冲击的材料制作。要求舒适、卫生、无毒、耐用、隔离完好、操作方便、经济实用。

常用的实验动物笼具，有带金属面罩的塑料盒及不锈钢笼具等。笼具应能耐受实验动物的啃咬，能防止其内部的动物逃逸和外来动物进入。笼具的盖子要有一定的重量，并有可靠的栓子。有网眼的笼子，其孔径的大小要适合。笼盖应易于开启，方便捉拿动物，便于添加饲料和饮水，重量和体积亦应适当。尽量采用组合式或折叠式，以便清洗消毒以及储存运输。实验动物笼具的需求量较大，常需更换，因此，如果一种笼具对多种实验动物都适用，则更为理想。笼具的大小应方便动物调整姿势，符合其习惯，确保其舒适和安全。笼具必须保证空气流通，并使光照、噪声和有害气体浓度等无不利影响。笼具应方便动物取食饮水，以及人对动物的观察。各种动物大小不同，生物学特性亦有差异。因此，所用的笼具也各有特点。设计制造或购买笼具时，应考虑其面积和空间大小。这可根据动物的种类、数量和饲养方式而定（附录16）。

四、饮水设备

饮水设备包括饮水瓶、饮水盆和自动饮水装置等。大鼠、小鼠、兔等小型实验动物多使用不锈钢或无毒塑料制造的饮水瓶，规格有250mL和500mL两种，不宜用易碎的玻璃瓶。而犬、羊等大型动物则多使用饮水盆。饮水器具应定期清洗、消毒，因而要能耐高温高压和药液的浸泡。自动饮水装置虽然具有节省劳力等优点，但易漏水，使室内湿度增大；尚易造成动物之间的交叉感染，因此在国内应用不普遍。

大型实验动物设施耗用大量无菌水，需安装无菌水生产系统。这种系统通常先以超滤膜滤去0.5μm以上的悬浮微粒，或滤去细菌和真菌。然后以紫外线照射，杀灭病毒，并进一步杀灭细菌和真菌。臭氧灭菌水装置是一种新型的饮用水设备，既可杀灭水中的微生物，又不影响饮水中微量元素的含量，而且操作方便，节省能源。

第四节　实验动物的饲料、饮水及垫料

一、实验动物的营养需要与饲料标准

实验动物的营养需要是指其对蛋白质、糖类、脂肪、矿物质、维生素等营养素的日平均需求量。实验动物的营养需要因性别、年龄、生理状况不同而分为维持营养、生长营养和繁殖营养需要。营养需要是设计饲料配方、加工配制饲料、使用营养添加剂、规定动物食量的依据，也是制定饲料标准的依据。几种常用实验动物全价饲料国家标准见附录9～附录13。

（一）饲料中的营养成分

实验动物饲料含蛋白质、糖类、脂肪、矿物质、维生素和水六大成分。

1．蛋白质　蛋白质是构成机体组织和细胞的重要成分，也是修补有关组织的必需物质。饲料中的脂肪和糖类不足时，蛋白质可氧化释放能量作为补充。如饲料中蛋白质含量不足，则动物生长缓慢，抵抗力下降，甚者体重减轻、出血、贫血等，长期缺乏可导致水肿、影响生殖。含量过高则引起代谢紊乱。动物性饲料中的蛋白质含量较高，植物性饲料则选用蛋白质含量较高的豆类。

2．糖类　是实验动物的主要能量来源，多余部分可转化为脂肪和糖原，储存在机体中备用。糖类通常分为无氮浸出物和粗纤维两大类，粗纤维是食草类动物饲料中不可缺少的成分。如：家兔和豚鼠的饲料中，粗纤维含量不能低于10％。

3．脂肪　脂肪可通过代谢产生热量，是构成动物组织的重要成分，也是幼龄动物生长发育的必须饲料成分。

4．维生素　是动物进行正常代谢活动的必需营养素，虽然需要量很小，但对调节代谢的作用甚大。除个别维生素外，大多数在体内不能合成。必须由饲料或肠道寄生细菌提供。

5．矿物质　包括：钙、磷、钾、钠、氯、镁等常量元素和铁、铜、锌、锰、碘等微量元素。它们在实验动物正常生长发育和繁殖等生命活动中起着重要作用。

6．水　是动物体的重要组成部分。一般占动物体重的70％以上，动物体内物质的运送，组织器官形态的维持，渗透压和体温调节，生化反应与排泄活动等，都有赖于水的参与，是不容忽视的营养要素之一。

饲料营养素对实验动物的功能可以概括为：作为动物所需能量的来源；作为动物机体生命过程的调节物质；作为动物附属产品（如乳、蛋等）的原料；作为建造和修复动物机体的物质。

（二）饲料的种类及质量要求

1. 饲料的种类　实验动物的饲料按其物理性状可分为粉状料、颗粒料、膨化料等。按其来源可分为动物性饲料和植物性饲料。按其营养特性则可分为粗饲料、青绿饲料、能量饲料、蛋白质饲料、矿物质饲料、维生素饲料、添加剂。

粗饲料包括：干苜蓿、干青草粉、稻草等。青绿饲料包括：天然牧草、树叶等。能量饲料（粗纤维＜18％，粗蛋白＜20％）包括：玉米、高粱、大麦等。蛋白质饲料（粗蛋白＞20％，粗纤维＜18％）包括：植物性、动物性蛋白两大类，如大豆、黑豆、肉粉、鱼粉、骨粉等。矿物质饲料包括：食盐、石灰石、贝壳等。维生素饲料包括：酵母、鱼肝油及各类人工合成的单一维生素、复合维生素。添加剂包括：防腐剂、抗氧化剂、着色剂、激素等非营养性添加剂。

2. 质量要求　①原料来源要清楚，不含化学药品，无虫害、细菌及霉菌污染，没有变质、腐败，农药残留不超过国家规定标准。②储存仓库需保持通风、干燥及防氧化。③选择新鲜原料加工。注意加工前后的消毒灭菌。④成品料要严密包装，防蝇、虫、细菌污染。含水量要控制在10％以下。⑤配方比例需计算准确，加工时要混匀，可先作少量调配，再逐步扩大。

二、饲料配合技术

1. 几个名词概念　①饲料：指能被动物利用，且在合理饲喂下不发生有害现象，有利于动物营养的物质。②日粮：指一只实验动物一昼夜所采食的饲料总量。③饲粮：指按日粮中各种饲料的合理比例配制成的混合饲料。④配合饲料：指按一定的饲料配方配制的多种饲料混合料。⑤全价配合饲料：指各种营养素均衡全面，能满足动物营养需要的配合饲料。

2. 日粮配合的原则　日粮配合即拟定饲料配方的过程，应按以下原则进行：①依据动物的饲料标准，满足动物的营养需要。②因地制宜，选用适宜的原料。③注意饲料的体积和饲料的适口性。④尽量降低成本价格，获得好的经济效益。⑤有利于加工、储藏和运输。

3. 日粮配合方法　日粮配合可按以下步骤进行：①查询饲料标准。②选择饲料原料，并查其成分与营养价值，弄清其来源与价格。③计算确定配合比例，即配方。④加工及饲喂试验。

饲料配方的常规计算方法有试差法、交叉法、联立方程法等。采用电子计算机进行饲料配方，常用线性规划法、多目标选择法等。

4. 常用实验动物饲料配方示例见表 3-10。

表 3-10　　　　　常用实验动物的饲料配方参考表

原　料	大　鼠	小　鼠	地　鼠	豚　鼠	家　兔
大麦粉（黄豆粉）	—	—	（12）		12
小麦粉	20	20	21	—	—
玉米粉	38	38	15	20	10
高粱粉		7	—	—	

原　　料	大　鼠	小　鼠	地　鼠	豚　鼠	家　兔
豆饼粉	20	25	13	25	12
麸皮	10	5	8	12	14
苜蓿草粉	—	—	—	35	30
脱水蔬菜	—	—	—		16
鱼粉（进口）	5	6	8	2	4.5
酵母粉	1	3	5	2	—
骨粉	1	2	5	2.5	1
食盐	1	1	1	0.5	0.5
鱼肝油	1	—	1	—	—
植物油	2	—	(11)	—	—
矿物质添加剂	1	0.8		0.8	—
维生素添加剂	0.1	0.2	—	0.2	

三、饲料营养素对动物实验结果的影响

1. 影响动物采食量而影响实验结果　实验动物的采食量，以其能达到对能量的需求量为标准。饲料的原料组成影响饲料中能量的含量，也必然影响动物的采食量，而动物采食量多少又对某些实验结果产生影响。例如：某些实验的药物是掺在饲料中给予的，如果动物采食量发生变化，动物摄入药物的量也就会发生变化，最终影响实验结果。

2. 影响动物生长发育而影响实验结果　动物的生长发育与饲料所含营养素是否全面、充足与平衡，有毒有害成分的多少，适用性如何，甚至饲料的软硬程度等有着直接的关系。在生物医学研究中，以动物生长发育（包括体重、体型和组织器官的发育等）为指标的实验是常见的。如果日粮中营养素含量水平过高或过低，势必影响以生长发育指标的实验结果。例如：SD大鼠日粮蛋白水平低于14%时，极显著降低肝脏重量。

3. 影响动物生理生化指标而影响实验结果　实验动物饲料中所含的营养素经过动物的消化、吸收后对动物的生理状态产生影响。当饲料中某种营养素含量发生改变时，必然导致动物血液及某些脏器、组织中该种营养素含量的改变，并对与之相关的生理生化指标造成影响。当这种改变加深或持续时间较长时，就会造成动物对该种营养素的缺乏或中毒。目前，在生物医学研究中采用生化指标作为衡量标志越来越多，因而营养素能对与之相应的研究结果产生影响。

4. 影响动物营养而影响实验结果　与营养相关研究中动物日粮的控制问题日益受到重视，特别是营养与免疫，营养与癌症，营养与衰老已成为研究热点。例如：研究维生素E与免疫功能的关系时，要注意控制维生素A，微量元素硒、锰等的水平。

四、饮水

水是动物机体的重要组成部分，又是体内运送各种营养代谢产物的载体，同时也是动物机体生命活动的重要调节物质。因此，水对动物的营养作用不容忽视。满足实验动物饮水的需要，对实验动物饲养和实验十分重要。

根据我国实验动物环境及设施标准，各种实验动物的饮水量参见附录15。

普通级实验动物饮水的水质要求，一般按城市生活饮用水的卫生标准要求即可。清洁级

以上实验动物则要求饮用灭菌水。

一般采用饮水瓶（盆或罐）和自动饮水装置等向实验动物给水。大鼠、小鼠、兔等小型实验动物大多适用不锈钢或无毒塑料制造的饮水瓶。犬、羊、猪、猴等大型动物则多适用饮水盆。

实验动物的饮用水无须蒸馏、离子交换和反渗透，这样更有利于动物对微量元素的需求。

五、垫料

常用的垫料主要有锯末、木屑、电刨花、粉碎玉米芯、吸水纸、棉花等，可根据不同要求选择使用。垫料的好坏直接影响动物的生长、发育和繁殖。好的垫料应满足以下几个条件：①无毒、无异味、无刺激性、无尘埃、不干扰动物实验。松杉科原料的垫料，其化学成分对大小鼠肝脏微粒体酶有影响，应避免使用。②垫料尚应具一定的柔软性，吸水和吸附臭气性能好，不被动物所吃，且便于清扫。③使用方便，容易获得，价格低廉。国外还有膨化系列垫料，吸附力很强。

垫料的作用是接纳动物排泄物、动物保暖与繁殖做窝。经常更换垫料可避免动物排泄物造成饲养环境的恶化。应及时清除被排泄物污染的垫料，一般每周更换垫料1～2次，有条件最好每天更换。垫料的原材料常常携有病原生物学、寄生虫和虫卵，使用前要消毒、灭菌、除虫。常用方法有高压蒸汽灭菌法、射线辐照法（钴60）和化学熏蒸法等。

目前我国较多采用的是混合木屑作为垫料，现已开始了适合国情的低毒性标准垫料的研究。

第五节　实验动物环境和饲料质量的监测

一、实验动物环境监测

新建或改建的实验动物环境和动物实验设施在启用前必须进行环境检测，在使用过程中也必须对有关环境指标进行检测。

1. 温度、湿度的测定

（1）仪器：棒状温度计、热敏电阻温度计、简易干湿球温度计和自动记录温度、湿度计等。

（2）测定点的选择：以洁净室小于 $50m^2$ 时为例。当室温波动范围≥±2℃，室内相对湿度波动范围≥10％时，最少设一个测点，每增加 $50m^2$ 最少增加一个测点；当室温波动范围在±（0.5～2℃）之间，室内相对湿度波动范围在5％～10％之间，至少设 5 个测点，每增加 $20～50m^2$ 时，应增加3～5个测点；当室温波动范围＜±0.5℃，室内相对湿度波动范围＜±5％，至少设 20 个测点。

（3）测定方法：测定前空调系统应连续运转 24h 以上，当室温波动范围≥±2℃，室内相对湿度波动范围≥10％时，温度、湿度的测定宜连续进行 8h，每次测定间隔为 15～30min；当室温波动范围在±（0.5～2℃）之间，室内相对湿度波动范围在5％～10％之间，温度、湿度的测定应连续进行 24h，每次测定间隔为 15～30min；当室温波动范围＜±0.5℃，室内相对湿度波动范围＜±5％，温度、湿度的测定应连续进行 48h，每次测定间隔为 15～30min。在整个测定期间，空调净化系统不得中断。

2．噪声的测定

（1）测定仪器：普通噪声计、积分型噪声计。

（2）测定方法：在洁净室无人、无动物、空调净化系统运行的情况下测试洁净室的噪声，测点一般应选在被测环境的中央区，如：房间大于 15m²，可选两个或两个以上的测点，测点距地面 1m 高。

3．照度的测定

（1）仪器：便携式照度计。

（2）测定方法：采用照度计法测定洁净环境的照度，测定前必须将所有照明设备开启，测点应分布在房间的各个部位，选在距地面 0.8～1m 高的位置测定，测量时光敏面与光源呈水平位置，待显示数稳定后再记录。

4．氨浓度的测定

（1）仪器：GCK—2 型个体采样器，分光光度计。

（2）测定方法：纳氏试剂比色法或百里酚蓝检气管比长度法。

5．空气中落下菌的测定

（1）仪器和试剂：直径为 9cm 的玻璃培养皿和血液琼脂培养基等。

（2）测定方法：在不饲养动物的状态下，每 5～10m² 放置一个 9cm 的培养皿，敞开盖，暴露于空气中 30min，然后盖上盖，将培养皿放到 37℃保温箱培养 48h 后计算菌落数。

二、实验动物饲料质量监测

1．饲料的监测

（1）感官性状的检测：我国实验动物全价营养饲料的感官指标（国家标准）应是：混合均匀新鲜，无杂质、无异味、无霉变、无发酵、无虫蛀及鼠咬，并不得掺入抗生素、驱虫剂、防腐剂、色素、促生长剂以及激素等添加剂。依据饲料标准，通过眼、鼻、舌、手等感官直接观察饲料的感官指标是否达标。

通过视觉，观察饲料形态、色泽，有无霉变、虫蛀、鼠咬、硬块、异物、夹杂物等。通过味觉和嗅觉，鉴别饲料有无霉变、发酵、腐臭、氨臭、焦臭，味道、成分等。通过触觉，觉察饲料成分、颗粒、大小、硬度、粘稠性，有无夹杂物及水分量等。

（2）营养成分的检测：依据全价饲料营养国家标准见附录 9～附录 12，应经常检测常规养分和混合均匀度及含水量，定期检测微量元素、维生素和氨基酸以及重金属和污染物质。对每批新购原料也要抽样检测。各种营养成分的检测方法参见国家有关标准。

（3）饲料卫生指标的检测：应按照全价营养饲料国家标准见附录 13，定期对饲料原料和饲料成品进行微生物及有毒有害物质的检测。其检测方法参见国家有关标准。经消毒灭菌后的饲料也应采样进行微生物检测，以检查灭菌效果。不同等级实验动物的饲料，其微生物控制标准应与相应等级的实验动物的微生物检测等级标准一致见附录 6～附录 8。

2．饮水的监测　我国实验动物环境及设施国家标准规定，普通级实验动物应饮用人的城市生活饮用水，清洁级实验动物、无特定病原体级实验动物、无菌级实验动物应饮用无菌水。按照人的城市生活饮用水国家标准，水应清亮，不呈现异色，不含有可见物，无异臭，无异味，pH 值为 5.5～8.5；每升水：细菌总数小于 1 000 个，氰化物小于 0.05mg，砷小于 0.04mg，汞小于 0.001mg，其他矿物质亦应在规定范围之内。水质标准的各种指标测定方法参见国家有关标准。

3. 垫料的监测　我国实验动物环境及设施国家标准规定，垫料应是具有良好的吸湿性，尘埃小，无异味，无毒性，无油脂的材料，必须经灭虫、消毒或灭菌后使用。对垫料的监测包括水分、吸湿性、有毒有害物质和微生物寄生虫的检测。无论灭菌与否，应对每批垫料进行抽样检测。具体检测方法参见有关国家标准。垫料的微生物寄生虫控制要求应与相应等级的实验动物微生物寄生虫检测等级一致。

（汤百争）

主要参考文献

1　钟品仁主编．哺乳类实验动物．北京：人民卫生出版社，1983

2　方喜业主编．医学实验动物学．北京：人民卫生出版社，1995

3　卢耀增主编．实验动物学．北京：北京医科大学中国协和医科大学联合出版社，1995

4　朱清华，祝庆番主审．实验动物学．广州：广东高等教育出版社，1991

5　魏泓主编．医学实验动物学．成都：四川科学技术出版社，1998

6　孙敬芳，朱德生，郝光荣，等编著．实验动物学技术．北京：科学技术文献出版社，1993

7　邹移海，黄韧，连至诚，等主编．中医实验动物学．广州：暨南大学出版社，1999

8　国家医药管理局实验动物管理委员会．医药实验动物简明教程．北京：中国医药科技出版社，1996

9　中国建筑工业出版社编．现行建筑设计规范大全（4）．P2-2-3-10．北京：中国建筑工业出版社，1985

10　[日] 山内忠平著，沈德余译．实验动物的环境．上海：上海科学普及出版社，1989

11　国家科技监督局．中华人民共和国国家标准：实验动物设施与环境（GB/T14925—94），实验动物科学与管理．1995

12　Kai Pelkonen. The Training Course for Chinese Expert on Laboratory Animal Science. Kuopio university, 1996

13　Fujikura T, Hovell GJR, Hanninen O, et al. Guidelines for breeding and care of laboratory animals. WHO and ICLAS, 1994

第四章　实验动物的育种繁殖

实验动物育种（breeding）是人们根据遗传学原理有目的地改变实验动物遗传组成的过程。其目的是专门为科学研究提供标准化的实验动物或动物模型。由于目的不同，它有别于传统的家畜家禽育种，具有特殊的方法和内容。同样，实验动物繁殖（propagation）也具有其特殊性。

第一节　实验动物育种繁殖基本技术

一、遗传性状的判断

动物遗传性状包括质量性状（qualitative character）和数量性状（quantitative character）。所谓质量性状是指明显的不连续差异的性状，如毛色。数量性状是指连续的界限不清楚的性状，如体重。

1. 质量性状的判断

（1）杂交试验判定法：即通过杂交（cross）、互交（intercross）、回交（backcross）等，按孟德尔定律分析判断。假如在 BALB/c 小鼠群体中发现有先天性的白内障小鼠，问控制白内障的基因数量、显隐性如何？例如：用 1 只白内障鼠与 1 只正常鼠测交，产 16 窝共 113 只小鼠均为白内障；再从 113 只白内障小鼠中挑雌雄鼠 1 对进行互交，产 62 窝共 447 只，其中白内障小鼠 332 只，正常小鼠 115 只，接近 3∶1；同时从 113 只白内障小鼠中挑出 1 只与正常鼠进行回交，产 10 窝共 70 只，其中白内障小鼠 34 只，正常小鼠 36 只，接近 1∶1。根据孟德尔基因分离定律分析可知，白内障由一对显性基因所控制。用这种方法判断，要注意产仔数、性状表达时间、致死基因等因素。

（2）繁殖记录法：如繁殖记录全面而准确，无需杂交试验则可判断。例如日本武冈（1959 年）报道，Wistar 大鼠记录中发现隐睾家系，F6 代后正常睾丸和隐睾比为 22∶7，接近 3∶1，则可判断隐睾由一对隐性基因所控制。

2. 数量性状的判断　数量性状受微效多基因控制，基因型十分复杂。判断控制数量性状的基因数量和显隐性关系并不重要，最重要的是判断数量性状的遗传性。这是因为数量性状表现的差异由遗传因素和环境因素共同决定。因此，选择数量性状作为实验动物培育目标，首先必须判断该性状是否遗传和遗传程度有多大。性状的遗传程度用遗传力（heritability）表示。

所谓遗传力，是指遗传因素的影响在整个表型中所占的比例，即遗传方差对表型方差的比值，用百分数表示。对遗传力的估算是个复杂的统计过程，必须依据亲代和子代的表现值，采用生物统计的方法进行估算，具体估算方法请参阅《数量遗传学》教科书。

二、群体的遗传组成

群体（population）由一群可以相互交配繁殖的个体构成。随着群体的不断繁殖及有关因素的影响，群体的遗传组成处于一个动态的变化过程之中。群体的遗传组成用基因频率

(gene frequency)、基因型频率(genotype frequency)或表型频率(phenotype frequency)描述。

1. 基因频率、基因型频率和表型频率 基因频率是某一基因在其位点上全部等位基因中所占的比例，等于这个等位基因的数量除以这个位点上可能出现的所有等位基因的总数。基因型频率是某一基因型在其相对性状的基因型中所占的比例，等于该基因型个体数量除以该群体个体总数。表型频率是群体中出现某性状表现的比例，等于该表型个体数除以群体个体总数。

假定有一个由 N 个个体组成的群体，在某个位点上有 A 和 a 两个等位基因。A 对 a 为完全显性。其中有 N_{AA} 个基因型为 AA 的个体，N_{Aa} 个 Aa 个体，N_{aa} 个 aa 个体。则该群体基因 A 和 a 的频率（p 和 q）分别为：

$$p = \frac{2N_{AA} + N_{Aa}}{2N}, \quad q = \frac{2N_{aa} + N_{Aa}}{2N}, \text{ 且 } p + q = 1$$

基因型 AA、Aa 和 aa 的频率（P、H 和 Q）分别为：

$$P = \frac{N_{AA}}{N}, \quad H = \frac{N_{Aa}}{N}, \quad Q = \frac{N_{aa}}{N}, \text{ 且 } P + H + Q = 1$$

表型显性（AA 和 Aa）和隐性（aa）的频率（P_A 和 Pa）为：

$$P_A = \frac{N_{AA} + N_{Aa}}{N}, \quad P_a = \frac{N_{aa}}{N}, \text{ 且 } P_A + Pa = 1$$

例如有 100 个个体组成的群体，在某一位点上有两个等位基因 A 和 a，其中 A 对 a 为完全显性。根据以上公式计算，该群体基因、基因型和表型的频率见表 4-1。

表 4-1   假设 100 个个体的群体中基因频率、基因型频率和表型频率

	表型			基因型				基因	
	显性	隐性		AA	Aa	aa		A	a
数量	90	10		30	60	10		120	80
频率	0.9	0.1		0.3	0.6	0.1		0.6	0.4

2. Hardy-Weinberg 定律 在一个无限大的随机交配群体中，如果没有突变、选择和迁移等因素的作用，则每代的基因频率和基因型频率保持不变。群体的这一特征分别由数学家 G. H. Hardy 和遗传学家 W. Weinberg 于 1908 年提出，所以称为 Hardy-Weinberg 定律。群体一旦具有世代恒定不变的基因频率和基因型频率，就称为 Hardy-Weinberg 平衡群体。

个体间的随机交配就意味其配子能随机组合成合子。群体就像一个配子库，所有个体都有相同机会把各自的配子提供给这个配子库，而这些配子又随机组合成合子。因此，合子的基因型频率就取决于配子的基因频率。合子基因型频率（即合子形成的概率）就等于配子基因频率之积，见表 4-2。在这里，三种合子基因型频率分别为：AA：$P = p^2$，Aa：$H = 2pq$，aa：$Q = q^2$，正好是 $(p + q)^2$，即：$(p + q)^2 = p^2 + 2pq + q^2$，且等于 1。这就是说，不管群体起初基因、基因型频率如何，只要是群体无限大并且没有突变、选择、迁移等因素的影响，经

表 4-2   基因型频率计算

Aa（♀）$\times Aa$（♂）			雌性配子及频率			
			A	p	a	q
雄性配子	A	p	AA	p^2	Aa	pq
及频率	a	q	Aa	qp	aa	q^2

过若干世代的随机交配就能达到平衡$(p^2 + 2pq + q^2) = 1$。

3. 影响平衡的因素

（1）群体大小和随机遗传漂变：Hardy-Weinberg 平衡定律是以无限大的群体为前提的。但是在实际的生物群体中，群体数是有限的。当群体不大时，由上一代群体中抽样形成下一代个体的配子时，就会发生抽样误差。也就是说，各种配子参与形成合子的机会不均等，使得合子的基因型频率偏离原有水平。在极端情况下会导致两个等位基因中的一个从群体中消失，而另一个被固定。这种由于抽样误差而引起群体基因频率的随机变化，称为随机遗传漂变（random genetic drift），或 Wright 效应。根据统计学分析，这种抽样误差（σ）为：

$$\sigma = \sqrt{\frac{pq}{2N}}$$

可见，抽样误差和群体大小呈反比关系。群体越小，误差越大，更容易引起随机遗传漂变。

（2）近亲交配：在个体数有限的群体中，即使交配是完全随机进行的，近亲交配是不可避免的。群体越小，发生近交的可能性越大。近亲交配将增加纯合体而减少杂合体的数量，从而影响到群体的基因频率，增加遗传漂变。再者，隐性基因一旦变成纯合状态，其隐性性状就会暴露于选择作用之下，从而进一步影响到群体中这些基因及与之连锁基因的频率。群体近交程度可用近交系数来衡量。群体每代近交系数的增加量有如下关系式：

$$\Delta F = 1/2N$$

式子说明，群体越小，近交系数增加量越大。并且由 Falconer 的近交系数计算公式（见本节繁殖方法）可知，随着世代的推移，如果没有迁移和选择等因素的影响，群体的近交系数一直有增加的趋势。

除以上外，还有迁移、突变、选择等因素。

三、定向选择

所谓定向选择（directional selection），就是在育种过程中按照培育目标有计划地选择某种（些）特殊性状的个体作为亲本的过程。具体方法是：先从初始群体中选择一部分其性状表现较强（或较弱）的个体进行交配繁殖，在其后代中再次选择该性状表现较强（或较弱）的个体作为下一代亲本，以后每代都如此选择，直到性状达到极限水平或所需水平为止。通常是对某一性状正反两个方面同时进行选择培育，以便为进一步研究提供相互对照的实验材料。

（一）选择反应

选择的目的是要使被选中的亲本所繁殖的子代其性状表现的平均值，与亲本这一代的性状表现的平均值之间产生差值。这个差值就是选择反应（selection response），也称选择响应或选择遗传效应。选择反应的意义在于选留有利基因，淘汰不利基因，或者说增加有利基因频率，减少不利基因频率。

统计遗传学指出，选择反应（R）的大小取决于选择强度（i）、遗传力（h^2）和群体的变异性（δ）（即群体性状标准差）。其关系式为：

$$R = i\delta h^2$$

选择强度（selection intensity）指从一个群体中可以选作亲本的个体数量。选择强度值可从有关统计遗传学书中查到。群体的变异性可由所观察的样本变量求得，计算公式如下：

$$\delta = \sqrt{\frac{\Sigma(X - \bar{X})^2}{n - 1}}$$

式中 δ 为标准差；Σ 为总和，X、$\bar{X}$ 分别为变数和变数的平均数，n 为观察样本数。

选择差（selection differential）（s）指被选择个体性状的平均值与选择前群体该性状平均值之间的差数，等于选择强度与标准差（standard deviation）的乘积。选择差的意义在于：选择差越大其性状越优。一般选种时总是选择选择差大的个体作为亲本。但是，选择差大则被选中的个体数就少。合适的选择差决定于选择强度与选择系数（selection coefficient）。

选择系数（ρ）指选作亲本的个体数占整个群体个体数的百分比。

选择系数、选择强度、标准差与选择差的关系见表 4-3。

表 4-3　　　　　　　　**选择系数、选择强度、标准差与选择差的关系**

举例	选择系数 ρ	选择强度 i×标准差 δ = 选择差 s
A	50%	$0.798 \times 2 = 1.596$（单位）
B	20%	$1.400 \times 2 = 2.800$（单位）
C	20%	$1.400 \times 1 = 1.400$（单位）

需要特别指出的是，群体的变异性指数量性状而言，则其差异由遗传因素和环境因素共同决定。因此，选种时要使选择反应明显，就必须选择表型主要由遗传因素作用的个体作亲本。这就要求事先计算出该性状的遗传力（h^2）。在这里，遗传力可以理解为用以度量某一性状的表型为遗传因素所影响以及能为选择所改变的程度。现举一例说明选择反应。

有一小鼠群体，平均体重为 20g，并经计算得知体重标准差为 2，体重遗传力为 40%，确定选择强度为 1.4，选择系数为 20%，从中选种培育增重小鼠。问选择差是多少？选择反应有多大？

根据前面公式，求得：选择差（s）为 2.8（g），选择反应（R）为 1.12（g）。该例说明，这样的选种，可望育成平均体重比亲本重 1.12g 的增重小鼠（21.1g）。

（二）选择方法

育种过程中，对遗传性状采用何种选择方法非常重要。通常有三种选择方法，即个体选择（individual selection）、家系选择、家系内选择。

1. 个体选择（又称表型选择）　指以个体为单位，从群体中选择具有最满意（较接近育种目标）的表型个体作亲本。

2. 家系（间）选择（family selaction）（又称基因型选择）　指以亲代与子代、同胞间等有血缘关系的家系为单位，按家系平均表型值高低顺序进行选择。

3. 家系内选择（in-family selection）　指根据个体表型值和家系平均表型值，在不同家系中分别进行选择。

举例见图 4-1。图中表示 5 个家系 25 个个体的表型值。从中选择 10 个个体作亲本。如果采用个体选择，则选留 a、k、b、l、u、c、f、m、v、d 等 10 个个体；如果采用家系选择，则选留 A、C 两个家系的全部个体；如果采用家系内选择，则选留 a、b、f、g、k、l、p、q、u、v 等 10 个个体。

四、繁殖方法

实验动物的繁殖，主要有三种方法，即近亲繁殖（inbreeding）、异系杂交（outbreeding）和随机繁殖（random mating）。

1. 近亲繁殖　即近亲交配（简称近交），是指血缘关系极为相近（6 代以内）的个体之

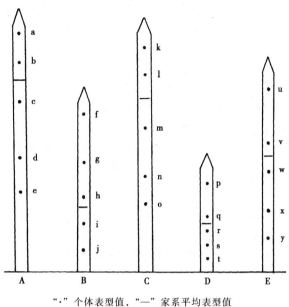

"·"个体表型值，"—"家系平均表型值

图 4-1　五个家系个体表型值分布

间或遗传组成极相似的个体之间进行的交配繁殖。近交的方式常见有全同胞兄妹交配、父女或母子交配、堂兄妹交配、叔侄女交配等。近交的目的是增加群体基因纯合性，近交的程度用近交系数或血缘系数表示。

（1）近交系数与血缘系数：近交系数是指某一群体动物由于近交而造成等位基因纯合的比率，也就是说两个等位基因具有共同来源的概率，用符号"F"表示。F 在 $0\sim1$ 之间变化。$F=0$ 时为完全杂合；$F=1$ 时为完全纯合。因此说，近交系数是杂合状态的基因型的比例比进行近交之前下降多少的一个度量。近交系数的计算涉及到通径系数理论，计算方法比较复杂不易掌握。但 Falconer 经过实践推导出了一个关于全同胞兄妹交配的近交系数计算的近似公式：

$$Fn = 1 - (1 - \Delta F)^n$$

式中 Fn 表示 n 代近交系数，n 为近交代数，ΔF 为 19%（即 0.19）。根据此公式计算，$1\sim20$ 代近交系数值见表 4-4。

表 4-4　　　　　　　　　　　　*Falconer* 近交系数表

近交代数	近交系数（F）	近交代数	近交系数（F）
1	0.250	11	0.908
2	0.375	12	0.926
3	0.500	13	0.940
4	0.594	14	0.951
5	0.672	15	0.961
6	0.734	16	0.968
7	0.785	17	0.974
8	0.826	18	0.979
9	0.859	19	0.983
10	0.886	20	0.986

血缘系数是由 Madecot 提出的近交系数的修正方法。它是指群体中个体之间基因组成的相似程度。它的计算公式为：

$$F_{ab} = \frac{\sum\left[\left(\frac{1}{2}\right)^{n+n'}(1+F_d)\right]}{\sqrt{(1+F_a)(1+F_b)}}$$

式中 F_{ab} 为 a、b 动物间血缘系数，F_d 为 a、b 动物共同祖先 d 的近交系数，F_a 为 a 动物的近交系数，F_b 为 b 动物的近交系数，n 为 a 动物至 a、b 动物共同祖先的代数，n' 为 b 动物至 a、b 动物共同祖先的代数。由这一公式计算的血缘系数在全同胞兄妹近交群中与近交系数是一致的。

（2）近交衰退：近亲交配常常造成保持正常生物适合度的基因组合受到不同程度的破坏，出现了某些不利的性状效应，如体形大小、生长率、寿命、对疾病的抵抗力、生活力、体力、生殖力等的减弱，这就是所谓的"近交衰退"。引起近交衰退的原因主要有：有害隐性基因的暴露、纯合性引起的衰退、多基因之间丧失平衡等。

近亲繁殖用于近交系动物的育种和保种。实际工作中，近交系动物的育种和保种采用的是全同胞兄妹交配或亲子（父女、母子）交配。

2. 异系杂交　即有目的地选择两个不同的近交系品系进行交配。杂交一代动物的育种繁殖就是采用这种繁殖方法。异系杂交的结果是后代个体的基因组成变为杂合，具有杂交优势，所以能增加生产能力，有时由于基因杂合效应可产生某种用于研究的模型性状。

3. 随机繁殖　随机繁殖就是在一动物群体中，每个个体都有同样的机会同另一性别中的任何一个个体进行交配繁殖。这种方法既不管其亲代来源也不管它们的亲缘关系，所以是随机的。其目的是防止近亲繁殖，维持群体的遗传变异性，保持群体的基因频率不变。随机繁殖是经常而广泛使用的方法。例如封闭群动物的保种繁殖就是采用这种繁殖方法。

五、性别鉴定

一般来说，实验动物性成熟后，观察其外生殖器和乳头就可一眼辨别出雌雄。但某些实验动物幼年时，甚至成年时（如：兔）第一、第二性征外观不明显，难以区别其性别。常用实验动物的性别鉴定（sexing）方法如下：

1. 小鼠、大鼠的性别鉴定　成年鼠雄性阴囊明显、雌性乳头明显而易于区分。离乳仔鼠性别鉴定主要以生殖器与肛门之间的距离长短及肛门与生殖器之间有无被毛为标志。识别要点是：①雄鼠的生殖器距肛门较远，雌鼠较近。②雄鼠生殖器与肛门之间长毛。③雄鼠的生殖器突起较雌鼠大。④雌鼠乳头较雄鼠明显。

2. 豚鼠的性别鉴定　豚鼠性别鉴定主要是通过生殖器形态来判断。雌性外生殖器阴蒂突起比较小，用拇指按住阴蒂突起，余指拨开大阴唇的皱褶，可见阴道口（注意发情期间的闭锁现象）；雄性外生殖器有包皮覆盖的阴茎小隆起，用拇指按住其基部包皮，可见龟头向外突出。

3. 兔的性别鉴定　幼兔的性别是根据肛门与尿道开口部之间的距离及尿道开口部的形状来判别。哺乳期仔兔，雄性肛门与尿道开口部之间的距离较远（为雌性的 1.5~2 倍），雌性较近；雌性尿道开口略等于肛门，雄性略大于肛门。1 月龄仔兔，雄性生殖孔呈圆形，翻出可见呈圆柱体的突起；雌性生殖孔呈 Y 形，翻出仅见有裂缝，裂缝及于肛门。3 月龄以上成年兔，雄性阴囊明显而雌性无阴囊；雄性头大短而圆而雌性头小略呈长形。

4．猫的性别鉴定　幼猫的性别是根据生殖器与肛门的距离来判断。距离远者为雄性，距离近者为雌性。

六、性成熟与配种年龄

实验动物生长发育到一定阶段，就达到性成熟（sexual mature）。所谓性成熟，是指生殖器官已发育完全，睾丸有产生精子的能力，卵巢有产生卵子的能力，同时出现第二性征，并有性欲表现。性成熟期动物虽然具备繁殖能力，但身体生长发育尚未完全，故此时不宜配种（breeding），以免影响本身及胎儿发育，只有体成熟时才能配种。配种适龄一般比性成熟稍晚些。常用实验动物的性成熟年龄和实际配种年龄见表4-5。

表 4-5　　　　　　　　　　实验动物性成熟与配种年龄

动物种类	性成熟期	实配年龄	成熟时体重
兔	小型：4 月龄 中型：6 月龄 大型：8 月龄	6 月龄 8 月龄 10 月龄	2.5kg 以上
豚鼠	雄 70 日龄 雌 30～45 日龄	12～14 周龄 （84～98 日龄）	500g 以上
大鼠	2～3 月龄	3.5 月龄	雄 250g 以上 雌 150g 以上
小鼠	35～55 日龄	60 日龄左右	20g 以上
犬	雄 8～10 月龄 雌 6 月龄	1 年之后	8～20kg
猫	7～8 月龄	10～18 月龄	2～3kg
猪	190～300 日龄	8～9 月龄（雄）	25kg 以上

七、动情周期与发情鉴定

哺乳类实验动物雌性个体性成熟后，卵巢、子宫、阴道等出现周期性的变化，动物也表现周期性的动情现象，这种变化周期称动情周期（extrous cycle）或性周期（sex cycle）。动情周期分为四个时期：动情前期、动情期、动情后期和动情间期（休情期）。动情周期中卵巢、子宫、阴道等变化情况见表4-6。多数动物在动情前期至动情期均接受交配，在动情期表现性兴奋强烈，更愿意接受交配。动情期动物外阴部肿胀红润，抚摸其身体则出现脊柱前凸、抬臀等行为现象。有的实验动物（如：小鼠、大鼠、豚鼠、地鼠、兔等）有产后发情，即产后不久出现发情且能接受交配。产后发情期间交配可造成产后妊娠，即边哺乳边怀孕。不同实验动物的动情周期有季节性和非季节性之别，其中又有单次发情和多次发情（即在一个繁殖季节中动情周期多于 1 次）之分，见附录14。

掌握发情鉴定技术有助于实验动物计划配种。下面介绍一些常用实验动物的发情鉴定。

啮齿类动物（沙鼠除外）的发情鉴定常用阴道涂片法。即用数滴生理盐水反复冲洗雌鼠阴道，然后取冲洗液涂片经 Gimsa 染色后在光学显微镜下观察细胞类型，根据表4-6中动情周期各时期阴道涂片的细胞类型进行判断。一般在一天规定的时间内检查 1 次或 2 次。地鼠发情期通常处于夜间，第二天早晨可见发情后期阴道流出或能轻轻挤压出浓厚不透明的粘液，很规律，可以此来鉴定地鼠的发情。

表 4-6　　　　　　　　　　　动情周期的主要变化

动情周期	卵巢	子宫内膜	阴道粘膜	阴道涂片
动情前期	卵泡生长、发育	增生	阴道粘膜上皮增厚	有核上皮细胞
动情期	卵泡成熟、排卵	继续增生	阴道粘膜上皮细胞角化、脱落	鳞片状无核角化细胞
动情后期	黄体生成、分泌、继续增生	腺体分泌	白细胞入侵	大量白细胞
动情间期1	黄体萎缩	静止	静止	白细胞为主及无核角化细胞
动情间期2	黄体萎缩	静止	静止	白细胞及有核上皮细胞

兔的发情一般从形态学或行为学上就可以识别。发情期雌兔阴门及外生殖器可见粘膜潮红色（粉红色时偏早，紫红色时偏迟），有水肿和腺体分泌物等，湿润现象比较明显。当雄兔追逐爬跨时，发情雌兔后躯升高以迎合雄兔，呈愿意接受交配姿势。

犬在发情期，外阴红肿，排出血性分泌物，颜色较淡，呈现不安，喜于过度运动，爬跨其他雌犬，当雄犬爬跨时雌犬主动下塌腰部，尾巴歪向一侧接受交配。此时阴道涂片可见少量红细胞和大量无核角质化上皮细胞。

猫在发情期内四处奔嚎，嚎叫时间长且连续，并出现拱背、举尾等动作。触摸背部，猫则会做出踏足举尾的动作。此时阴门红肿，湿润，甚至流出粘液，阴道涂片镜检可见大量无核角质化上皮细胞。

八、配种方法与交配识别

育种与繁殖目标不同，配种方式与雌雄配比也不同。一般有两种配种方式：长期同居与定期同居；三种配比方式：一雌一雄、多雌一雄和多雌多雄。实际应用可参看后面有关章节。实验动物扩大繁殖时，理想的配种比例可参考表 4-7。

表 4-7　　　　　　　　　　实验动物扩大繁殖时理想配比

动物种类	大鼠、小鼠	地鼠	沙鼠	豚鼠	兔	猫	犬	猴
♂:♀	1:3~1:4	1:4~1:6	1:1	1:8~1:10	1:8~1:10	1:8~1:10	1:20(或以上)	1:10

为了提高受精率和受孕率，应选择最佳时间予以配种交配。选择交配时间应考虑到排卵时间、排出的精子和卵子维持受精能力的时间、精卵到达受精部位的时间等。一般雌性个体应在排卵前几小时至十几小时与雄性交配。但是兔、猫等必须接受交配刺激后排卵，可在交配后一定时间第二次进行交配。附录14列举了一些实验动物的排卵时间可供参考。通常小鼠、大鼠、地鼠在动情前期交配，豚鼠、犬、兔在动情期交配（兔交配后10~12h再复配1次），容易受孕。

判断交配是否成功有利于准确掌握妊娠期（gestation period）。识别交配的常用方法是做阴道涂片。如果阴道中存在精子，则证明交配已成功。检查大鼠、小鼠交配有一个简便而准确的方法，即检查有无阴道栓。大鼠、小鼠交配后2~4h，雌鼠阴道口处有一呈圆锥状的栓状物，明显可见。它是由精囊腺和前列腺分泌的组成雄鼠精液的分泌物凝固而成。阴道栓的残留时间可达10~24h甚至2d以上。检查时，可直接观察或在鼠盒网状底板下放一张白纸承接。

九、妊娠诊断与妊娠期

动物交配成功不一定均怀孕。为避免假孕造成育种、繁殖的损失（特别是时间损失），有必要在动物交配后一定时间内进行妊娠诊断。实验动物妊娠诊断常用的方法有摸胎法、阴道涂片法、外形观察法、直肠检查法等。

摸胎法是通过触摸雌性个体腹部子宫内胎儿的存在来进行妊娠诊断的一种方法。诊断兔妊娠常用这种方法。一般在母兔交配 10d 后开始，操作时让兔头朝向操作者，左手保持兔正常站立姿势，右手张开托住兔腹部，沿腹壁两旁子宫部摸索。若腹部柔软如绵则系没有怀胎；若摸到腹部后侧两旁均匀排列的能滑动的肉球（胎儿），指压之感觉光滑而有弹性，则系已怀胎。兔交配后第 10d 胎儿大如黄豆，第 15d 大如白果，第 20d 大如胡桃。注意动作要轻，以免挤破胚胎造成流产，并注意与粪球区别开来。

阴道涂片法是用显微镜检查阴道冲洗液中的细胞类型。若检查到动情期消失则可初步判断为已怀孕但不能作出肯定判断，因为有可能存在假孕或动情周期异常。此方法主要用于啮齿类。

外形观察法是通过雌性个体交配后外形变化，如体形、体重变化。此方法常用于啮齿类。妊娠期孕鼠比未孕鼠体重增加，腹部膨大明显，但须注意分清生长和腹脂过度沉积。

直肠检查法是将示指甚至整个手臂从肛门插入直肠触摸子宫胎儿，这种方法用于大型实验动物，如猪、较大的非人灵长类动物等。除以上方法外，实验动物的妊娠诊断也可以采用免疫学诊断法、超声波探测法、血中孕酮水平测定法、尿液激素测定法、试情法等。

妊娠期指从受精至分娩的时间。实验动物的妊娠期因品种（系）、年龄、产次、胎仔数、胎仔重、胎仔性别、母体生理状况及环境因素等而有变化。如年轻母体、怀雌性胎仔、胎仔个体较大时，妊娠期较短；产次越多、产后妊娠、低温下密集群养，妊娠期较长。各种实验动物的妊娠期见附录 14。关于妊娠期的计算，小鼠、大鼠、地鼠等实验动物，是从交配后阴道栓形成或阴道涂片查出精子的日期开始，至正常分娩。

第二节　近交系动物的育种繁殖

一、育种方法

近交系动物（inbred strain aimal）育种原理是根据基因分离定律，人为地使动物连续进行近亲交配，逐代提高基因纯合率并固定目标性状，从而获得具有目标性状的纯系群体。

近交系动物育种一般采用全同胞兄妹交配或亲子（父女或母子）交配两种形式。其中又以全同胞兄妹交配为最多采用。现以全同胞兄妹交配方式介绍近交系动物育种及其注意事项。

1. 初始动物的选择　初始动物可以是封闭群动物（closed colony animal），其他近交系的杂种后代或者野生动物。通过测试，按前面介绍的选择方法从中挑选一对或几对具有育种目标要求的性状（或基因）的全同胞兄妹，作为育种的初始动物。

2. 育种代数及其调整　作为亲本的全同胞兄妹（初始动物）记为 0 代，按雌雄 1:1 进行交配。所生后代记为第 1 代，从中又选留满意的一对或几对全同胞兄妹作亲本，按雌雄

1:1进行交配。以此类推,直到第20代以上。

在育种过程中,如遇到同窝缺一性别而无法配对,而该窝动物又确实重要而非留不可,则可与非同窝(胎)的同胞配对,因它们的父母相同,其所生子代的代数可以晋级;如果同胞缺配,在不得已的情况下也可以与亲代回交过渡,其所生子代的代数则不能晋级,以后则恢复同胞兄妹交配形式进行;如果与旁亲交配,则所生子代的代数要退回到它们共同祖先的代数,当然这种情况万不得已不采用。

3.系谱记录 在育种和以后的保种过程中,对每个用于繁殖下一代的个体都要有详细的记录,包括亲缘关系、生物学特性、来源与去向等。通常系谱记录有三部分,即:繁殖卡、系谱记录本和系谱图。

4.单个或多个近交系 一般来说,培育单个近交系可从初始动物中选择一个交配对开始,而培育多个近交系则可选择多个独立的交配对,见图4-2。多个近交系也可以从单个交配对最初几代的近交后代中分离出来。如果是在接近20代兄妹交配时分离出来,则要注意亚系分化。

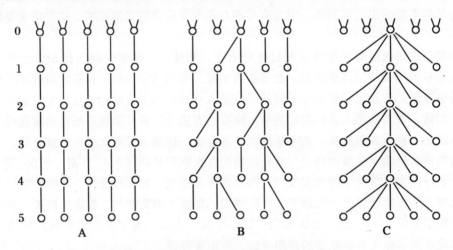

图4-2 单个(C)和多个(A)近交系的培育

5.个体选择 培育出理想的近交系,逐代进行个体选择是必需的。个体选择包括选留繁殖力强,生活力强,特别是目标性状和基因,当然也要随时注意突变性状。为确保选择无误,有必要对动物进行测试。保留较多的繁殖对将能为选择提供更多的机会。

6.防止断种 近交常导致近交衰退(如不能生育)而断种。防止断种可采取以下措施:

(1)保持多支繁殖谱系线,通常为3~4支。

(2)每支谱系线上保留多个繁殖对,通常为7~12对。

(3)在动物没有生育下一代时,不要完全淘汰其有生育能力的亲代,即随时都保持至少两代动物同时存在。

(4)选择生育能力较好的谱系线留种。

二、保种方法

近交系育成后,需长期进行保种。保种的原则是保持动物的同基因性及基因纯合性,保种方法是继续进行全同胞兄妹交配繁殖(最好是一雌一雄交配)。为了确保近交系的遗传组成稳定不变,应该在较小的群体中进行保种(通常小于30个交配对),并且保持详细的系谱记录和繁殖记录，还要经常进行遗传监测（genetic monitoring）。保种的方式有单线系统（one line system）、平行线系统（parallel line system）和修饰平行线系统（modified parallel line system）三种，见图4-3，通常采用修饰平行线系统进行保种。

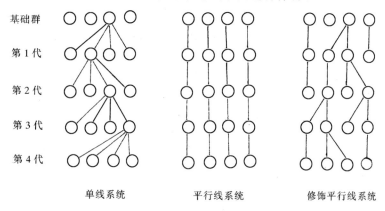

图 4-3　近交系动物保种方式

1. 单线系统　从基础群中选择 3～5 对全同胞兄妹进行交配，再在子代中选择 1 对生育能力最好的同胞兄妹进行交配，以后每代都选留 1 对。这种方法有利于增进群体在遗传上的均一性，但却减少有效的遗传变异，且难以在同时期繁殖出众多子代，特别是容易断种。

2. 平行线系统　从基础群中选择 3～5 对全同胞兄妹进行交配，再在每对兄妹的子代中分别选留 1 对，以后每对兄妹每一后代都选留 1 对。这种方法保持的群体在遗传上的均一性比单线系统差，随着保种代数的不断增加，群体中个体间的性状差异逐渐明显，但有利于防止断种。

3. 修饰平行线系统　从基础群（foundation colony）中选择 3～5 对全同胞兄妹进行交配，再在各兄妹的子代中比较生育能力、模型性状，如果差异不大，则从每对兄妹的子代中选留 1 对作亲本；如果差异较大，从满意的兄妹子代中选留亲本，总数仍为 3～5 对。一般在每过 4～7 代时进行一次修饰。这种方法同时克服了前两种方法的缺点，既可防止断种，又保证不发生亚系分化，为保种的最佳方法。

三、繁殖生产方法

实际上保种维持的近交系动物数量有限，要大量供应实验就必需扩大繁殖生产。繁殖生产近交系动物的方法有多种，下面介绍 Lane-Petter（1961 年）所发表的交通信号灯方法（traffic light system），见图4-4。

这种方法把保种的近交系动物称为基础群，在繁殖生产过程中设有血缘扩大群（pedigreed expansion colony）、生产群（production colony）。如果要求繁殖生产量更大，则在血缘扩大群和生产群之间再设立扩大群（expansion colony）。基础群设白色标记，血缘扩大群设绿色标记，扩大群设黄色标记，生产群设红色标记。基础群仍按保种方法保种；血缘扩大群来自基础群，采用近交繁殖 1～4 代；扩大群来自血缘扩大群或基础群，采用近交繁殖 1～2 代；生产群来自扩大群或血缘扩大群或基础群，可采用随机交配繁殖 1～4 代，繁殖生产出的动物供应实验。

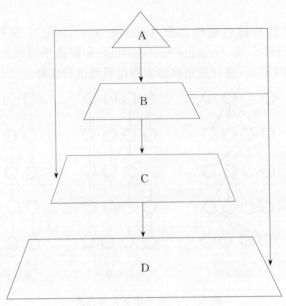

"A"基础群（白色标记），"B"血缘扩大群（绿色标记），"C"扩大群（黄色标记），"D"生产群（红色标记）

图 4-4　近交系动物繁殖生产的交通信号灯方法

第三节　封闭群动物的育种繁殖

一、育种方法及注意事项

培育封闭群动物的目的在于保持群体的遗传变异。其育种原理是根据 Hardy-Weinberg 定律，最大限度地避免近亲繁殖和不与群外动物杂交，使群体基因频率平衡稳定。

1. 初始群体来源　初始群体可以是从野生动物、经济动物、近交系多元杂交的后代，或者现有封闭群中对某些性状进行选择之后的群体。初始群体必须具有较高程度的遗传杂合性。

2. 有效群体大小　从遗传学理论上讲，群体大小应该按有效群体（Ne）大小来计算。有效群体大小是群体中参与繁殖的实际数量。如果群体个体数少，或者群体中雌雄性数目相差悬殊，将导致群体内近交系数（ΔF）上升，从而使群体的遗传杂合性降低。国际实验动物委员会规定，封闭群动物每代近交系数增加量不得超过 1%。根据公式：$\Delta F = 1/2Ne$，每代动物数量不能少于 25 对。

3. 交配方式　为了避免近交，封闭群育种应采取随机交配方式进行繁殖。即通过随机装置从每一代中随机选留亲本，随机配种繁殖。

4. 隔离和选择　要保持群体与外界动物的隔离，同时又要避免群体内个体之间发生隔离，使每个个体与所有异性都有同等的交配繁殖机会。在育种和保种过程中，除了对不健康个体和异常个体进行淘汰外，应避免对任何特征进行选择，包括动物繁殖能力的选择。

5. 培育代数　从理论上讲，在一个有效群体内随机交配繁殖 4 代，群体的基因频率将达到平衡。因此，国际实验动物委员会规定，封闭群的培育至少要随机交配繁殖 4 代。但在实际培育中，因为群体大小有限和多基因的连锁关系、繁殖力的差异、无意识的选择等因素存在，4 代是不够的。

二、保种方法

封闭群动物的保种方法与育种方法相似，都是以避免群体的遗传杂合性的降低和基因频率的改变为原则。保种的繁殖方法有随机交配（random mating）、最大限度避免近交（maximun-avoidance of inbreeding）、循环交配（circular mating）、循环配对交配（circular pair mating）和循环亚群交配（circular subpopulation mating），可选择采用其中一种。下面介绍前三种繁殖方法。

1. 随机交配　将每代动物按随机表编号，随机配对进行交配繁殖（不管有无兄妹个体交配）。当群体中每代交配的雄种动物数目多于100只时，一般采用这种方法，也可采用循环交配方法。

2. 最大限度避免近交　在每只雄种动物和每只雌种动物所生的子代中，分别选留1只雄性动物和1只雌性动物，作为繁殖下一代的种动物，按表4-8和图4-5方式进行交配。当群体中每代交配的雄种动物数目为10～25只时，一般采用这种方法，也可采用循环交配方法。

3. 循环交配　将群体分成若干组，每组包含多个繁殖单位（一雄一雌单位，一雄二雌单位，一雄多雌单位等），再在各组中随机选留一定数量的种动物，然后按表4-9和图4-6方式进行交配。当群体中每代交配的雄种动物数目为26～100只时，一般采用这种方法，也可采用最大限度避免近交方法。

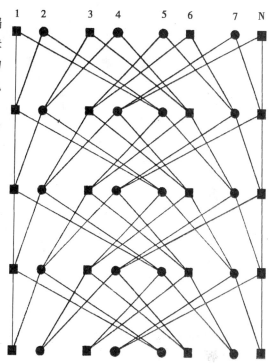

"■"为雄性，"●"为雌性

图4-5　最大限度避免近交

表4-8　　　　　　　　　　　最大限度避免近交

新交配对编号	提供雄性的老交配对编号	提供雌性的老交配对编号
1	1	2
2	3	4
3	5	6
$N/2$	$N-1$	N
$N/2+1$	2	1
$N/2+2$	4	3
$N/2+3$	6	5
N	N	$N-1$

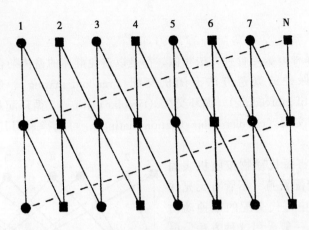

"■"为雄性，"●"为雌性

图 4-6 循环交配

表 4-9   循环交配

奇数雌性新个体编号	提供新个体的双亲编号	偶数雄性新个体编号	提供新个体的双亲编号
1	$1 \times N$	2	1×2
3	3×2	4	3×4
5	5×4	6	5×6
⋮	⋮	⋮	⋮
$N-1$	$(N-1) \times (N-2)$	N	$(N-1) \times N$

特别指出的是，封闭群留种雌雄数目不等或各家系数目不等，无论采用何种交配方法，都会影响群体的近交系数，导致有效群体大小变化。

三、繁殖生产方法

大批量地繁殖生产封闭群动物时，可设基础群和繁殖群。基础群来自保种群，繁殖群来自基础群。基础群按保种方法进行交配繁殖。繁殖群采用随机交配繁殖，所生子代供应实验，决不可返回到基础群。以大鼠、小鼠为例，繁殖群的繁殖方法有两种，即长期同居法和定期同居法。

1. 长期同居法（又称频密繁殖法） 将 1 只雄鼠与 1~3 只雌鼠终生同居。由于产后发情，雌鼠在分娩后几小时内又可交配受孕。用这种方法，一般每只雌鼠每月可生 1 胎。

2. 定期同居法（又称非频密繁殖法） 将 1 只雄鼠与 6 只雌鼠组成一个繁殖单元，依周次向雄鼠笼内放入 1 只雌鼠，第一周笼内 1 雄 1 雌，第二周笼内 1 雄 2 雌，从第三周开始每周提出 1 只受孕雌鼠，即又放入 1 只雌鼠，以此类推，提出的受孕雌鼠置单独笼内分娩、哺乳、离乳。此法可使 1 只雄鼠与 2~3 只雌鼠同居 14~17d，每只雌鼠生产周期为 42d。

第四节　杂种一代和重组近交系的育种繁殖

一、杂种一代的育种繁殖

杂种一代（F1 hybrid）的培育就是由两个不同品系的近交系杂交，所生育的第一代就是杂种一代。用于杂交生产杂种一代的两个近交系称为亲本品系，提供雌性亲本的为母系，提供雄性亲本的为父系。由于 Y 染色体和母性遗传存在，两个亲本分别作母系或父系，可育成两种杂种一代。例如：

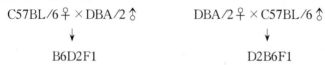

C57BL/6♀×DBA/2♂ 　　　　DBA/2♀×C57BL/6♂
↓ 　　　　　　　　　　↓
B6D2F1 　　　　　　　　D2B6F1

杂种一代的遗传组成均等地来自两个亲本品系，具有极高的杂合性，无论采用何种繁殖方法，杂种一代产生的杂种二代都会出现基因分离和重组，因而无法保种，只能保持两个亲本。

二、重组近交系的育种繁殖

重组近交系（recombinant inbred strain）的育种是首先将两个不同品系的近交系杂交生育杂种一代，然后由杂种一代互交生育杂种二代，再从杂种二代中随机选择个体配对，连续进行 20 代以上的全同胞兄妹交配。通常从多对杂种二代中培育出一系列的重组近交系，见图 4-7。重组近交系的保种是让各个品系继续近交繁殖。

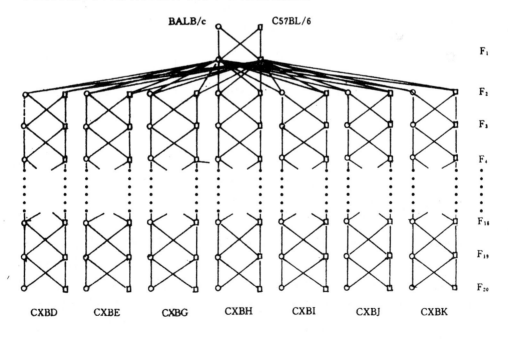

图 4-7　重组近交系的培育模式

第五节　携带特定基因品系的育种繁殖

携带特定基因的品系包括突变原种、同源突变近交系、同源导入近交系和分离近交系。可采用纯交（incross）（相同纯合子之间的交配）、杂交（不同纯合子之间的交配）、回交（杂合子与纯合子之间的交配）、互交（杂合子之间的交配）等交配类型对特定基因进行培育和保持。

一、突变基因的培育和保持

其方法取决于突变基因的显隐性及其对动物生育和生存的影响情况。

1. 显性基因的培育和保持　如果纯合时对动物生存和生育无影响，则可采用纯合子交配繁殖（下述几种交配方式也可使用）；如果纯合时对某一性别的生存和生育有影响，而杂合时无影响，则可采用纯合子与杂合子交配，杂合子与杂合子交配，或者纯合子与正常个体（指隐性纯合体）交配，以及杂合子与正常个体交配繁殖；如果纯合时对两性都有影响，而杂合时无影响，则可采用杂合子交配，或杂合子与正常个体交配繁殖；如果纯合时对两性都有影响而杂合时对某一性别有影响，则用杂合子与正常纯合子交配繁殖。

2. 隐性基因的培育和保持　如果纯合时对两性的生育和生存无影响，则采用纯合子交配繁殖；如果纯合时对某一性别有影响，则采用杂合子与纯合子交配繁殖；如果纯合时对两性都有影响，则采用杂合子与杂合子交配繁殖。现举一例，介绍裸鼠的育种繁殖方法。

裸鼠是裸基因隐性突变纯合体（nu/nu），因其雌性繁殖性能低，一般采用杂合子交配或隐性纯合子雄鼠与杂合子雌鼠交配进行繁殖，其后代杂合子用于保种，隐性纯合子供应实验。育种时，一般将 nu 基因导入 C57BL/10 小鼠中。

大批量供应裸鼠，可设立核心群、扩大群和生产群。具体方法见图 4-8。

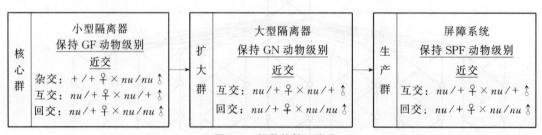

图 4-8　裸鼠的繁殖生产

二、同源导入近交系的育种繁殖

同源导入近交系（congenic inbred strain）的培育是采用基因导入方法将某一品系（种）的一个特定基因导入到近交系中。所导入的特定基因称为目的基因，提供目的基因的品系（种）称为供系，接受目的基因的品系称为配系。供系不一定是近交系，但配系必须是近交系。基因导入的方法有两种：回交系统（backcross system）和杂交-互交系统（cross-intercross system）。具体采用哪一种方法取决于目的基因的显隐性及其对生育的影响与否。一个同源导入近交系的育成需要与近交系回交或与回交等价的交配 10 代以上。

1. 回交系统　当目的基因为常染色体显性或共显性基因时，可将携带杂合目的基因的供系反复与配系回交，见图 4-9，直到第 10 代之后，就可用目的基因纯合子或杂合子的兄妹交配进行保种。

2. 杂交-互交系统　当目的基因是常染色体隐性基因时，可将携带纯合目的基因的供系与配系杂交，杂交产生的子代进行互交，再从互交产生的子代中选择目的基因纯合子再次与配系杂交，见图4-10，如此反复，直到第10代以后，就可以用目的基因纯合子或杂合子兄妹交配进行保种。因发现小鼠组织相容性抗原而获得诺贝尔奖的已故斯耐尔博士曾用这种方法培育出抗某肿瘤的同源导入近交系。他用易感受与好发某肿瘤的近交系小鼠作配系，用对该肿瘤不易感受的另一近交系小鼠作供系，成功地导入了对该肿瘤无易感性的基因（不同的组织相容性基因）。

有些研究者将回交系统和杂交-互交系统结合起来，即杂交-回交-互交系统，使得基因导入的效率更高，培育的代数减少，但操作复杂，且动物数要求多。

三、分离近交系的育种繁殖

在分离近交系（segregating inbred strain）的培育过程中，常用于迫使某一位点上基因处于杂合状态的方法有两种：回交系统和互交系统（intercross system）见图4-11。回交系统可用于隐性、共显性和显性基因的培育，互交系统多用于显性和共显性基因的培育。分离近交系育成，需要在保持某位点上的基因为杂合状态的同时，兄妹交配20代以上。

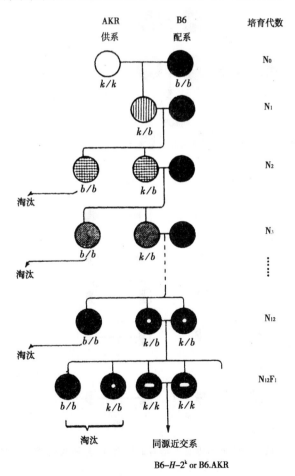

图 4-9　用回交系统培育同源导入近交系

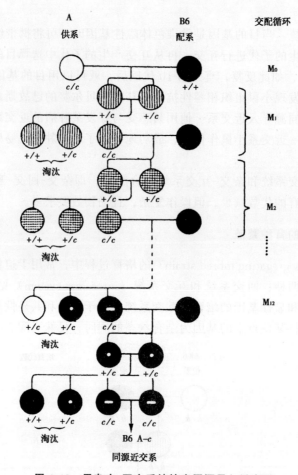

图 4-10   用杂交-互交系统培育同源导入近交系

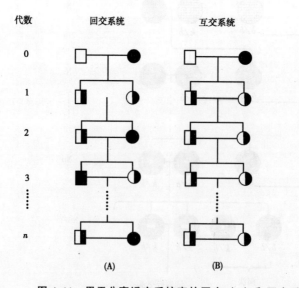

图 4-11   用于分离近交系培育的回交（A）和互交系统（B）

（李玉章   吴端生）

主要参考文献

1 钟品仁主编. 哺乳类实验动物. 第 1 版. 北京：人民卫生出版社，1983
2 卢耀增主编. 实验动物学. 第 1 版. 北京：北京医科大学中国协和医科大学联合出版社，1995
3 孙敬方，朱德生，郝光荣，等编著. 实验动物学技术. 第 1 版. 北京：科学技术文献出版社，1993
4 方喜业主编. 医学实验动物学. 第 1 版. 北京：人民卫生出版社，1995
5 施新猷编著. 医用实验动物学. 第 1 版. 西安：陕西科学技术出版社，1989
6 国家技术监督局. 中华人民共和国国家标准（GB14923—94）：实验动物，哺乳类动物的遗传质量控制.
中国标准出版社，1994

第五章　常用实验动物的生物学特性及其应用

用于生物医学研究的实验动物种类很多。目前常用的种类有：两栖纲的青蛙、蟾蜍；爬行纲的蛇；鸟纲的鸡、鸭、鸽；哺乳纲啮齿目的小鼠、大鼠、豚鼠、地鼠、长爪沙鼠、棉鼠等；兔形目的家兔；食肉目的猫、犬、雪貂；有蹄目的羊、猪和灵长目的恒河猴、猩猩、狒狒、绒猴、食蟹猴等 30 余种。最常用和用量最大的是小鼠、大鼠、豚鼠、兔等。本章简要介绍几种常用实验动物的生物学特性和主要品种、品系及其在生物医学研究中的应用。

第一节　小　鼠

小鼠（Mouse，*Mus musculus albus*）是野生鼷鼠的变种，在动物分类学上属于哺乳纲（Mammalia）、啮齿目（Rodentia）、鼠科（Muridae）、小鼠属（*Mus*）。

一、生物学特性

（一）外貌特征和习性

1. 体型小　体与尾等长（9.0～12.5cm），尾长不大于 15.5cm，初生时 1.5g 左右，哺乳1个月后可达12～15g，哺乳、饲养 1.5～2 个月即可达 20g 以上，成年个体重达 40～50g。

2. 形似梭　面部尖突，有长的触须 19 根，耳耸立呈半圆形，眼睛红大，尾巴长，尾被鳞片少于 200 片。

3. 乳头 5 对　其中胸部 3 对，腹部 1 对，腹股沟 1 对。

4. 毛色品型多　有白色、野生色、黑色、肉桂色、褐色、白斑色等之分。

5. 阴暗群居，昼伏夜动。

6. 性情温顺，胆小怕惊。

7. 喜欢啃咬，雄性好斗。

8. 杂食性，但以粮食作物为主，自身能合成维生素 C。

（二）解剖学特点

1. 齿式为 $\dfrac{1\cdot 0\cdot 0\cdot 3}{1\cdot 0\cdot 0\cdot 3}=16$，门齿终身生长。

2. 下颌骨形态稳定，喙状突小，髁状突发达。

3. 脊椎 55～61 个，肋骨 12～14 对，胸骨 6 块。

4. 食管细长（约2cm），胃容量小（1.0～1.5mL）。胃分左边薄壁无腺区和右边厚壁有腺区。

5. 肠道较短，盲肠不发达。

6. 肝脏 4 叶，有胆囊。胰脏分散，色淡红似脂肪。

7. 淋巴系统特别发达。胸腺位于心脏后方，至性成熟时最大。脾脏雄性比雌性大，有造血功能。无咽扁桃体。骨髓为红骨髓，无黄骨髓，终生造血。

8. "Y"型双子宫，卵巢为系膜包绕，不与腹腔相通，故无宫外孕；双睾丸，幼年时隐藏于腹腔内，性成熟后则下降到阴囊。前列腺分背腹 2 叶。

（三）生理学特性

1. 生长快，成熟早，繁殖力强。出生时赤裸，闭眼，闭耳，可发声，3 日龄脱脐，皮转白并开始长毛，4～6 日龄张耳，7～8 日龄爬走，长出下门齿。9～11 日龄有听觉，被毛长齐，12～14 日龄睁眼，长出上门齿，采食、饮水，3 周龄离乳，4 周龄阴腔开，5 周龄睾丸降落至阴囊，生成精子。性成熟早，♂35～50d，♀45～60d，性周期 4～5d，妊娠期 19～21d，年产 6～9 胎，每胎 6～15 仔，哺乳期 20～22d，生育期 9～12 个月，寿命约 2 年（20个月～3 年）。

2. 全年多发情，性周期明显。交配后 10～12h，雌性阴道口有白色阴道栓，性周期（动情周期）分动情前期、动情期、动情后期、动情间期（休情期），各期阴道粘膜变化典型，见表 5-1。具产后发情、产后妊娠。产后发情交配可致产后妊娠（边哺乳边怀孕），机械刺激宫颈可产生假性妊娠。

表 5-1   小鼠动情周期生殖器官变化

动情阶段	阴道分泌物涂片	子宫	卵巢和输卵管	外阴部变化
动情前期	大量有核上皮细胞，少量角化上皮细胞	充血和膨胀增大，上皮细胞有丝分裂旺盛，少量白细胞	卵泡增大并膨胀，有相当多的液体，在生发上皮和卵泡细胞内有少数的有丝分裂	阴门开口，初期阴门肿胀，不久变白、枯燥
动情期	视野布满角化上皮细胞，少量有核上皮细胞	在发情期膨胀与活动性达到最大限度，然后下降，无白细胞	排卵，随后输卵管上端膨胀，在生长上皮和卵泡细胞内有丝分裂旺盛	阴门呈白色、枯燥，交配旺期
动情后期	角化上皮细胞及白细胞	膨胀下降，上皮内有白细胞，壁萎缩，上皮退化，罕见有丝分裂	卵泡发生闭锁，生成黄体，卵在输卵管内。在生发上皮及卵泡细胞内少数有丝分裂	个别鼠排出乳白色分泌物
动情间期	大量白细胞及少量粘液	外观苍白，壁萎缩。上皮正常，但含有许多白细胞。子宫腺体有一些分泌物	卵泡开始迅速生长，黄体退化	阴门变小，阴道壁变薄

3. 体温和水调节能力差，对环境变化敏感。没有汗腺仅耳尾散热。饮水量 4～7mL/d，水分代谢的半衰期为 1.1d。

4. 正常生理、生化参考值，见附录 22～附录 26。

（四）遗传学特性

染色体 2n＝40（20 对）。组织相容性抗原（H-2）基因位于第 17 号染色体上。毛色基因为 C/c、A/a、B/b、D/d 等，基因型为 c/c 时毛色为白色。

二、常用品种、品系

（一）近交系

1. 中国 1 号（C-1）   中国育成。白化，繁殖力中等，2 月龄体重 17g，肿瘤自发率低。

2. 津白 1 号（TA1）   中国育成。白化（aabbcc），繁殖力中等，2 月龄体重 20～25g，肿瘤自发率低。

3. 津白 2 号（TA2）　中国育成。白化（aabbcc），繁殖力中等，乳腺癌自发率高。

4. 615　中国育成。深褐色（aabbCC），肿瘤（♀乳腺癌、♂肺癌）自发率 10% ～ 20%，对津 638 白血病病毒敏感。

5. AMMS/1 号　中国育成。白化（aabbcc），对炭疽弱毒株比较敏感，对骨髓多向性造血干细胞测定比较规律。

6. A　白化（aabbcc），乳腺癌自发率 30% ～ 50%，对麻疹病毒高度敏感。

7. AKR　白化（aaBBcc），淋巴性白血病自发率♂为 76% ～ 90%，♀为 68% ～ 90%。

8. BALB/c　白化（AAbbcc），乳腺肿瘤自发率低（病毒诱发可增高），肺癌自发率♀为 26%，♂为 29%，常有动脉硬化，对放射线照射极为敏感。

9. C3H　野生色（AABBCC），乳腺癌自发率为 97%，肝癌自发率为 85%，对炭疽杆菌有抵抗力。

10. C57BL/6J　黑色（aaBBcc），低发乳腺癌，对放射性物质耐受性强，眼畸形、口唇裂发生率达 20%，淋巴细胞性白血病自发率为 6%。

11. DBA/2　浅灰色（aabbCCdd），乳腺癌自发率 66%，35 日龄鼠听源性癫痫发作率为 100%。

（二）突变系

1. *dy*（肌萎缩症小鼠）　2 周龄后后肢拖地，肌萎缩，♀不育。

2. *ob*（肥胖小鼠）　6 周龄出现肥胖症（体重可达 60g），无糖尿病，无生育力。

3. *Ca*（白内障小鼠）　10～14 日龄晶状体混浊（显性遗传）。

4. *db*（糖尿病小鼠）　3～4 周龄血糖高达 682mg/100mL，♀无生育力。

5. 裸小鼠　全身无毛，发育迟缓，抵抗力低下，母性差，胸腺基本缺如，T 细胞缺失，具有较高的 NK 细胞活力。

（三）封闭群

1. KM（昆明）　白色，繁殖力强，抗病力强，乳腺癌自发率约 25%。

2. NIH　白色，繁殖力强，成活率高，♂好斗。

3. ICR　白色，又称 Swiss Hanschka，为美国 Hanschka 研究所饲养的瑞士种小鼠。

4. LACA　白色，我国 1973 年由英国实验动物中心引进。

（四）杂种一代

杂种一代见表 5-2。

表 5-2　　　　　　　　　　　国际上常用的杂种一代

杂种一代名称	交配亲代名称	杂种一代名称	交配亲代名称
AKD2F1	AKR×DBA/2	CBA-T6D2F1	CBA-T6×DBA/2
BA2GF1	C 57BL×A2G	CB6F1	BALB/c×C 57BL/6
BCF1	C 57BL×BALB/c	CCBA-T6F1	BALB/c×CBA-T6
BCBF1	C 57BL×CBA	CC3F1	BALB/c×C3H
BC3F1	C 57BL×C3H	CD2F1	BALB/c×DBA/2
B6AF1	C 57BL/6×A	CLF1	BALB/c×C 57L
B6D1F1	C 57BL/6×DBA/1	C3BF1	C3H×C 57BL
CAF1	BALB/c×A	C3D2F1	C3H×DBA/2
CAKF1	BALB/c×AKR	C3LF1	C3H×C 57L
CBAF1	CBA×A	129B6F1-*dy*	129×C 57BL/6-*dy*

三、在生物医学研究中的应用

1. 各种药物的毒性试验 如急性毒性试验、亚急性和慢性试验。测定药物（或化学制剂）的半数致死量（LD_{50}）或药物致癌性试验等常选用小鼠。

2. 生物效应测定和药物的效价比较实验 如广泛用于血清、疫苗等生物制品的鉴定，照射剂量与生物效应实验，各种药物效价测定等实验。

3. 肿瘤学研究 小鼠广泛应用于癌、肉瘤、白血病以及其他恶性肿瘤的研究。小鼠肿瘤发生与人体肿瘤相近，为研究各种类型肿瘤的发生和生物学特性及其防治，提供了很好的动物模型。如：AKR 小鼠白血病发生率可达 90％，C3H 小鼠自发乳腺癌发病率高达 90％；另外，小鼠对致癌物敏感，可诱发各种供研究用的肿瘤模型。如用二乙基亚硝胺诱发小鼠肺癌，甲基胆蒽诱发小鼠胃癌和宫颈癌等；胸腺缺如、T 淋巴细胞功能缺陷的裸小鼠可接受人类各种肿瘤细胞的植入，成为活的癌细胞"试管"。

4. 微生物、寄生虫病学的研究 小鼠对多种病原体具有易感性，适合于研究血吸虫感染、流行性感冒、脑炎、狂犬病等。

5. 遗传学和遗传性疾病的研究 小鼠的毛色变化多种多样，常作为小鼠遗传学分析中的遗传标记和品系鉴定的依据之一；重组近交系小鼠将双亲品系的基因自由组合和重组产生一系列的子系，是遗传学分析的重要根据，主要用作基因定位及其连锁关系的研究；同源近交系小鼠常用来研究多态性基因位点的多效性，基因的效应和功能；具有遗传性疾病的突变系小鼠为研究人类遗传性疾病的病因、发病机制和治疗措施，提供了自然的动物模型。如家族性肥胖、遗传性贫血、Chediak-Higashi 综合征、全身性红斑狼疮、侏儒症、尿崩症等都有相应的突变系小鼠可供研究使用。

6. 内分泌疾病的研究 小鼠内分泌腺结构的缺陷常引起类似人类的内分泌疾病。如肾上腺皮质肥大造成肾上腺皮质功能亢进，发生类似人类的库欣综合征；肾上腺淀粉样变性造成肾上腺素分泌不足可引起 Addison 病症状；甲状旁腺激素失活引起的钙磷代谢紊乱和次生骨吸收障碍等。

7. 避孕药和营养学研究 小鼠繁殖能力强、妊娠期短、生长速度快，适合作避孕药和营养学实验研究。如常选用小鼠作抗生育、抗着床、抗早孕和抗排卵实验。

8. 镇咳药研究 小鼠在氢氧化铵雾剂刺激下有咳嗽反应，因此，是研究镇咳药物所必需的动物。

9. 老年学研究 由于小鼠寿命短、个体差异小和花费低廉，常用于老年学研究。如：胶原蛋白老化常可作为机体老化的指标，随着鼠龄增长，胶原结构中双体和多聚体比例增加，皮肤中 α 螺旋结构减少，而 β 结构未增加，是研究胶原老化的动物模型；垂体功能低下，生长激素缺乏的侏儒小鼠，其寿命只有 4～5 个月，且表现为灰发，皮肤萎缩，双眼白内障，^{3}H-胸腺嘧啶吸收率低，常用作研究生长激素与老化的关系。

10. 免疫学研究 可利用各种免疫缺陷小鼠来研究免疫机制等。

第二节 大 鼠

大鼠（Rat, *Rattus norvegicus*）在动物分类学上属于哺乳纲（Mammalia）、啮齿目（Rodentia）、鼠科（Muridae）、大鼠属（*Rattus*），为野生褐家鼠（*R. norvegicus*）的变种。

一、生物学特性

（一）外貌特征和习性

1. 体型小但比小鼠大。体长不小于 18～20cm。初生时 5.5～10g，成年个体重达 300～600g。

2. 形似小鼠。尾被鳞片数多于 200 片（约 300 片）。

3. 乳头 6 对，胸腹部各 3 对。

4. 毛色品型多，有白色、野生色、淡黑色、银色、沙色、黄色、白色等之分。

5. 性情温顺（但比小鼠凶猛），行动迟缓。

6. 群居（不如小鼠合群），喜阴暗，昼伏夜动。

7. 喜欢啃咬，雄性不如小鼠好斗。

8. 杂食性，更喜肉食（特别是熟肉），对维生素、氨基酸缺乏敏感（但体内能合成维生素 C）。

9. 新环境适应能力较强，但湿度低于 40% 易得坏尾病，强烈噪声引起食仔或抽搐。对环境因素刺激敏感，对炎症反应灵敏。

10. 行为表现多样，情绪反应敏感，易接受通过正负强化进行的多种感觉指令的训练。

（二）解剖学特点

1. 齿式为 $\frac{1\cdot0\cdot0\cdot3}{1\cdot0\cdot0\cdot3}=16$，门齿终身生长。长骨长期有骨骺线存在，不骨化。

2. 胃由嵴隔开为前胃和胃体，嵴接近食管，因收缩时堵住贲门，故不会呕吐（小鼠也不会呕吐）。盲肠发达（6～8cm）。肝分 6 叶，再生能力强。无胆囊（马、驴、象、鹿、鸽也无胆囊）。胰腺弥散在胃和十二指肠转弯处，色暗，较脂肪组织硬。

3. 左肺 1 叶右肺 4 叶。支气管肌肉系统无肾上腺素能神经分布，仅由迷走神经支配。肺内组织胺浓度较豚鼠低。气管和支气管腺不发达，只在喉部有气管腺，支气管以下无气管腺。

4. 心脏重为体重的 $\frac{1}{30}$～$\frac{1}{20}$。心脏血液供给既来自冠状动脉也来自颈内动脉和锁骨下动脉。

5. 无扁桃体。胸腺位于气管前部。

6. 垂体位于视交叉之后，并由一个细的空心茎（即漏斗）与脑的基部相连，易于摘除。肾上腺位于肾的前方，大如米粒，易于摘除（小鼠也如此）。垂体-肾上腺分泌功能发达，应激反应灵敏。甲状腺位于喉头下方，左右各一。

7. 右肾上位，左肾下位，位于第 1～第 3 腰椎间。肾只有 1 个乳头和 1 个肾盏，肾皮质中存在表面肾单位。

8. 雌性 "Y" 型双子宫。雄性副性腺发达，腹股沟管终生开放。

9. 大脑嗅球大，小脑无回，脑室无马让迪孔。脑血液来自颈内动脉和椎动脉。眼角膜无血管。眼突出。眼窝后部有 Harderian 腺。

（三）生理学特性

1. 生长发育快，成熟早，繁殖力强。出生体重 5.5～10g，1 月龄达约 100g，3 月龄可达 300g 以上。出生时赤裸，眼、耳关闭，2 日龄体粉红，3 日龄两耳张开，7～10 日龄全身长满毛，切齿（门牙）长出，12～16 日龄睁眼吃料，19 日龄长出白齿（第 1 对），21 日龄断奶，35 日龄白齿长齐，30～40 日龄睾丸降至阴囊，34～100 日龄阴道开口，35 日龄开始发情。性成熟 6～8 周龄，性周期 4～5d，妊娠期 19～23d（平均 21d），哺乳期 25～28d，年产 5～8 胎，每胎 6～12 仔，生育期约 1.5 年，寿命 2.5～3 年。

2. 全年多发情，性周期明显，具产后发情、产后妊娠（同小鼠）。

3. 汗腺不发达，仅爪垫上有汗腺，靠尾和流唾液散热，故体温调节不稳定。

4. 心电图中无 S-T 波段，有的导联中无 T 波。

5. 正常生理生化参考值见附录 22～附录 26。

（四）遗传学特性

染色体 2n＝42（21 对）。毛色基因有 A/a、C/c、D/d、E/e、S/s 等。基因型为 c/c 时毛色为白色。

二、常用品种、品系

（一）近交系

1. ACI　黑色（腹部和脚白色），♂28%、♀20% 为单侧肾缺，睾丸肿瘤自发率 46%，低血压。

2. BN　棕色，自发性高血压为 30%，♂上皮肿瘤自发率 28%、膀胱癌自发率 35%，♀垂体腺瘤、输尿管肿瘤和肾上腺皮质瘤自发率分别为 26%、22% 和 19%。

3. F344　白色，♀乳腺肿瘤自发率为 41%，♂睾丸间质细胞瘤自发率为 85%。

4. SHR　白化，高自发性严重高血压（＞26.6kPa），心血管疾病发生率高。

5. WKY　白化，为 SHR 的正常血压对照鼠，♂动脉收缩压 18.6～19.9kPa，♀ 为 17.3kPa。

（二）突变系

1. 癫痫大鼠　用铃声刺激，可旋转数秒钟，然后向一侧倒地，癫痫发作。

2. 裸大鼠（run）　体毛稀少，发育相对迟缓，雄性繁殖能力低，易患呼吸道感染，胸腺缺如，缺少 T 细胞，B 细胞功能正常，NK 细胞活力增强。

还有其他突变基因，如：Ca 为白内障，Cb 为丰满，Cr 为后肢瘫痪，di 为糖尿病，fa 为肥胖，hd 为缺趾等。

（三）封闭群

1. Wistar　白色，头部较宽，耳朵较长，尾长短于身长，产仔数多，繁殖力强，生长发育快，性情温顺，抗病力强。

2. Sprague dawley（SD）　白色，头部狭长，尾长近于身长，产仔数多，生长发育较 Wistar 快，抗病（尤其抗呼吸道疾病）能力强。

三、在生物医学研究中的应用

1. 药物学研究　大鼠给药容易，采样量合适方便，行为多样化，常用于药物毒理、药效评价、新药筛选等研究。大鼠血压和血管阻力对药物反应敏感，最适合于筛选新药和研究心血管药理。如：常选择大鼠用直接血压描记法进行降血压药的研究，灌流大鼠肢体血管或离体心脏进行心血管药理学研究。

2. 营养、代谢性疾病研究　大鼠常用作维生素 A、维生素 B、维生素 C、蛋白质、氨基酸或钙、磷等营养代谢研究；还可进行动脉粥样硬化、淀粉样变性、乙醇中毒、十二指肠溃疡、营养不良等研究。

3. 神经、内分泌实验研究　大鼠的内分泌腺容易手术摘除，常用于研究各种腺体对全身生理生化功能的调节；激素腺体和靶器官的相互作用；激素对生殖生理功能的影响，如发情、排卵、胚胎着床等的调控作用。因此，内分泌功能失调造成的疾病，可找到相应的自发或诱发性大鼠模型，如：糖尿病、甲状腺功能低下、甲状旁腺功能低下、尿崩症等。大鼠还用于应激性胃溃疡、卒中、克汀病等与内分泌有关的研究。

4. 心血管疾病研究　已培育出几种高血压品系大鼠。如：心肌肥大的自发性高血压大鼠、新西兰自发性高血压大鼠、遗传性尿崩症高血压大鼠、对盐敏感和抗性的高血压同类系。肥胖品系大鼠用来研究高脂血症。另外还有自发性动脉硬化品系大鼠以及肠系膜动脉多发性结节性动脉炎和心肌炎的动物模型。通过诱发可使大鼠出现肺动脉高压症、心肌劳损、动脉粥样硬化、局部缺血性心脏病等模型，用于进行发病机制和治疗的研究。

5. 传染病研究　大鼠是研究支气管肺炎、副伤寒的重要实验动物。选用幼年大鼠进行流感病毒传代、厌氧菌试验、假结核、麻风、霉形体病、巴氏杆菌病、念珠状链杆菌病、黄曲病、烟曲菌等传染病研究。也可作为旋毛虫、血吸虫、钩虫、锥虫等寄生虫疾病的研究。

6. 行为学研究　大鼠行为表现多样，情绪反应敏感，适应新环境快，探索性强，可人为唤起或控制其感觉（动觉、视觉、触觉、嗅觉），具有行为情绪的变化特征。广泛应用于行为学及行为异常、高级神经活动等研究。

7. 肿瘤学研究　大鼠自发性肿瘤动物模型有肾上腺髓质肿瘤、乳腺癌和粒细胞型白血病等。诱发性肿瘤动物模型有二乙基亚硝胺或二甲基氨基偶氮苯诱发的肝癌，甲基苄基亚硝胺诱发的食管癌，3-甲基胆蒽诱发的肺鳞状上皮癌及间皮瘤等。

8. 老年学和老年病学研究　大鼠常用于研究衰老过程中与 DNA 合成、复制、转录和翻译有关酶的活性及其改变，激素水平及其他生理生化指标的变化；研究确定年龄限制（引起老龄死亡）疾病及病因，比较不同品系、雌雄寿命差别及原因；还应用于胶原老化、器官老化、饮食方式与寿命的关系等方面的研究。

9. 消化功能和肝脏外科研究　大鼠无胆囊，常用作胆总管插管收集胆汁，进行消化功能研究；大鼠肝脏的枯否细胞 90% 有吞噬能力，肝切除 60%～70% 后仍能再生，所以常用于肝外科实验。

10. 遗传学研究　大鼠的毛色品型多，具有很多的毛色基因类型。例如：野生色（A）、突变种野生色等位基因（a）、白化等位基因（C）、淡黑色（d）、粉红眼（p）、红眼（r）、银色（S）、沙色（sd）、黄色（e）、白灰色（wb）等，在遗传学研究中常可运用。

第三节　豚　鼠

豚鼠（Guinea pig, *Cavia porcellus*）在动物分类学上属哺乳纲（Mammalia）、啮齿目（Rodentia）、豚鼠科（Caviidae）、豚鼠属（*Cavia*）。实验动物豚鼠是由秘鲁的野生豚鼠驯化而来。

一、生物学特性

（一）外貌特征和习性

1. 体型小，形似鼠又似猪，脚形似豚。初生时 50～115g，成年个体重达 800～1 000g。头大，颈短粗，耳圆，尾巴只有尾的残迹。全身被毛，四肢紧缩。前足 4 趾，后足 3 趾，均有趾甲。

2. 乳头 1 对，位于鼠蹊部，幼年雌性乳头明显。

3. 毛色多样，有白色、黑花、沙白、两色、三色等。

4. 性情温顺，胆小怕惊。

5. 生性好动，不善跳跃（低于 40cm）。

6. 喜欢群居，较少斗殴。

7. 喜欢干燥清洁环境，对温度、湿度变化敏感。

8. 日夜采食，餐间时间长，草食性（爱吃含纤维素较多的禾本科嫩草），易弄脏弄乱食料，对变质食料敏感。有食粪癖。

9. 发情期性"恋"明显，哺乳期母鼠相互哺育仔。

（二）解剖学特点

1. 齿式为 $\dfrac{1 \cdot 0 \cdot 0 \cdot 3}{1 \cdot 0 \cdot 0 \cdot 3} = 20$，门齿终身生长。

2. 脊椎 36，肋骨 13 对（真肋 6 对）。

3. 胃壁薄，胃容量 20～30mL。盲肠特大。肝分 8 叶（4 主叶，4 小叶），有胆囊。呕吐反应不敏感。

4. 肺分 7 叶（右 4 叶，左 3 叶）。

5. 胸腺全部在颈部（位于下颌骨角到胸腔入口间）。肺部淋巴结易发炎。

6. 耳廓大，耳蜗和血管伸至中耳腔。平滑脑组织（无明显回纹）。

7. 雌性有 1 对乳腺，有左右两个完全分开的子宫角。雄性睾丸并不下降至阴囊，精囊很明显。

（三）生理学特性

1. 晚成性动物。所谓晚成性动物指胚胎发育完全，出生时眼耳张开，有牙齿，有被毛，并能站立行走寻找食物的动物。豚鼠出生后 1h 能站立行走，数小时能吃软饲料。豚鼠生长发育较快，出生时 50～115g，2 个月内平均每天增重 2.5～3.5g，5 月龄时性成熟，雄性体重 750g，雌性 700g。寿命 4～5 年，甚至达 8 年。

2. 性早熟。雌性 14 日龄卵泡开始发育，60 日龄开始排卵；雄性 30 日龄开始出现爬跨和插入动作，90 日龄具有生殖能力的射精。但真正性成熟要到 5 月龄左右，才可进行配种繁殖。

3. 全年多发情，具产后发情、产后妊娠。性周期 16（13～20）d，妊娠期 68（65～70）d，哺乳期 18（15～21）d，年产 3～5 胎，每胎产仔 1～7（多为 3～4）只，生育期 1～1.5 年。交配后可见阴道栓（可作受精标记），分娩前 1 周耻骨联合分离达 3cm（可作产期判断）。分娩 2～3h 后可出现 1 次产后发情。

4. 自身不能合成维生素 C（缺乏左旋葡萄糖内酯氧化酶）。

5. 抗缺氧能力强（比小鼠强 4 倍，比大鼠强 2 倍）。

6. 对抗生素敏感，尤其是对青霉素、红霉素、金霉素等敏感，轻者发生肠炎，重者造成死亡。豚鼠对青霉素比小鼠敏感 1 000 倍。对麻醉药物也很敏感。

7. 过敏反应灵敏。给豚鼠注射马血清，很容易复制出过敏性休克动物模型。常用实验动物接受致敏物质的反应程度：豚鼠＞兔＞犬＞小鼠＞猫＞蛙。

8. 听觉敏锐具有普赖厄反射（又称听觉耳动反射），即听到尖锐声音时，表现出耳廓竖起、高度警觉的现象。

9．体温调节能力较差，对环境温度的变化较为敏感。

10．正常生理、生化参考值，见附录22～附录26。

（四）遗传学特性

染色体2n＝64（32对）。

二、常用品种、品系

（一）变种

1．英国种 亦称荷兰种。被毛短而光滑，毛色有白、黑、棕、灰、淡黄、杏黄等色（基本上是棕、黑、白3种颜色），个体毛色有单毛色、双毛色和三毛色，其生长迅速，生殖力强，性情温顺，善于哺乳。实验动物豚鼠主要由英国种驯化而成。

2．秘鲁种 毛细长软密，或呈卷毛状，毛长可达18cm，由于繁殖能力低，不宜用作实验动物。

3．阿比西尼亚种 被毛比英国种稍长而硬，多呈旋涡状（如蔷薇花状），布满全身。由于易患各种自发性疾病，又不易繁殖，性情暴躁，很少用于实验研究。

4．安哥拉种 毛细而长，能把脸、头面、躯体覆盖住，对不良环境抵抗力差，产仔少（1胎1仔），成活率低，不宜用作实验动物。

（二）近交系

1．近交系2号 毛色3色（黑、棕、白），老年时胃大弯、直肠、肾脏、腹壁横纹肌、肺脏及主动脉等有钙质沉着，对结核杆菌抵抗力强，体重小于近交系13号，但脾、肾、肾上腺大于近交系13号。

2．近交系13号 毛色3色（黑、白、棕），体形较大，性活动差，对结核杆菌抵抗力弱，血清中缺少诱发迟发超敏反应因子。12月龄时白血病自发率为7％，流产率21％，死胎率45％。

三、在生物医学研究中的应用

1．药物学和药理学研究 豚鼠对某些药物极为敏感。因此，它是研究这些药物的首选动物。如：豚鼠对组织胺极敏感，很适合作平喘药和抗组织胺药的研究；豚鼠对结核杆菌具有高度的敏感性，常用作抗结核病药物的药理学研究，还用于局部麻醉药的药效评价实验；豚鼠皮肤对毒物刺激反应灵敏，常用于局部皮肤毒物作用的试验。

2．传染病研究 豚鼠对多种病菌和病毒十分敏感。如：对结核杆菌、白喉杆菌、钩端螺旋体、布氏杆菌、沙门菌、链杆菌、副大肠杆菌、疱疹病毒、斑疹伤寒病毒、淋巴细胞性脉络丛脑膜炎病毒等病原体都具有较高的敏感性，尤其是对结核杆菌有高度敏感性，感染后的病变酷似人类的病变，是结核菌分离、鉴别、疾病诊断及病理研究的最佳动物；幼龄豚鼠用于研究肺支原体感染的病理和细胞免疫。

3．免疫学研究 豚鼠是实验动物血清中补体含量最多的一种动物，免疫学实验中所用的补体多来源于豚鼠血清；豚鼠易于过敏，注射马血清易复制过敏性休克动物模型，迟发超敏反应性与人类相似，适合作这方面的研究。

4．营养学研究 豚鼠体内不能合成维生素C，对其缺乏十分敏感，出现一系列坏血病症状，是目前惟一研究实验性坏血病的动物。

5. 耳科学研究　豚鼠耳廓大，耳蜗和血管伸至中耳腔，可以进行内耳微循环的检查。其听觉敏锐，存在可见的普赖厄反射，常用于听觉和内耳疾病的研究，如噪声对听力的影响、耳毒性抗生素的研究等。

6. 出血和血管通透性变化的实验研究　豚鼠的血管反应敏感，出血症状显著。如辐射损伤引起的出血综合征在豚鼠表现得最为明显。

7. 豚鼠对缺氧的耐受性强，适于作缺氧耐受性和测量耗氧量实验。

8. 实验性肺水肿实验　切断豚鼠颈部两侧迷走神经，可以复制典型的急性肺水肿动物模型，症状比其他动物更明显。

第四节　家　　兔

兔（Rabbit）在动物分类学上属于哺乳纲（Mammalia）、兔形目（Lagomorpha）、兔科（Leporidae）。兔科中有真兔属（*Oryctolagus*）、野兔属（*Lepus*）和白尾棕色兔属（*sylvilagus*）。现在作为实验动物的兔主要属于真兔属。下面介绍真兔属中家兔（*Oryctolagus cuniculus*）的生物学特性。

一、生物学特性

（一）外貌特征和习性

1. 体型较小，呈圆球形，密被绒毛，蹲位，尾短，耳大，眼大，上唇中裂，后肢比前肢长，第 1 趾极短，趾端有爪。

2. 毛色品型多，有白色、棕色、灰色、黑色、麻色等。

3. 昼伏夜动，喜欢独居穴居。

4. 性情温驯，胆小怕惊。

5. 喜磨牙啃木并啃土扒穴。

6. 食粪癖，但好清洁。

7. 耐寒不耐热，耐干不耐湿。

8. 草食性，喜食青粗饲料。

（二）解剖与生理学特性

1. 齿式为 $\frac{2 \cdot 0 \cdot 3 \cdot 3}{1 \cdot 0 \cdot 2 \cdot 3} = 28$，门齿终身生长。

2. 耳廓大且耳血管大而清晰。眼球大，虹膜有色素细胞。

3. 胸腔由纵隔分成互不相通的左右两部。

4. 食管由三层肌肉构成（其他动物两层）。胃为单室，胃底特别大，呕吐反应不敏感，肠管很长（超过体长 10 倍），盲肠特大（占据腹腔 1/3 以上），盲肠起始部膨大成圆小囊（兔特有）。胰腺组织分散（在脾、胃、横结肠、十二指肠之间）呈平扁状，质、色均似脂肪。有胆囊，胆总管极易辨认。胰导管开口远离胆管开口。

5. 心外有心包膜，主动脉只有压力感受器没有化学感受器，心房无三尖瓣，起搏点简单，易引起心率失常，离体心脏仍可搏动很久。血清量按体重相比，较其他动物多。

6. 减压神经独立分支，交感神经与迷走神经合并为迷走交感干。听觉和嗅觉十分灵敏。大脑半球表面光滑（几乎无沟回）。

7. 左肺 2 叶，右肺 4 叶，腹式呼吸为主，无咳嗽反射，口及喉头都很小。

8. 甲状旁腺分散，位置不固定，除甲状腺周围外，有的甚至分布到胸腔主动脉弓附近。特具眶下腺和腘淋巴结。

9. 单乳头肾。双子宫（两个子宫角，两个子宫颈），雌性 3～6 对乳头，雄性阴囊不发达，阴茎较小。

10. 生长发育较快，繁殖力较强。如新西兰白兔，出生时体重约 60g，离乳时体重 1 000～1 200g，10 周龄体重约 2kg，性成熟时体重 4.0～5.5kg。出生时裸体，闭眼，3～4d 始长毛，4～8d 脚趾始分开，6～8d 耳穿孔，10～12d 睁眼出巢活动，21d 始正常吃料，30d 被毛形成。性成熟小型兔 3～4 个月，中型兔 4～5 个月，大型兔 5～6 个月，性周期 8～15d，妊娠期 31（30～35）d，哺乳期 45（30～60）d（小型兔 25～30d），每胎产 6～8 只，年产仔 5～6 胎（中国白兔），生育期 2～3 年，寿命 8～10 年。

11. 刺激性排卵（雌兔卵巢一次能成熟很多卵子，但这些卵子并不排出，只有经雄兔交配刺激后 10～12h 才能排出）。无发情期（但有 3～4d 的性欲活动期），有假妊娠（雌兔接受交配后排卵而未受精时，由于黄体继续存在而分泌黄体激素导致假孕，如拒绝交配、腹部增大、分泌乳汁、拔毛做窝等）。

12. 饲料粗纤维要求量高，对外源胆固醇吸收率高（75%～90%），肠壁富渗透性（特别是幼兔）。食粪癖，有利于补充体内的维生素，但易患球虫病。

13. 体温调节稳定，主要以呼吸散热。体温变化灵敏，最易产生发热反应，且反应过程典型恒定。

14. 对许多病毒和致病菌敏感。

15. 对射线十分敏感。

16. 正常生理生化参考值，见附录 22～附录 26。

（三）遗传学特性

染色体 2n＝44（22 对）。具有能产生阿托品酯酶的基因。分为 4 种血清型，即 α′、β′、α′β′、o 型。2 种唾液型，即排出型和非排出型。

二、常用品种、品系

1. 大耳白兔（日本大耳白兔） 毛白色，红眼，一般体重 4～5kg，两耳长大高举，耳根细，耳端尖，形同柳叶。生长快，繁殖力强，抗病力较差。

2. 新西兰白兔 毛白色，红眼，体重 4.0～5.5kg，性情温顺，繁殖力高，皮肤特别光滑，头宽圆而粗短，两耳较宽厚且直立。最大特点是早期生长快、产肉率高。

3. 青紫兰兔 毛色特点是毛根灰色、中段灰白色、毛尖黑色，体重 4.1～5.4kg，繁殖性能较好，体强，适应性好，生长快。

4. 中国白兔 毛白色，头型清秀，耳短而厚，红眼，体型较小，体重 2～2.5kg，性成熟较早，繁殖力高，适应性好，抗病力强，耐粗饲。

5. 弗莱密希兔 毛灰白（腹部白色），体型大，体重可达 9kg 以上，发育快，耳长 25～30cm。

6. 波兰兔 头部呈白色，腰部为黑色，或青色、褐色、灰色。耳短，体型小，易管理，繁殖困难。

7. 喜马拉雅兔 毛白色（鼻、耳、尾、足部呈黑色），毛短，柔软而浓密，体重 2～

2.5kg，体健，耐粗饲，易管理，繁殖力较强。

8. 荷兰兔 头部呈白色，腰部为黑色，或青色、褐色、灰色。耳短，体型小，易管理，繁殖困难。

三、在生物医学研究中的应用

1. 发热研究及热原试验 家兔的体温变化灵敏，易产生发热反应，发热反应典型、恒定。因此，常选用家兔进行这方面的研究。①给家兔注射细菌培养液或内毒素可引起感染性发热。如：皮下注射杀死的大肠杆菌或乙型副伤寒杆菌培养液，几小时之内即可引起发热，并可持续12h；给家兔静脉注射伤寒-副伤寒四联菌苗0.5～2.0mL/kg，菌苗含量应不低于100亿个/mL，注射后1～2h，即可见直肠温度上升1～1.5℃，持续3～4h。②给家兔注射化学药品或异性蛋白等可引起非感染性发热。如：皮下注射2%二硝基酚溶液（30mg）15～20min后，开始发热，约1～1.5h达高峰，升高2～3℃；皮下注射松节油（0.4mL）18～20h后，引起发热，约24～36h达到高峰，升高1.5～2℃。③药品、生物制品的检定中热原的检查均选用家兔来进行。热原是微生物及其尸体或微生物代谢产物。如：大肠杆菌提取的热原0.002mg/kg，即能使家兔发热。因此，兔广泛应用于制药工业和人、畜用生物制品等各类制剂的热原试验。

2. 免疫学研究 家兔常用来制备高效价和特异性强的免疫血清。免疫学研究中常用的各种免疫血清，大多数是采用家兔来制备的。如：病原体免疫血清、间接免疫血清、抗补体抗体血清、抗组织免疫血清等。

3. 心血管疾病及肺心病的研究 ①家兔颈部神经血管和胸腔很适合做急性心血管实验。如：直接法记录颈动脉血压、中心静脉压；间接法测量冠脉流量、心搏量、肺动脉和主动脉血流量。还可采用兔耳灌流和离体兔心等方法来研究药物对心血管的作用。②可以复制心血管病和肺心病的动物模型。如：静脉注射乌头碱100～150mg、盐酸肾上腺素50～100μg/kg，可诱发家兔心律失常；静脉注射1%三氯化铁水溶液，每次0.5～4mL，每周2～6次，总剂量为25mL，注射完后45d可形成肺心病；小剂量三氯化铁（11mL）加0.1%氯化镉生理盐水溶液雾化吸入，连续10次，雾化停止后10d可形成肺水肿；结扎家兔冠状动脉前降支可复制实验性心肌梗死模型；以重力牵拉阻断冠脉法复制家兔缺血性濒危心肌模型等。③家兔对外源性胆固醇吸收率高达75%～90%，而大鼠仅为40%；对高脂血症消除能力较低，静脉注射胆固醇乳液后，引起的脂血症可持续72h，而大鼠仅为12h；家兔复制动脉粥样硬化模型，一般3个月左右即可成型，而犬需14个月。因其造型时间短、费用较低而被广泛用于动脉粥样硬化模型的复制。

4. 生殖生理和胚胎学研究 家兔属刺激性排卵，雄兔的交配动作或注射绒毛膜促性腺激素80～100U可诱发排卵；注射孕酮及某些药物可抑制排卵，排卵数量可以卵巢表面的鲜红色点状、小突来计算，并可准确判断排卵时间，容易取得同期胚胎材料。因此，常用于生殖生理、胚胎学研究和避孕药物的筛选等。

5. 传染病的研究 家兔对多种微生物和寄生虫都十分敏感，可建立天花、脑炎、狂犬病、细菌性心内膜炎、淋球菌感染、慢性葡萄球菌骨髓炎和肺吸虫、血吸虫、弓形虫等疾病的动物模型，用于研究人类相应的疾病。

6. 遗传性疾病和生理代谢失常的研究 家兔的软骨发育不全、遗传性青光眼、低淀粉酶血症、维生素A缺乏、脑小症、脊柱裂、遗传性骨质疏松等，都与人类的相应病症类似。

同时也广泛应用于研究药物的致畸作用或其他干扰正常生殖过程的现象。

7. 眼科学的研究 家兔的眼球大，便于进行手术操作和观察，是眼科研究中最常见的动物。如：在双眼角膜上复制等大、等深的创伤瘢痕模型，以左右对比观察药物疗效和治疗原理，可排除异体间的个体差异；还可在眼前房内移植卵巢皮质，观察药物对排卵的影响；移植脏器后，观察激素对脏器的作用。

8. 皮肤反应试验 家兔皮肤对刺激反应敏感，其反应近似于人，常选用家兔皮肤进行毒物对皮肤局部作用的研究；兔耳（特别是兔耳内侧）可进行实验性芥子气皮肤损伤和冻伤、烫伤的研究。

第五节 犬

犬（Dog, *Canis familiaris*）又名狗，在动物分类学上属于哺乳纲（Mammalia）、食肉目（Carnivora）、犬科（Canidae）、犬属（*Canis*）。

一、生物学特性

（一）外貌特征和习性

1. 体形似狼。鼻尖如油状滋润，触摸有凉感。
2. 喜与人为伴，有服从主人的天性，但易恢复野性。
3. 好运动，好玩耍，雄性好打斗，有合群欺弱的特点。
4. 喜啃咬骨头以利磨牙。
5. 喜清洁，冬天喜晒太阳，夏天爱洗澡。
6. 肉食性动物，喜食肉类和脂肪，但已驯化成为杂食性。
7. 运动敏捷，适应环境能力强。

（二）解剖学特点

齿式 仔犬为 $\dfrac{3\cdot1\cdot3\cdot0}{3\cdot1\cdot3\cdot0}=28$，成年犬为 $\dfrac{3\cdot1\cdot4\cdot2}{3\cdot1\cdot4\cdot3}=42$，犬齿臼齿发达，参看犬的牙齿更换与磨损情况，可估计犬的年龄，见表 5-3。无锁骨。雄犬具阴茎骨。

表 5-3　　　　　　　　　　　　犬齿估计犬龄表

犬龄	犬齿情况	犬龄	犬齿情况
3 月龄以下	仅有细、白、尖的乳齿	2 岁	下门齿切缘中部凸起磨平
3~4 月龄	开始更换门齿	3 岁	上门齿切缘中部凸起磨平，并微向外有斜面
5~6 月龄	开始更换犬齿	4~5 岁	上下门齿磨损呈外斜面，齿根有黄斑
7~10 月龄	更换臼齿	6~8 岁	门齿磨成齿根，犬齿不齐，发黄
1 岁	全部为恒齿，门齿切缘中部有小凸起	10 岁以上	齿不全，发黄

2. 肠道短（为体长的 3 倍）；胃较小（人胃长径的一半，容量约 1.5L，易作胃瘘）；胰腺小而散在（呈扁平长带状，向左横跨脊柱至胃大弯及脾门处），胰岛小而数量多；肝脏很大（占体重 2.8%~3.4%）。

3. 胸廓大，心脏较大（占体重 0.72%~0.96%）。

4. 皮肤汗腺极不发达，趾垫上有少量汗腺；鼻端特具鼻端腺；肛门处有肛门腺；甲状旁腺位于甲状腺表面，位置较固定。

5. 雌犬乳头 4～5 对，卵巢包于浆液性囊内，不与腹腔相通（故无宫外孕），双角子宫连于单一子宫体；雄犬无精囊和尿道球腺。

（三）生理学特性

1. 内脏器官功能酷似人类，呕吐反应敏感。

2. 春秋单发情动物；卵排出时未成熟（第一极体未排出）；性成熟 8～12 个月，性周期 180（126～240）d，妊娠期 60（55～65）d，哺乳期 60（45～60）d，年产 1～2 胎，每胎 6（1～14）只，生育期 10～15 年，寿命 15～22 年。

3. 嗅觉、听觉很灵敏。嗅觉为人类的 1 200 倍，听觉为人类的 16 倍，可听见 50～55 000Hz 的音波。味觉不够灵敏。视觉不灵敏。视力仅 20～30m（视网膜无黄斑），视角低于 25°。色觉极差，为红绿色盲。

4. 分 4 种神经类型，即多血质、粘液质、胆汁质和忧郁质。各型性格不同，用途也不同。

5. 分 5 种血型，即 A、B、C、D、E。只有 A 型血有抗原性，可引起输血反应。

6. 正常生理、生化参考值，见附录 22～附录 26。

（四）遗传学特性

染色体 $2n = 78$（39 对）。

二、常用品种、品系

1. 小猎兔犬　又名毕格尔（Beagle）犬。原产于英国，后引入美国，开始大量繁殖，是猎犬中体型较小的一种，体长 30～40cm，成年体重 7～10kg，性情温顺，易于驯服和抓捕，对环境适应能力和抗病能力都较强。性成熟早（约 8～12 个月），繁殖力强。为公认的实验用品种。已成为目前实验研究中标准化程度较高的一种动物。此种犬多用于长期的慢性实验。已被广泛应用于药理学、生物化学、微生物学、病理学以及肿瘤学（如癌的病因学和癌的治疗学）等生物医学研究。特别是制药工业中的各种实验，使用该犬最多。

2. 四系杂交犬（4-Way Ovoss）　身躯较大，胸腔和心脏较大，耐劳，不爱吠叫。是一种专供外科手术用犬。

3. 纽芬兰犬（Labrador 犬）　性情温顺，体型大。专用于实验外科。

4. 黑白斑点短毛犬（Dalmation 犬）　呈黑白花斑点，短毛。可作为特殊的嘌呤代谢动物模型。

5. 捕抓的大猎犬　血管较粗大，器官较大，可用于生理学研究。

6. 墨西哥无毛犬　由于无毛可用于特殊研究，如作粉刺或黑头粉刺的研究。

7. 斗犬（Boxer 犬）　可用于淋巴肉瘤、红斑狼疮病的研究。

我国养殖的犬品种繁多，如华北犬、西北犬、中国猎犬、西藏牧羊犬、狼犬等。华北犬耳朵小，后肢较小，前肢较大，颈部较长，西北犬形态与华北犬相反，两犬都适合做烧伤、放射损伤的研究。狼犬适用于胸外科、脏器移植等实验研究。

三、在生物医学研究中的应用

1. 实验外科学　广泛用于实验外科的研究。如：心血管外科、脑外科、断肢再植、器官或组织移植等。有些新的麻醉方法的探索，新的手术方法研究，也常用犬进行动物实验，取得经验后再应用于临床。

2．基础医学研究　是最常用的实验动物之一，特别适合于动脉粥样硬化、心律失常、肾性高血压、急性心肌梗死、失血性休克、弥散性血管内凝血、脂质在动脉壁中的沉积、脊髓传导实验、大脑皮质定位等方面的实验研究。

3．药理学研究　药物代谢、药物毒理学研究。如：磺胺类药物代谢、各种新药临床使用前的毒性实验等。且国际上规定，新药使用前必须经过 Beagle 犬的药物药理实验。

4．消化系统疾病的研究　犬的消化系统发达，与人有相同的消化过程，特别适合做消化系统的慢性实验。如：可用无菌手术方法做成唾液腺瘘、食管瘘、肠瘘、胰液管瘘、胃瘘、胆囊瘘等来观察胃肠运动和消化吸收、分泌等变化。

5．行为学和生理学研究　犬的神经系统发达，通过短期的训练可很好地配合实验。适合于做条件反射、行为科学、神经生理、消化生理等实验研究。

第六节　非人灵长类动物

灵长类（Primate）动物是人类的近属动物，其进化程度高，接近于人类，在组织结构、生理和代谢机能等方面与人类具有高度的近似性，是极为珍贵的实验动物。其应用价值远超过其他种属的动物。下面以恒河猴为代表，介绍灵长类动物的生物学特性。

一、恒河猴的生物学特性

恒河猴（Rhesus monkey，*Macaca mulatta*），在动物分类学上属于哺乳纲（Mammalia）、灵长目（Primates）、猴科（Cercopithecidae）、猕猴属（*Macaca*）的动物。

（一）外貌特征和习性

1．体型中等且匀称，成年雄猴体重约 $6\sim12kg$，雌猴体重为 $4\sim8kg$，体长 $50\sim60cm$，尾长为体长的 1/2 左右。

2．背毛棕黄色，至臀部逐渐变深为深黄色，肩及前肢色泽略浅，胸腹部、腿部为浅灰色，面部和两耳多为肉色，少数为红面。

3．四肢粗短，具五指，拇指与其他四指相对，具有握物攀登功能。指（趾）端的爪部变为指甲。

4．两眼朝前，眉骨高，眼窝深。

5．两颊有颊囊，可贮存食物。

6．乳房 1 对，位于胸部。

7．杂食动物，以素食为主。

8．昼行性动物，其活动和觅食均在白天。

9．群居性强，每群猴均有 1 只最强壮的雄猴为"猴王"。

10．聪明伶俐，动作敏捷，好奇心和模仿力很强。

（二）解剖学特点

1．乳齿齿式为 $\frac{4\cdot2\cdot0\cdot4}{4\cdot2\cdot0\cdot4}=40$，恒齿齿式为 $\frac{4\cdot2\cdot4\cdot6}{4\cdot2\cdot4\cdot6}=64$。

2．单食胃，呈梨形。盲肠发达，无蚓突。肠长度与身长的比例为 $5:1\sim8:1$。

3．肝分 6 叶，胆囊位于肝脏的右中央叶。

4．肺分左右两肺，左肺分上叶、中叶和下叶，右肺分为上叶、中叶、下叶和奇叶。

5．具发达的大脑，有大量的脑回和脑沟。

6．视网膜具有黄斑，有中央凹。视网膜黄斑除有与人类相似的锥体细胞外，还有杆状细胞。

7．单子宫。胎盘为双层双盘。

（三）生理学特性

1．体内缺乏维生素 C 合成酶，不能在体内合成维生素 C，所需维生素 C 必须来源于饲料中。如果缺乏维生素 C 则内脏肿大、出血和功能不全。

2．雄猴 4.5 岁、雌猴 3.5 岁，性成熟，雌猴有月经现象，月经周期平均为 28（21～35）d，月经期多为 2～3（1～5）d。雌猴在交配季节，生殖器周围区域发生肿胀，外阴、尾根部、后肢的后侧面、前额和脸部的皮肤都会发生肿胀，这种肿胀称为"性皮肤"。

3．视觉有立体感，能辨别物体的形状和空间位置，有色觉，能辨别各种颜色，并有双目视力。猴的嗅脑不很发达，嗅觉不很灵敏，但听觉敏感，并有发达的触觉和味觉。

4．恒河猴的血型有 A、B、O 型和 Lewis 型、MN 型、Rh 型、Hr 型等，和人类相同。白细胞抗原（RhLA）和人的（RhLA）抗原相似。

5．正常生理、生化参考值，见附录 22～附录 26。

（四）遗传学特性

猕猴属各品种的猴，其染色体为 2n＝42。

二、常用非人灵长类品种

非人灵长类动物分为 11 科 58 属 192 种，主要分布于亚洲东南部、非洲和中南美洲。我国目前应用品种简介如下：

1．恒河猴　又名罗猴、广西猴、黄猴等。属猕猴科，猕猴属，过去习称为猕猴，但猕猴是属名，容易混淆，以称恒河猴为宜。

2．熊猴　又名蓉猴。学名为 *Macaca assamensis*。猕猴属。体型比恒河猴稍大，面部较长；毛色较褐，腰背部的毛色和其他部分相同，毛较粗，不如恒河猴细密，头顶有旋，头毛向四周分开。雄猴身长约 65cm，成年体重：雄性 10～14kg，雌性 5～7kg。习性与恒河猴相似。

3．红面断尾猴　又名黑猴、泥猴等。学名为 *Lyssodes Speciosa melli*。尾极短。雄猴身长约 60～65cm，尾长约 5～7cm。常用于眼科和行为研究。

4．懒猴　学名 *Loris tradigradus*。体型比家猫略小，夜行性动物，性成熟体重 1～1.5kg，怀孕期 193d，染色体数目 2n＝50。适于做视觉生理研究。

5．长臂猿科（Hylobatidae）　是类人猿中在我国仅有的种类。我国有三个品种：①白眉长臂猿（*Hylobateshoolock*）。②白掌长臂猿（*Hylobateslar*）。③黑长臂猿（*Hylobates concolor Harlan*）。

三、非人灵长类动物在生物医学研究中的应用

1．传染病的研究　猴可感染人类所特有的传染病，特别是其他动物所不能复制的传染病。如：做脊髓灰质炎、麻疹、病理性肝炎、结核杆菌、疟原虫、阿米巴脑膜炎等动物模型的研究。在制造和鉴定脊髓灰质炎疫苗时，恒河猴是惟一的实验动物。

2. 生殖生理研究　灵长类动物的生殖生理与人类非常接近，月经周期亦为 28d。是人类避孕药物研究极为理想的实验动物。可做类固醇避孕药、非类固醇避孕药、子宫内留置器等研究的动物模型。也可做宫颈发育不良、雌性激素评价、胎儿发育迟滞、子宫内膜生理、妇科病理、妊娠毒血症、子宫肌瘤、输精管切除术、性周期、性行为等研究的动物模型。

3. 药理学和毒理学研究　电解损伤引起的猴震颤是目前筛选抗震颤麻痹药物最有价值的方法。猴对麻醉药和毒品的依赖性表现与人类接近，戒断症状明显，已成为新麻醉剂和其他药物进入临床试用前必须的试验。

4. 心血管疾病的研究　灵长类动物在血脂、动脉粥样硬化的性质和部位，临床症状以及各种药物的疗效等，都与人类非常相似。用高胆固醇、高脂肪饲料饲喂灵长类动物，可产生严重而广泛的粥样硬化症，且可发生心肌梗死，还可出现冠状动脉、脑动脉、肾动脉及股动脉的粥样硬化。

5. 呼吸系统疾病的研究　猴的气管腺数量较多，直至三级支气管中部仍有腺体存在，适宜于做慢性支气管炎的模型和祛痰平喘药的疗效实验。也可做硅沉着病、采煤工人尘肺、肺石棉沉着症、肺气肿等疾病研究的动物模型。

6. 肿瘤学的研究　恒河猴的自发性肿瘤较多见。这些肿瘤在转移、侵袭、致死性、致突变性以及肿瘤病因学研究方面与人类具有相似性，是研究人类肿瘤的良好动物模型。

第七节　其他实验动物

一、哺乳类

（一）黑线仓鼠

黑线仓鼠（*Cricetulus barabensis*）俗称中国地鼠（Chinese hamster），属啮齿目（Rodentia）、仓鼠科（Cricetidae）、仓鼠属（*Cricetulus*）的一种动物。

1. 生物学特性和解剖生理特点　黑线仓鼠体型小，成年体重为 28～40g，大的可达 55g，体长 90mm，尾长 13mm 左右。背部被毛呈灰褐色，背部有一条黑线，腹部呈白色。杂食性，昼伏夜行，易熟睡。运动时腹部着地，当受到外界刺激时易兴奋发出激烈的叫声。口腔左右两侧有颊囊。眼大呈黑色。齿式 $\frac{1\cdot0\cdot0\cdot3}{1\cdot0\cdot0\cdot3}-16$，牙齿终身生长。肺分 5 叶，肝分 6 叶，无胆囊。雄鼠睾丸大，长 13mm 左右，位于尾根部明显突出，多数雌鼠有乳头 4 对。雌鼠力气比雄鼠大，且好斗，常主动攻击和追逐雄鼠，除发情期外，雌鼠不让雄鼠接近。黑线仓鼠无冬眠现象。繁殖受季节影响，每年三四月份开始繁殖。年产 3～5 胎，每胎产仔 4～8 只，最多可达 10 只，一般在 8 周龄时性成熟，发情周期 3～7（平均 4.5）d，发情周期可分为发情前期、发情期、发情后期和发情间期。妊娠期为 20～21d，哺乳期 21d，寿命 2～2.5 年。黑线仓鼠染色体大，数量少（2n＝22），且易于相互鉴别，在小型哺乳动物中是难能可贵的。

2. 在生物医学研究中的应用　黑线仓鼠对多种致病细菌和病毒具有高度的敏感性。如对白喉病比豚鼠更为易感，对结核菌的感染效果也远远超过小鼠，其症状比豚鼠不仅早而且明显。黑线仓鼠对 B 型和 St 型日本脑炎病毒不敏感，但对 RSsF 和 WE 型病毒易感性都很高，是研究传染病和血清学的良好实验动物。黑线仓鼠有一对容易牵引翻脱的颊囊，能直接观察肿瘤组织移植后的生长情况，常用于肿瘤移植研究；睾丸大，约占体重的 3.84%（而同龄金黄地鼠仅占体重的 1.48%），是传染病学研究的良好接种器官；黑线仓鼠染色体大，尤其是 Y 染色体在形态上极易识别，因而是研究染色体畸变和染色体复制机制的极好材料。

（二）长爪沙鼠

长爪沙鼠（Mongolian gerbil, *Meriones unguiculatus*）亦称长爪沙土鼠、蒙古沙鼠、黄耗子等。属啮齿目（Rodentia）、仓鼠科（Cricetidae）、沙鼠属（*Gerbic*）。

1. 生物学特性和解剖生理特点　长爪沙鼠体型小，介于大白鼠和小白鼠之间，成年体重平均 77.7（30～113）g，体长 112.5（97～132）mm，尾长 101.5（97～106）mm。背毛棕灰色，腹毛灰白色，耳廓前缘有灰白色长毛，爪较长，趾端有弯锥形强爪，适于掘洞，后肢长，可作直立与水平的快速运动。性情温顺，昼夜活动，行动敏捷，并有一定的攀跃能力。喜群居，有贮粮习惯，不冬眠。齿式 $\frac{1 \cdot 0 \cdot 0 \cdot 3}{1 \cdot 0 \cdot 0 \cdot 3} = 16$。肾上腺大，其与体重之比较大鼠大 3 倍。脑基底动脉环后交通支缺损，易陷于催眠状态，有类似自发性癫痫的特性，突然将之放入宽敞场地或握于手中，常可发生癫痫。繁殖以春秋为主，年产 3～4 胎，每胎平均 5～6 仔，最多达 11 仔，生后 3～4 个月性成熟，性周期 4～6d，妊娠期 24～26d，哺乳期 21d，寿命 2～3 年。

2. 在生物医学研究中的应用　①长爪沙鼠的脑血管有其独特的特征，脑基底动脉环后交通支缺损，没有连系颈内动脉系统和椎底动脉系统的后交通动脉，不能构成完整的 Willis 动脉环，结扎其单、双侧颈动脉，易造成脑梗死、脑缺血病变。所复制的模型，操作简便，效果可靠，重复性强，可用于脑梗死、脑缺血的实验研究及药物治疗研究。②心脏穿刺可研究长爪沙鼠主要器官的局部血流量和局部脑血流量的血液动力学。③长爪沙鼠具有类似于人类自发性癫痫发作的特点，尤其是 2 月龄左右的长爪沙鼠，对非特异因子具有易感性，有的可因癫痫发作致死。适合做癫痫、脑神经病等的研究。④长爪沙鼠对多种病毒、细菌敏感，如流行性出血热病毒、狂犬病毒、脊髓灰质炎病毒、肺炎双球菌、布氏杆菌、结核分枝杆菌等。特别是成为研究流行性出血热病毒的理想的实验动物。因其与大鼠相比，具有对流行性出血热病毒（EHFV）敏感性高，适应毒株范围广，病毒在体内繁殖快，分离病毒和传染时间短等优点。⑤长爪沙鼠的胆固醇代谢比较奇特，一般情况下，肝脏内的类脂质比大鼠高 3 倍，成为研究血脂过高症的合适动物；尽管长爪沙鼠能够耐受动脉粥样硬化，但血清胆固醇水平显著受饲料中胆固醇含量的影响，高胆固醇饲料会引起肝脂沉积和胆结石，用于研究影响胆固醇吸收和食饵性胆固醇代谢的因素是很有价值的。⑥长爪沙鼠有自然发生肿瘤的倾向，老年性长爪沙鼠有 10%～20% 产生自发性肿瘤，一般发生在肾上腺皮质、卵巢和皮肤等部位，适于做肿瘤学研究。长爪沙鼠还是惟一产生自发性耳胆脂瘤的非人动物，用电耳蜗记录技术，可有效地、无损伤地记录耳胆脂瘤的发生。⑦从糖代谢的观点看，长爪沙鼠也是研究糖尿病、肥胖病、齿周炎、龋齿及白内障等难得的实验动物。

（三）东方田鼠

东方田鼠（*Microtus fortis*）俗称湖鼠，亦称米氏田鼠、长江田鼠、沼泽田鼠等。在分类学上属啮齿目（Rodentia）、仓鼠科（Cricetidae）、田鼠亚科（Microtinae）、田鼠属（*Microtus*）。

1. 生物学特性和解剖生理特点　东方田鼠广泛分布于我国南方和北方的 17 个省、自治区，以及西伯利亚东南部、朝鲜等地。目前多见于洞庭湖地区的江湖洲滩。其外貌介于仓鼠和家鼠之间，成年体长 125mm 左右，尾长为体长的 1/3～1/2，体重约 70～80g。毛色黑褐，背部色深，腹部色浅，有夏季色深、冬季色浅的变化，且毛色因地区的变化较大。对环境适应性强，对震动和噪声比较敏感。昼夜活动，但夜间活动较白昼频繁。杂食性，喜食植物种子、根、茎、叶，偶食昆虫等。以鼠颗粒饲料喂养，应适当补充青料。具有天然抗日本血吸虫感染的免疫特性。母鼠有 8 个乳头，即前腹部 2 对，后腹部 2 对。繁殖力较强，一年四季均能产仔，孕期 21d，平均每胎产仔 3.7 只，仔鼠成活率为 68.75%，75～80 日龄性成熟。染色体 2n＝52。

2. 在生物医学研究中的应用　东方田鼠由于具有天然的抗日本血吸虫感染的免疫特性，而受到有关专家和部门的重视。在 1980 年室内驯养、繁殖获得成功的基础上，对其实验动物化进行了大量的研究，取得了不少研究成果。今后很有必要对东方田鼠进行下述两方面的研究：一是近交系的培育，为研究东方田鼠与抗疾病的关系提供标准化实验动物。二是应用现代分子免疫学等领域的新技术，探讨东方田鼠抗血吸虫感染的分子机制，筛选并分离其可能存在的抗感染基因，导入血吸虫的其他保虫宿主（如家蚕、猪、牛等动物），开发出抗血吸虫感染的转基因动物。制备抗血吸虫病的疫苗或蛋白质食品等。

（四）猫

猫（Cat, *Felis catus*）属食肉目（Canivora）、猫科（Felidae）、猫属（*Felis*）动物。

1. 生物学特性和解剖生理特点　猫体型较小，成年猫体长约 40～45cm，体重 2～3.5kg。虎姿乖态，喜近于人。喜舒适、明亮、干燥的环境。肉食性（特别喜食腥味，如鱼类），但驯化后已成杂食性。天生的神经质和行动谨慎。齿式 $\dfrac{3 \cdot 1 \cdot 3 \cdot 1}{3 \cdot 1 \cdot 2 \cdot 1} = 30$，牙齿和爪十分尖锐，爪能收缩，善捕捉攀登。舌表面有无数的丝状突起呈倒钩状（便于舔食）。单室胃，呕吐反应灵敏，盲肠细小，肝分 5 叶，肺分 7 叶（左 3 右 4）。大脑和小脑发达，平衡感觉、反射功能发达，瞬膜反应敏锐，眼能按光线强弱灵敏地调节瞳孔。血压稳定，血型有 A、B、AB 型。汗腺很少，仅趾垫间有少量汗腺。雄猫有阴茎骨，雌猫为双角子宫，腹部乳头 4 对，属典型的刺激性排卵动物，交配后 24～27h 才排卵。为春秋单发情动物，发情时雌猫兴奋不安，发出叫声，交配后雌猫常在地上打滚。成熟期 6～10 周，性周期约 14d，妊娠期 60（58～63）d，哺乳期 60d，年产 2～3 胎，每胎 3～6 仔，生育期 6～8 年，寿命 8～14 年。正常生理、生化参考值，见附录 22～附录 26。

2. 在生物医学研究中的应用　猫主要用于神经学、生理学、药理学的研究。猫可以耐受长时间的麻醉与脑的部分破坏手术，手术时能保持正常血压。猫的循环、神经、肌肉系统发达，反射机能与人类近似。如：①利用猫观察用药后心血管系统、呼吸系统的功能效应和药物的代谢过程。常用猫进行冠状窦血流量的测定，观察药物对血压的影响。②常用猫做大脑僵直、姿势反射实验以及刺激交感神经时瞬膜及虹膜的反应实验；周围神经形态、中枢神经系统之间的联系和周围神经与中枢神经联系的研究；用猫脑室灌流法来研究药物作用部位，血脑屏障等。③猫血压恒定，药物反应灵敏，血管壁坚韧，便于手术。心搏力强，能描绘出完好的血压曲线，很适合做血压实验。还适合于药物对循环系统作用机制的分析研究。

（五）猪

猪（Swine, *Sus scrofa domestica*）属偶蹄目（Artiodactyla），猪科（Suidae），猪属（*Sus*）。

1. 生物学特性和解剖生理特点　猪为杂食性，喜群居，性情温顺，嗅觉灵敏。有发达的唾液腺。齿式 $\dfrac{3 \cdot 1 \cdot 4 \cdot 3}{3 \cdot 1 \cdot 4 \cdot 3} = 44$。猪的心血管系统、消化系统、皮肤组织学结构、脏器重量、营养需要、骨骼发育及矿物质代谢等都与人的情况极其相似。猪的体型大小和驯服习性，允许进行反复采样和进行各种外科手术。另外，它基因多样，繁殖周期短、生产力高。小型猪性成熟时间雌猪 4～8 月龄，雄猪 6～10 月龄，为全年多发情动物，性周期 21±2.5（16～30）d，妊娠期 114（109～120）d，产仔数 2～10 头。汗腺不发达，怕热又怕冷，最适温度 20～23℃。胎盘属于上皮绒毛膜型，母源抗体不能通过胎盘屏障。初生猪体内没有母体抗体，只能从初乳中获得。成年猪体重一般在 80kg 以下，国内培育的小型猪成年体重在 40kg 左右，猪的寿命最长达 27 年，平均 16 年，染色体数目 2n＝38。正常生理、生化参考值见附录 22～附录 26。

2. 常用小型猪的品种和品系

（1）明尼苏达小型猪（Minnesota-hormel miniature pig）：是美国明尼苏达大学的 Hormel 研究所培育而成。为黑白斑毛色，6 月龄平均体重 22kg，12 月龄平均 48kg，每窝平均产仔 6 头左右。遗传性状较稳定。

（2）戈廷根小型猪（Gottingen miniature pig）：是德国戈廷根大学用从越南引入的黑色野猪和美国明尼苏达小型猪杂交后，与本国长白猪杂交而育成。此种小型猪有白色系和有色系。4 月龄开始发情，每窝平均产仔 6 头左右，12 月龄平均体重 35kg 左右，成年平均体重 50kg 左右。

（3）皮特曼－摩尔小型猪（Pitman-Moore mcniature pig）：是美国皮特曼－摩尔实验室培育而成。这种小型猪头较大，颜面部突起，耳直立，毛色多为黑白斑色或带有褐色。

（4）汉福德小型猪（Hanford miniature pig）：由美国汉福德研究所培育而成。被毛稀少，白色。成年体重 70～90kg，作为化妆品的实验研究而受到重视。

（5）乌克坦小型猪（Yucotan miniature pig）：是 1978 年美国科罗拉多州州立大学用 1960 年墨西哥南部乌克坦半岛引入的猪和美国中部野猪杂交培育而成。毛色为深褐色。

（6）科西嘉小型猪（Corsica miniature pig）：是法国原子能研究所用地中海科西嘉岛上的猪选育而成。成年体重 45kg 左右。

（7）日本现有的小型猪：主要有会津系、阿米尼系、克拉文系、CSK 系、皮特曼系和乌克坦系等。

（8）我国小型猪品系：我国是养猪大国，具有培育小型猪得天独厚的资源条件。从 1980 年初开始，我国开始对小型猪资源进行调查，并进行实验动物化研究。北京农业大学培育的小型猪主要特点有：体型小，6 月龄体重为 20～40kg；遗传性状稳定，后代中不产生分化现象，体型均一；耐粗饲，节省饲料，易于饲养；猪只健康，肠道菌丛正常，已达到国家实验动物二级标准；属早熟品种，4 月龄左右性成熟，6 月龄即可配种。

北京农业大学小型猪有Ⅰ、Ⅱ、Ⅲ三个品系。Ⅰ系小型猪体型小，6 月龄后生长缓慢，12 月龄即可配种；体重只有 40～50kg，适用于较长时间的研究。Ⅱ系小型猪较耐寒，适于北方寒冷地区选用。Ⅲ系小型猪毛色为白色。

北京农业大学小型猪已广泛应用于心血管疾病、糖尿病、消化系统疾病及皮肤烧伤、皮肤移植等实验研究。

我国还有贵州香猪、广西斑马小型猪、版纳微型猪、五指山小型猪等。

3. 在生物医学研究中的应用　①幼猪和成年猪可以自然发生动脉粥样硬化；在食用高胆固醇、高脂肪饲料后可产生主动脉、冠状动脉和脑动脉粥样硬化病变，在斑块的位置和特点等方面与人类极为相似。饲料中加入 10% 乳脂，即可在 2 个月左右得到动脉粥样硬化的典型病灶，如加入探针刺伤动脉壁可在 2～3 周内出现病灶。因此，猪是研究动脉粥样硬化极好的动物模型。②猪的皮肤，包括体表毛发的疏密，表皮厚薄，表皮具有的脂肪层，表皮形态学和增生动力学，烧伤皮肤的体液和代谢变化机制等，都与人非常相似，所以猪是进行皮肤烧伤研究的理想动物。③乌克坦小型猪是糖尿病研究很好的一种动物。只需一次静脉注射水合阿脲（200mg/kg）就可以产生典型的急性糖尿病，其临床体征包括高血糖症、烦渴、多尿和酮尿等。由尿嘌呤引起的糖尿病，可使猪在 12 个月内产生眼底微血管增厚性失明。④猪的母体抗体通过初乳传递给仔猪，初生仔猪体液内免疫球蛋白含量极少，可从母猪初乳中得到 γ-球蛋白，用剖宫产手术所得的仔猪，在几周内，体内 γ-球蛋白和其他免疫球蛋白仍极少，因此其血清对抗原的抗体反应低。可利用这些特点进行免疫学的研究。⑤猪的体型大小、身体各部分结构与人类相似，在猪腹壁安装拉链对猪的生理功能无较大干扰，保留时间可达 40d 以上，猪的颈静脉插管可保留 26～50d，这为需要进行反复手术和频繁采血的实验提供了方便。因此，猪很适合做外科手术方面的研究。⑥猪作为肿瘤学的研究也是无可比拟的。如辛克莱小型猪，自发性皮肤黑色素瘤高达 80%，是研究人类黑色素瘤的良好模型。⑦由于猪独特的生物学特性和解剖生理特点，因此，还广泛应用于畸形学、毒理学、儿科学、传染病学、悉生生物学、器官移植、遗传性和营养性疾病等的研究，是一种极有价值和开发潜力的实验动物。

（六）山羊

山羊（Goat, *Capra hircus*）属偶蹄目（Artiodactyla），牛科（Bovidae），山羊属（*Cepia hircus*）。山羊雌雄皆有角，向后弯曲如弯刀状。喜干燥，爱活动，好斗角，生性怯懦。适应性强，喜吃禾本科牧草或树木枝叶，为草食性反刍动物。山羊 6 月龄性成熟，性周期 21（15～24）d，为季节性（秋季）发情动物，妊娠期 150（140～160）d，哺乳期 3 个月，胎产仔数 1～3 头。染色体 2n＝60。最长寿命 18 年，平均寿命 9 年。

山羊颈静脉表浅粗大，采血容易，医学上的血清学诊断、血液培养基制作等，都大量使用山羊血；山羊乳房发达，乳静脉明显，适合做泌乳生理研究；山羊还适用于营养学、微生物学、免疫学、放射生物学、实验外科手术、制作肺水肿模型等实验研究。

（七）绵羊

绵羊（Sheep, *Ovis sp.*）属偶蹄目（Artiodactyla），牛科（Bovidae），绵羊属（*Ovis aries*）。绵羊较山羊温顺，不怕严寒，惟怕酷热。雄羊间常斗角。不喜吃树枝嫩叶而喜吃草，为草食性反刍动物。主要靠上唇和门齿摄取食物，上唇有裂缝，便于啃吃很短的草。绵羊 7～8 月龄性成熟，性周期 16（14～20）d，季节性（秋季）多发情动物。妊娠期 150（140～160）d，哺乳期 4 个月，胎产仔数 1～2 头。染色体 2n＝54。寿命 10～14 年。

绵羊是免疫学和微生物学研究中常用的动物。如：可用绵羊血制备抗正常人全血清的免疫血清。又如：绵羊的红细胞是血清学"补体结合试验"必不可少的主要试验材料。因此，而广泛应用于若干疾病的诊断。绵羊还适用于生理学实验和实验外科手术，绵羊的蓝舌病还能够用于人的脑积水研究。

（八）树鼩

树鼩（Tree shrew）又名树膨鼠、树仙。学名 *Tupaia belangeris*。外形似松鼠，吻尖细，犬齿细小，前臼齿宽大。前、后肢各有 5 趾。成年时体重 120～150g。一般单独活动，栖息活动于灌木林地区，行动敏捷。食物以昆虫类为主，也可食用幼鸟、鸟蛋、谷类、果类、树叶等。每年 4～7 月为繁殖季节，妊娠期 45d 左右，每胎 2～4 仔，但存活率低。常用于乙型肝炎病毒、睡眠生理、黄曲霉毒素致肝癌、人疱疹病毒感染等研究。

二、鸟类

（一）鸡

鸡（Chicken, *Gallus domesticus*）属鸟纲（Aves），鸡形目（Galliformes），雉科（Phasianidae）动物。

1. 生物学特性和解剖生理特点　体表被覆丰盛的羽毛，无汗腺，依靠呼吸散热，怕热不怕冷，体温高（40～42℃）。听觉好，夜间视力较差。无齿，咀嚼器官是肌胃，肌胃内含有吃进的沙粒可磨碎坚硬的食物。食管中部有扩张而成的嗉囊，有贮存和软化食物的作用。盲肠形似管状。肺呈海绵状，有气囊。心脏为两心房两心室，红细胞呈椭圆形，有大的细胞核，血凝快。输尿管直通泄殖腔，无膀胱。每天排尿很少，与粪一起排出。雌性只有左侧卵巢和输卵管有生殖功能，右侧输卵管常呈囊状残迹，泄殖腔上有法氏囊，卵生，受精蛋在37.3～37.8℃孵化 21d 即可出雏。

2. 在生物医学研究中的应用　鸡进化程度高，品种甚多，近交程度高，饲养环境控制水平高。已普通达到 SPF 级标准，其进化程度高，解剖生理特点典型，广泛应用于生物医学研究。

①鸡蛋是生物制品生产的重要原料，鸡胚常用于病毒的培养、传代和减毒。因此，鸡常用于病毒类疫苗生产鉴定和病毒学研究。②常用鸡或鸡的离体器官进行药物评价试验。如利用 1～7 日龄雏鸡膝关节和交叉神经反射评价脊髓镇静药的药效；6～14 日龄雏鸡评价药物对血管功能的影响；离体嗉囊评价药物对副交感神经肌肉连结的影响；离体心耳评价药物对心脏的影响；离体直肠评价药物对血清素的影响等。③用于研究链球菌感染、细菌性内膜炎、支原体感染引起的肺炎和关节炎等传染性疾病。④研究去势后引起的内分泌性行为改变、甲状腺功能减退、垂体前叶囊肿等内分泌疾病。⑤用于维生素 B_{12} 和维生素 D 缺乏症、钙磷代谢的调节、嘌呤代谢的调节、碘缺乏症等营养学研究。⑥鸡有自发性的动脉粥样硬化，用高胆固醇膳食可诱发高脂血症、动脉粥样硬化病变，适合做心血管疾病的研究。⑦鸡在肿瘤学研究（如研究病毒性白血病和 Marek 病）和环境污染研究（监测环境有机磷水平、微生物污染水平）等方面得到广泛的应用。

（二）鸭

鸭（Duck, *Anas poecilorhyncha*）属于鸟纲（Aves），雁形目（Anseriformes）动物。喜生活于水域，消化功能强，血中 α 脂蛋白高，在一些地区肝癌自发率高，颈部血管可以分离出来做血压测定研究。北京鸭乙肝病毒与人乙肝病毒在复制途径、形态结构和 DNA 多聚酶性状等方面均相似。适合做乙型肝炎模型的研究。

（三）鸽

鸽（Pigeon, *Columba livia*）属于鸟纲（Aves）、鸽形目（Columbiformes）动物。

鸽性成熟期为 6 个月，寿命 10 年，卵生，受精卵孵化期为 18d。鸽听觉和视觉发达，视距远，但嗅觉不发达。牙齿、膀胱、大肠和一侧卵巢均退化。有胆管无胆囊，盲肠短小，心脏为两心房两心室。食用高胆固醇、高脂肪饲料易形成动脉粥样硬化病变。呕吐反应灵敏。对姿势的平衡反应很敏感。在生理学实验中常用于观察迷路与姿势的关系。

三、爬行类

用于实验研究的爬行类动物（Reptiles）主要有龟、鳖、蜥蜴、蛇等。

爬行类动物属于变温动物，体温随环境温度变化而变化，体温调节为行为性的，冬季温度太低则发生冬眠。体被表皮的角质层较厚，皮肤折叠成一系列皱襞而形成磷片。蛇类通过精细的蜕皮周期控制体被系统的生长。大多数爬行动物肺呈囊状，蛇类的肺为长形，逐渐合并成一个气囊，所有蛇的右肺均大于左肺。心脏为两心房两心室，但心室间膜有一室间孔。爬行动物多为成对的性腺（精巢和卵巢），位于腹腔内。繁殖方式有的为卵生，有的为胎生。繁殖一般有季节性，如蛇类交配多发生于春季。

爬行动物在生物医学研究中的应用亦较广泛，往往利用其独特的生物学特性和解剖生理特点。如：爬行动物的毒液是致死性蛋白质和酶的复杂混合物，常用作癌症患者的止痛剂，也是神经毒、抗凝剂、抗血栓药物以及高度纯化的 RNA 酶和 DNA 酶的来源；又如：龟、鳖、蜥蜴一窝蛋中孵出的新生个体，其性别比例有温度依赖性，常用来研究温度依赖性的性别分化机制；蛇蜕皮周期的激素调节是研究激素调节皮肤生长、脱落的良好模型；龟可用于水中汞污染的监测以及老年学的研究。

四、两栖类

用作实验动物的两栖类动物（Amphibians）主要有青蛙（*Rana nigrowaculata*）、蟾蜍（*Bufo bufo gargarizns*）等。青蛙和蟾蜍属于两栖纲（Amphibia），无尾目（Anura），蛙科（Ranidae）和蟾蜍科（Bufonidae）。

两栖类为变温动物，皮肤光滑湿润，有腺体无外鳞，皮肤在甲状腺作用下可整张脱落，皮肤中的粘液腺可分泌一种透明物质，润滑皮肤，颗粒腺分泌刺激性或毒性物质。幼年生活在水中，用鳃呼吸；成年生活在陆地，用肺和颊咽呼吸；冬眠和潜水时采用皮肤呼吸。淋巴系统在背部皮肤下形成若干较大的窦部，为背部淋巴囊。多数两栖类动物为体外受精。胚胎发育无羊膜。心脏为两心房两心室。

蟾蜍：体长约 11cm。皮肤表面有许多疙瘩，眼后方有一对毒腺。雌性背呈灰黑色，雄性呈褐色，腹面淡黄色。喜栖于阴湿处，傍晚、夜间觅食，以昆虫和软体动物为食。每年 3 ~4 月到水中繁殖，受精后 2 周孵化，蝌蚪经 77~91d 后开始变态，转入陆地生活。

青蛙：体长约 7cm，背部有明显的侧褶，前肢短，后肢长，后肢有发达的蹼，适于跳跃。一般栖居于陆地，常活动于池塘、河边和稻田的草丛中，以昆虫、蜘蛛、多足类为食。产卵受精后孵化，蝌蚪经 105d 左右变态，转入陆地生活。

蟾蜍和青蛙除在发育生物学中的经典应用外，还常用于生理学、药理学实验研究。蛙类的心脏在离体情况下仍可有节奏地搏动较长时间，常用来研究心脏生理、药物对心脏的作用；腓肠肌和坐骨神经可用于观察外周神经的生理功能，药物对周围神经、横纹肌或神经肌肉接头的作用；用青蛙和蟾蜍可进行脊髓休克、脊髓反射、反射弧分析实验；蛙有肠系膜上的血管现象和渗出现象，常用于肠系膜或蹼血管微循环等实验研究。两栖类中 Luckers 腺病以及皮肤肿瘤是肿瘤学研究较好的材料。近年来，两栖类动物还常用于比较发育和移植免疫学，毒物和致畸胎药物筛选，肢体再生，渗透调节，两栖动物变态的生理学和内分泌学以及激素测定等研究领域。

五、鱼类

鱼类（Fish）分 44 个目，550 个科。鱼类种类繁多，可达 2 万~3 万种，是脊椎动物门中种类最多的纲，比哺乳类动物多近 10 倍。常用于实验研究的鱼类多为淡水、冷温带鱼，如金鱼（*Carassius auratus*）、鲤鱼（*Cyprinus carpio*）、斑马鱼（*Danio rerio*）、电鳗（*Electrophorus electricus*）、鳉鱼（*Fundulus heteroclitis*）、鲇鱼（*Ictalurus punctatus*）、虹鳟（*Oncorhynchus mykiss*）、鲑鱼（*Salmo salar*）、罗非鱼（*Tilapia spp*）、青鳉鱼（*Oryzias latipes*）、黑头呆鱼（*Pimephales promelas*）、电鳐（*Torpedo californica*）、剑尾鱼（*Xiphophorus helleri*）、新月鱼（*Xiphophorus maculatus*）等。

（一）鱼类的生物学特性

鱼属水生变温动物，体温随周围水温变化而变动，从水温零下到40℃都能适应，但水温骤变（大于5℃）可导致个体死亡。可通过改变水温来控制鱼的体温，以研究生化反应和生理代谢过程中加速或减缓的规律。

鱼的呼吸器官是鳃，直接与外界水接触，可调节鱼体内外的离子交换，是研究物质传输的一种简易系统，也是研究膜生理的很好模型。

鱼生存的水环境差异很大，各种鱼类有不同的肾结构，已应用于生物学研究，鱼的肾小管外植体已被用作研究肾小管功能的活体外模型。肾脏除排泄功能外，还是主要的造血器官。

鱼类皮肤不同于哺乳动物。鱼的皮肤无角质层而有保护层，该层组织是由粘多糖物质、粘液、脱落细胞、免疫球蛋白和游离脂肪酸构成。其表皮是由基底细胞、粘液细胞、颗粒细胞、淋巴细胞、巨噬细胞等构成。真皮内含有色素细胞，包含内源性黑色素和外源性类胡萝卜素，它们使鱼的皮肤具有各种颜色。

鱼具有较完整的消化、泌尿系统。泌尿系统的终端为尿生殖孔。

鱼的心脏和网状内皮系统与哺乳动物不完全相同。鱼是两腔心，只有一个心房和一个心室。网状内皮系统无淋巴结。胸腺是中央淋巴器官，淋巴细胞从胸腺游走但不返回，脾中有B细胞和T细胞，肾中只有B淋巴细胞，心房和鳃板内皮内有吞噬细胞，肝、脾、肾中有巨噬细胞积聚。

各种物理、化学的刺激都影响鱼的行为。缺氧可刺激鱼狂游出富氧层水面，鱼的嗅觉特别敏感，味觉对鱼行为影响最大，如鱼的信息素可识别幼鱼和帮助群游。雌激素、卵细胞对雄鱼有吸引作用并激发其性反应。鱼类繁殖方式多样化，大多数鱼类为卵生，有的为胎生，一次能排出大量的卵细胞，所以繁殖能力特别强。

鱼和哺乳类动物的营养需要相似，特别在氨基酸、维生素、无机盐等方面。专制的鱼饵料，是理想的营养来源。不同食性的鱼对营养需求有很大差异。国内对鱼类养殖有很多文献，可作饲养实验鱼之参考。

（二）鱼类在生物医学研究中的应用

鱼类作为实验动物，具有许多独特的优点。其生物学性状完全可以和人类的相应性状所类比。已被广泛应用于胚胎学、遗传学、内分泌学、毒理学、行为科学、肿瘤学、环境保护科学等实验研究领域。

1. 毒理学和药理学及环境监测研究　鱼类对某些药物、毒气十分敏感，含极微量的成分即可引起很强的反应，对其习性的影响更为灵敏，对研究某些含量低和药理作用弱而需长期口服给药的中草药更为适宜，对某些中枢神经兴奋和抑制药的反应比较敏感，结果判断明确并易于掌握，因此鱼类是检测人工污染物和自然污染物的极好的生物指示剂。

2. 用于生理和生物化学研究　根据鱼类的生理机制是依赖温度的特点，可用来研究生化与代谢过程的速度加快或减慢规律。这一研究领域包括免疫功能、炎症和膜生理学等方面。如炎症发生时，通过降低其演变速度来研究炎症的发展步骤。降低鱼的体温，其炎症反应就可减慢，因而对生理、生化和病理现象形成新的认识。鱼的肾小管外植体用来研究肾小管功能的活体外模型。

3．用于内分泌学方面的研究　不同脊椎动物的激素结构不完全相同，故对其特定靶组织的相应作用就存在自然的差异性，这种差异对人类有益。如大马哈鱼的降钙素比人体的对应物效应更强，因此该种鱼的降钙素可用作治疗人的变形性骨炎等疾病。

4．用于胚胎学和遗传学研究　国内 20 世纪初，就有学者利用金鱼研究其变异和遗传。20 世纪 60 年代起又有人从事鱼类细胞核移植试验，将鲑鱼等动物的 RNA 注射到金鱼卵内，探求出鱼类细胞质遗传规律。

5．肿瘤学研究　鱼是理想的肿瘤研究动物模型。鱼体很多组织都可发生肿瘤病变，无论自发性或诱发性肿瘤都较多。小型淡水鱼类在研究肿瘤的发生与环境之间的关系上有着特殊的用途。例如：可利用金鱼建立诱发性的肿瘤模型。

6．其他研究　岐山斗鱼（*Macropolecs opercularis*）或泰国斗鱼（*Betta splendens*）是测定药物抑制本能行为的敏感动物，鲶鱼（*Ictalurus nebulous*）没有电器官但有灵敏电感觉，已发现有 4 个电感觉中枢，即延脑后侧线叶、小脑后侧叶、中脑半圆突以及前隆核团。适宜做电感觉中枢对静止和偶极子电场的反应研究。虹鳟鱼是毒物学研究中常用的种类。日本鳉鱼可对环境污染物质、重金属、致癌物质、农药、放射线等的毒性进行研究，还可用于生理、药理及胚胎研究，如以色素细胞为对象的神经系统药物的研究、卵表面的钙代谢研究等，也可用于突变种及克隆化的遗传研究。食蚊鱼（*Poecilia reticulatus*）俗称孔雀鱼，可用于生态和形态学研究，类固醇激素的内分泌学研究，毒性、生理、生殖、药理、病理等研究。

目前，世界上已有近 10 种鱼的近交系育成。如：新月鱼近交代数已达 48 代，光亮拟胎鳉（*Poecilipsis lucida*）和孤独拟胎鳉（*P. monacha*）近交代数已超过 50 代。我国珠江水产研究所对剑尾鱼的近交培育工作已在进行，目前已达 18 代。南华大学应用雌核发育技术已成功培育出近交系的红鲫鱼（*Carassius auratus* red variety）。

（王宗保　吴端生　刘　鑫）

主要参考文献

1　方喜业主编．医学实验动物学．第 1 版．北京：人民卫生出版社，1995

2　施新猷编著．医用实验动物学．第 1 版．西安：陕西科学技术出版社，1989

3　钟品仁主编．哺乳类实验动物．第 1 版．北京：人民卫生出版社，1983

4　卢耀增主编．实验动物学．第 1 版．北京：北京医科大学中国协和医科大学联合出版社，1995

5　魏泓主编．医学实验动物学．第 1 版．成都：四川科学技术出版社，1998

6　颜呈准，刘瑞三主编．实验动物科学管理实用手册．第 1 版．昆明：云南科学技术出版社，1996

7　田小芸，孙敬方．近交系小鼠的生物学特性研究．实验动物科学与管理，1996，13（4）：1～4

8　孙岩松，裴相元，彭传贵，等．北京地区恒河猴试验性繁殖及部分生物学特性观察．中国实验动物学报，1998，6（2）：1～7

9　何永康，张新跃．东方田鼠的研究进展．中国实验动物学杂志，1998，8（2）：116～119

10　裴德智．简述中国实验用小型猪．实验动物科学与管理，1997，14：36～37

11　孙桂华，宋鸿，黄小让，等．中国 1 号小型猪建立幽门螺杆菌相关性胃炎模型．新消化病学杂志，

1997，5（12）：767~768

12　吴端生，王宗保. 鱼类实验动物开发与应用研究的现状及展望. 中国实验动物学杂志，2000，10：103 ~109

13　Simon-GA，Maibach-HI. The pig as an experimental animal model of percutaneous permeation in man：qualitative and quantitative and quantitativeobservations-anoverview. Skin-pharmacol-Appl-Skin-physiol，2000，13（5）：229~234

第六章　实验动物的饲养管理

来源清楚的种子，良好的环境控制，标准化的饲料和科学的管理是培育生产出高品质、标准化实验动物以及获得准确实验研究结果的重要条件。完善的管理计划，要为动物的生长、发育、繁殖和维持良好的健康状况，提供环境、栖居所和护理条件，以尽量减少影响科研成果的各种可变因素。因此，进行严格的科学化管理具有重要意义。

第一节　实验动物饲养管理概述

实验动物饲养管理范围较广，主要包括：环境设施管理、饲料、饮水、饲喂、运输、卫生消毒及生产繁殖管理等内容。

一、环境设施管理

实验动物所生活的房屋建筑不仅是保证一定水平的环境控制基础，同时也是保证正规化、科学化管理的基础。不同等级的动物对建筑设计要求不同，对环境因素控制水平和达到的标准也不尽相同。清洁级以上实验动物的培育和用作动物实验研究的饲养设施，除了饲养间、缓冲间、洗刷间、消毒间、人员清洗更衣间、传递室（窗）、贮存室和人员办公室，以及清洁物、污物存放的明显分区和走向外，还需要有相应的空间进行动物的接收、隔离检疫和进行实验操作。人员进出要经过淋浴（水淋或风淋），穿着消毒衣。进去的所有物品都必须经过消毒灭菌处理，排出的废物、动物尸体等要根据其性质有专门设备和方法进行合理处理。

实验动物笼架多采用金属制成（不锈钢笼架较好），一般应可移动，并可经受多种方法消毒灭菌。笼具应保证动物正常的生理和行为不受限制，包括便溺排泄、维持体温、正常动作和体位的调整，必要时还有繁育；可防止动物逃逸，且便于清洗消毒。如：无毒塑料盒加不锈钢丝制成的笼盖、不锈钢丝笼等。饮水器可采用自动饮水器、玻璃瓶或塑料瓶（瓶塞上装有可自动吸水的金属或玻璃饮水管）、瓦钵、陶瓷盆等。

二、饲料、饮水管理

实验动物的饲料，应根据动物的食性，以满足其全价营养需要为原则配制。另外，饲料应维持营养成分的相对稳定，任何饲料配方或剂型的改变都要作为重大问题记入档案。常规可加工成颗粒状、饼干状、粉状、半流体或液体状。用高压湿热消毒方法灭菌的饲料，在配料时应考虑到对其营养成分的破坏，以保证灭菌后饲料仍具有足够的营养含量。

应保证动物充足的饮水，而且应根据不同级别的要求，给以相应的饮水。一级动物饮水标准应不低于城市生活饮水的卫生标准。二级以上动物的饮水需经灭菌处理。二级、三级动物饮水可用高温高压灭菌，也可用盐酸水（pH值 $2.5 \sim 3.0$）进行酸化，或用次氯酸钠水（游离氯浓度达到 $10mg/L$）进行氯化，使之达到微生物控制标准。四级动物饮水只能用高温高压方法灭菌。

三、引种及运输管理

必须严格管理实验动物种质资源，合理规范实验动物引种。应该按照有关法规要求，见附录1~附录4，从具有法定资格的实验动物保种中心引种。

实验动物的运输，无论距离远近，都要保证动物不被污染，并保持正常状态。运输容器视动物的微生物控制级别而定，容量大小应保证动物有正常姿态活动的空间。普通动物可用饲养笼运输，清洁级以上动物常用带有过滤介质窗的瓦楞纸箱装运，无菌动物则用特制的金属运输罐。一般选择飞机或带有空调的运输车运送，以减少由于温度变化而引起动物不适或死亡。动物运到后不能直接进入实验区或饲养区，必须在验收检疫区隔离一段时间（一般为1~2周），以使动物适应新的环境。有条件时进行病原学检查，防止动物将传染病带入实验区或饲养区。

四、日常管理

维持有益于动物健康的条件，包括饲料饮水添加、垫料更换、清洗和消毒等。这是饲养管理的一个重要内容。应依据动物的正常行为和生理特点为其提供整齐、干净、微生物控制达到相应等级要求的环境。饲养管理人员应认真遵守卫生、消毒制度，严格执行饲养操作规程，并定期开展实验动物及其环境的质量监测。

认真做好观察和记录，是实验动物饲养管理必不可少的内容。观察是动物饲养和动物实验的一项常规工作。工作记录应包括：①种群记录、谱系记录、品系记录和个体记录。②生产记录：繁殖卡记录、工作日记。③环境记录：温度、湿度记录，天气情况记录，消毒灭菌记录。④动物健康记录。⑤实验处理和观察记录。

实验动物应由合格人员逐日进行照料管理，包括周末和假日，以维护动物的福利，满足研究需要。应制定兼顾工作人员和动物双方的应急措施和救灾计划，在动物设施内明确地布置应急措施，作为动物设施总体安全性计划的一个组成部分。

实验动物饲养过程中所产生的废料（如：更换的垫料、粪便等）和动物实验所产生的废料（如：动物尸体等）必须定期妥善地清除和处置。应在整个设施内安置足够数量的设有专门标记的废料容器，并定期清洗容器和用具。感染性的动物尸体应就地焚毁。有害性废料必须经灭菌、包裹、发酵、焚烧，或其他有效手段处置，以保证其安全。

如前所述，实验动物饲养管理的内容十分丰富。下面详细介绍常用实验动物如小鼠、大鼠、豚鼠、兔、犬、猴等动物的饲养管理，简单介绍其他实验动物的饲养管理。

第二节 小鼠的饲养管理

一、饲养环境

1. 建筑 小鼠生活的房屋设施总的要求是保持恒定舒适的温度、湿度，保持新鲜、洁净的室内空气，保持安静的环境，保持符合自然节律而柔和的光线（详见第三章）。作为饲养普通动物的开放系统，至少要有防野鼠、防昆虫设备，有降温、升温设备，有增湿、去湿设备，有通风换气设备。

2. 笼具 现已普遍采用无毒塑料笼具，饮水设备使用饮水瓶。二级、三级小鼠可使用层流架的方式，也可使用带滤帽的笼具。

3．垫料　选用具有良好的吸湿性、尘埃少、无异味、无毒性、无油脂的材料，常用阔叶林木的电刨花或玉米芯加工而成的小碎块。垫料须经高压蒸汽灭菌。对繁殖能力较差的品系，在分娩前应加入柔软的纸条。

4．饲料和饮水　小鼠饲喂全价营养颗粒饲料，饲料的营养成分应符合营养需求标准。饲料的消毒灭菌应达到相应等级小鼠微生物控制的要求。一级小鼠饮水的水质标准不低于城市生活饮水标准（最好为开水或过滤水），二级以上小鼠的饮水还必须经高压蒸汽灭菌或盐酸酸化。

二、一般饲养管理

1．饲喂　小鼠胃容量小，有随时采食的习性，夜间更为活跃。采取"少量勤添"的原则，保证随时有料。每周喂料 3~4 次，以上次的料刚刚吃完为好。小鼠的饲料消耗量，随着生长发育和生产繁殖的阶段不同而有所不同，所以必须注意不同阶段添加的饲料量。对于种鼠、妊娠鼠、哺乳鼠应使用繁殖用高营养饲料，并适当添加葵花籽、麦芽、鸡蛋等。成年小鼠采食量：5~6g/d。怀孕后期：8~10g/d；哺乳第一阶段（1~12d）约 13g/d；哺乳第二阶段（13~21d）约 19g/d。仔鼠在 21d 离乳前约 4g/d；22~23d 为 5.5~6g/d。

饲料存放在凉爽、干燥的地方，1 周内用完，饲料贮存期不超过 90d。

2．给水　饮水应保证连续不断，每周换水 2~3 次（最好是每天更换新鲜水），并特别注意饮水瓶嘴是否有气泡、不出水或漏水的现象。每次换水要连同水瓶和瓶嘴一起换下，并认真清洗水瓶和瓶嘴，然后消毒，严禁未经消毒的水瓶和瓶嘴继续使用。

3．卫生消毒　卫生、消毒工作总的要求就是要整齐、干净、防止传染病。进动物之前，应做好室内的清扫、消毒及饲养笼器具的清洗、消毒。动物饲养过程中，每次操作完后，用 0.1% 苯扎溴铵擦拭笼架、地板，每月定期彻底喷雾消毒 1 次。对于清洁级及清洁级以上的动物，进入饲养室的物品都必须消毒灭菌，人员进入须淋浴、更换无菌衣。

4．垫料更换　污秽的垫料应按需要勤清除并换以新材料，以保持动物的清洁和干爽为原则，一般每周更换垫料 1~2 次。

5．观察、记录　饲养人员一上班，就应先检查温度、湿度，然后观察鼠情：饮水、饲料、健康状况、产仔情况等。如发现异常，应及时处置，并认真做好各种记录。

6．生产繁殖管理　繁殖方法详见第四章。同时还应注意以下几点：

（1）选种一般从第 2~第 4 胎的仔鼠中选留种子。选种原则是：首先要看双亲的繁殖能力。要求双方体质健壮，产仔率高，离乳率高，母性强，胎间隔不超过 30d。然后看子代，要求子代体质强壮，运动活泼，生殖器正常。对于生产胎次少的品系，也可从第 1 胎仔鼠中选留。

（2）配种要等体成熟时再配，体成熟时期较性成熟时期晚。

（3）不同遗传特点的动物群（如：近交系与封闭群）繁殖方法不同。

（4）种鼠可使用 1 年半。雌鼠生育 6~8 胎即可淘汰。要经常检查种鼠的生殖能力，及时淘汰受孕率低的种鼠并增补新种。

（5）离乳后的雌鼠和雄鼠分开饲养，发现异常动物及时淘汰处理。

第三节　大鼠的饲养管理

大鼠的饲养管理原则上与小鼠相同，不再赘述。现就大鼠饲养管理的不同之处和需特别强调的地方简述如下：

一、饲养环境

1. 环境　大鼠对环境因素的刺激非常敏感。其中温度、湿度的波动或突然变化可成为重要的应激因子，促进条件致病菌所致传染病的暴发。空气干燥，湿度低于40％时，大鼠易得坏尾病。肮脏的垫料、笼内过度拥挤或通风不良、环境内产生过量的氨气或硫化氢会引起呼吸道感染，肺大面积炎症，特别是支原体的发生。大鼠的听觉灵敏，对噪声耐受性低，强烈噪声引起吃仔或抽搐现象。

光照对大鼠生殖生理或繁殖行为影响较大。外界强光，甚至推荐标准范围的光线水平也能引起白化大鼠视网膜变性和白内障。在顶层大鼠笼架应装上光线挡板，以防天花板照明装置对大鼠产生影响。

实验期间不能使用杀虫剂喷洒动物和饲养环境，防止动物体内发生改变，给实验结果带来不利影响。过密饲养会导致体重增加缓慢，肠道病原菌种类及密度上升，大鼠血浆甾体类激素水平发生明显改变。

总之，大鼠饲养室应做到安静、通风、空气洁净度高。

2. 笼具及垫料　饲养大鼠的笼具有两种：一种是实底装铺垫料的塑料盒，用于繁殖鼠饲养。另一种是金属丝网底带接粪盘的笼具，一般饲养非繁殖鼠。笼具的底面积大小应适当，以保证大鼠有足够的活动空间。长期饲养于金属丝笼底笼具的大鼠易发生足疮，可导致严重的损害、不适、出血和贫血，并易患坏尾病。因此在生产和长期实验中不宜使用这种笼具。

大鼠用的垫料除了要达到国家标准规定的要求外，还要注意消毒灭菌。另外更要注意的是，控制它的物理性能，粘满尘土的垫料可导致异物性肺炎。

3. 饲料　大鼠喂全价颗粒饲料。饲料应保证其营养需要，并符合各等级动物饲料的卫生质量要求。大鼠对蛋白质的要求高，特别是动物性蛋白和维生素，投给量要比小鼠多。大鼠对营养缺乏非常敏感，营养缺乏时常会导致缺乏症，并加剧传染病的发生。

二、一般饲养管理

大鼠的一般饲养管理应注意两点：一是饲喂大鼠要定时定量，一般每周加料2～3次，软料则应每日更换；二是大鼠扩大繁殖生产，一般采用1雄多雌间隔同居法，当雌鼠腹部明显增大确认怀孕后，进行单养准备分娩，并投入新的雌鼠。

第四节　豚鼠的饲养管理

一、饲养环境

1. 环境　豚鼠听觉灵敏、胆小、易受惊吓，因此环境应保持安静，开放饲养环境的噪声在 60dB 以下。最适温度为 20~24℃。超过 30℃时，豚鼠体重减轻、流产、死胎、死亡率高。低于 15℃时，繁殖率、生长发育率降低，疾病发生率上升，易患肺炎。温度的恒定也相当重要，温度的急骤改变，常可危及幼鼠生命，使母鼠流产或不能分泌乳汁。湿度应保持 40%~70%。湿度过高或过低都会引起豚鼠抵抗力下降，易患疾病。饲养室内空气应新鲜，氨浓度控制在 14mg/L 以下，氨浓度的高低与豚鼠肺炎发病率密切相关。由此可见，良好的通风换气和适宜的温度、湿度对保证豚鼠的健康水平极为重要。豚鼠饲养室应安装空调和通风换气装置。

2. 笼具　有传统的水泥或木制池养方式（周边高 40cm）、抽屉式的箱子、铁丝网底和实底的笼盒等。金属网底笼具，粪便可由金属网眼漏下，下接底盘，底盘可自由取出，内铺有垫料，这种方式分层饲养可节省空间，常用于豚鼠的生产群。池养容易造成粪尿直接接触身体和食物，且不便于清除粪便，消毒也不方便，宜少采用。

3. 垫料　池养和实底笼饲养时，所铺垫料都要消毒，垫料为不具机械损伤的软刨花。细小的和硬的刨花、片屑、锯末可粘在生殖器粘膜上影响交配，甚至损伤生殖器，使豚鼠不孕。粉末状垫料也会引起呼吸道疾病，不宜采用。

4. 饲料和饮水　豚鼠饲喂全价营养颗粒饲料，饲料应符合营养标准和达到饲料卫生、检验标准。饮水应使用饮水瓶、自动饮水器或水钵，保证充足的新鲜水。

豚鼠属草食性动物，对纤维素需求量高，在饲料配方中应特别注意。如果粗纤维比例低，易引起豚鼠严重脱毛和相互吃毛现象，有条件的地区可长年补充新鲜青草。

豚鼠自身体内不能合成维生素 C，必须从饲料中获取，体重 100g 的豚鼠每日必需 4~5mg 的维生素 C，在生长、妊娠、泌乳期间和受到应激时，实际需要量为每日 15~25mg/100g 体重。维生素的缺乏常导致动物跗肘关节肿胀，行动困难，体质衰弱，并易感染细菌性肺炎、急性肠炎和霉菌性皮炎等。维生素 C 的投喂可通过内含充足维生素 C 的颗粒料，也可溶于饮水中（200~400mg/L，新鲜配制），或投喂富含维生素的新鲜多汁的绿色蔬菜、水果（柑橘属水果）等办法。由于维生素 C 易氧化不稳定，饲料不能久放，贮存的地方应干燥凉爽。

豚鼠对变质饲料特别敏感，常因此减食和废食。霉变或含杀虫剂的草、蔬菜和饲料常可引起中毒，甚至致死，腐烂的蔬菜和水果一律禁止饲喂。

二、日常管理

1. 饲喂应定时定量，颗粒料上午、下午各喂 1 次，喂量的多少可视下一餐刚吃完为度，一次加料过多除造成浪费外，饲料在料盒中放置时间太长，易被细菌污染发霉变质。青料充足，且质量好，可适当减少颗粒料。

注意豚鼠生长发育和生产繁殖的不同阶段对饲料的质和量的要求是不同的。

由于豚鼠有趴卧食具的习惯，饲料易被污染，所以饲料盒提倡壁挂式。

2. 严格执行卫生、消毒制度，保证地面、食具和笼具清洁干净。每周更换垫料 2 次，消毒饲养盒（笼）和饲料盒 1 次，定期用消毒液喷洒地面和墙壁。

3. 仔细观察动物的健康状况、产仔情况及仔鼠的生活情况等，并认真记录。

4. 繁殖　豚鼠的妊娠期较长，每胎产仔数又较少，与大鼠、小鼠的繁殖相比较难，但在饲养繁殖中也形成了固定的繁殖方法，在繁殖过程中应抓好选种、育种、交配、妊娠与分娩、哺育和离乳等主要环节。

（1）选种：选种是繁殖工作的第一环节，种鼠的质量是提高其生产力的重要条件之一。对亲代的要求是体格健壮，体重符合要求，并具有较高的生殖能力。雄性豚鼠性欲旺盛，历次与雌性豚鼠交配都有较高的受孕率。雌性产仔率高，泌乳量大，适应能力强，常选择其第2～第4胎所生仔鼠做种鼠。对仔代的要求是健康无病，发育良好，生殖器正常，性活动强。非近交系豚鼠选种时应注意避免近亲繁殖，编号记录要详细。

（2）育种：选定的仔种鼠到生长成育成期种鼠为育种期，应进行选定种鼠良好的饲养与仔细的管理。

根据近交系豚鼠和非近交系豚鼠的不同，分别做好双亲系谱的记录，雌雄分开饲养，定期称重。

（3）交配：豚鼠的性周期为16.5d，其发情期持续大约15h，通常在下午5～6点到第2天早晨5～6点，发情10h后开始排卵。豚鼠有产后发情特征，在分娩2～3h后母鼠出现发情和排卵，产后交配妊娠率高达80%以上，利用这一生理特点，豚鼠生产采用雌雄豚鼠长期同居交配方法（亦可交配，确定怀孕后，将雄鼠移出，然后再把产后的母鼠和仔或将临产的母鼠移入原雄种鼠笼内同居10～17d，移出，待仔鼠离乳后，再放回原雄种鼠笼内），缩短繁殖周期，提高产仔胎数，提高妊娠率，但要注意母鼠的营养及饲养密度。亦可采取定期同居法，交配，受孕后，移出雄种鼠，待母鼠分娩、仔鼠离乳后，再将雌雄种鼠同居。

雌雄交配比例，既可1雄1雌，也可1雄多雌。

豚鼠有性早熟的特征，交配使用的雌雄种鼠必须达到体成熟。根据地区不同，季节不同，豚鼠的体成熟也有差异，一般5～6月龄的豚鼠达到体成熟。雌鼠体重为600～700g，雄鼠700～800g，可用于繁殖使用。

（4）妊娠和分娩：雌雄同居后，一般多在第1次发情排卵时怀孕，受孕豚鼠20d后，活动时其腹部两侧有明显地隆起特征，可摸到似球状的胎儿。豚鼠与其他啮齿动物相比，妊娠期较长，平均为68（62～72）d，对妊娠期的豚鼠应加强管理，饲养密度不宜过大，轻抓轻放，保持安静以防止流产。妊娠期的豚鼠食欲旺盛，毛色光泽好，处于营养需要量较大时期。

豚鼠分娩多在晚上，胎儿一出生，母鼠舔舐仔鼠被毛，吞吃胎盘，正常情况下能顺利地产下所有的胎儿。应及时检查生产情况，做好生产记录。

（5）哺乳和离乳

1）哺乳：豚鼠虽然只有1对乳头，但泌乳能力强，一般能带活全部仔鼠，每只生产雌鼠以哺乳4只仔鼠比较适宜，产仔鼠较多的可以调整。长期同居交配法可采取几只雌鼠一起生产、同时哺乳的办法来解决产仔鼠较多的雌鼠哺乳，雌豚鼠也有互相哺乳的习性。仔鼠出生后4～5d就能采食，同时又有母乳，所以仔鼠出生后生长速度较快，出生15d左右的仔鼠体重比初生时可增加1倍左右。哺乳期母鼠消耗比较大，仔鼠又能采食，在此期间应注意精心饲养，特别注意清洁卫生。

2）离乳：一般豚鼠的仔鼠离乳标准有2个，一是仔鼠体重达到180g以上，二是哺乳21d。选定作为种鼠的仔鼠可适当延长哺乳期，一般仔鼠21d以内都能超过180g，在离乳时如出现同胎仔鼠中有个别生长发育缓慢，可把达到离乳要求的仔鼠先离乳，余下仔鼠继续哺乳。一般尽量不延长哺乳期，哺乳期过长，会使雌种鼠体质过于消耗，影响下胎怀孕和胎儿发育，特别是采用长期同居繁殖方法的雌种鼠。由于豚鼠性成熟比较早，离乳的豚鼠应雌雄分开饲养。

第五节　兔的饲养管理

一、一般饲养管理

1. 环境　目前，兔一般为普通级，**环境要求应符合国家环境因素指标标准**，温度恒定为 18～29℃，相对湿度为 40%～70%，**室内保持安静、清洁、干燥、通风。**

笼具一般为钢丝笼，**或用竹片**、木条垫底。产仔做窝用产箱。食槽为固定于兔笼上、可以转动或自由取下的簸箕式食槽，也可用陶瓷食盆。饮水器有乳头式饮水器、陶制瓷碗、倒置玻璃瓶等。

2. 饲料和饮水　采用全价颗粒饲料，须达到国家规定的营养需要和卫生质量标准，并满足不同阶段的营养需求，饲料配方稳定，还要特别注意粗纤维的含量。对于普通级兔可加喂洗净、消毒、晾干的新鲜蔬菜或青草。

喂食要每天定时定量，上午、下午各 1 次，下午可稍多喂，喂量以每天刚好吃完为宜。3 月龄内幼兔少喂多添，防止过食或不足。日耗料量：离乳至 3 月龄，颗粒料由 60g 逐渐增加至 120g，育成兔（2.5kg）为 150g，妊娠母兔为 180g 左右，休养母兔和雄兔为 120～150g。

饮水应保证充足干净的水源，水具每天清洗，每周消毒 1 次。

3. 卫生、消毒　严格执行卫生消毒防疫制度。进动物前，房舍清扫，熏蒸消毒。对笼具、饲具清洗、消毒。饲养过程中，每月消毒 1 次笼具（特别是垫板）。水具每天清洗，每周消毒 1 次。每天冲洗粪便（冲洗之前注意观察粪便情况）。保持室内干净、干燥。操作完后，用消毒液拖地。饲养室和全部用具每年彻底消毒 2 次。

4. 观察、记录　饲养员一上班就要首先检查水、电、换气、空调等设施的运转情况，登记好温度、湿度，然后观察兔情：饮水、饲料情况，兔的健康状况（特别注意粪便是否正常），还有产仔、哺乳、仔鼠情况。如有异常，应迅速处理，并报告负责人，认真做好各种记录。

5. 繁殖　兔性成熟的早晚，取决于品种、性别、营养以及各种环境因素。配种要等体成熟，新西兰中型兔的配种年龄为 6～7 月龄，体重 3.5kg 左右。

兔的交配方法有自然交配法、人工辅助交配法及人工授精。一般采用人工辅助交配方法。兔为刺激性排卵，母兔无发情期，一年四季均可交配、受孕。但性欲有周期性，大多以 7d 为一个发情周期，发情期持续 3～5d，在此期间，外阴肿胀，外阴粘膜由粉红→老红→紫红变化。在老红时，配种较顺利，且受孕率较高。此时可将母兔送至公兔笼内，交配后，可轻拍母兔臀部，交配后 10min 左右，可再用另一只公兔复配 1 次，或者 10～12h 后，再复配 1 次，做好记录。如果 3～5d 后，母兔拒绝交配，一般证明已受孕。为提高繁殖效能可在产后 3d 内交配 1 次（血配），由于边哺乳、边妊娠，需注意母兔的营养。无恒温设施，一般夏天采用清晨，或早、晚交配，天气炎热时，停止交配，冬季应在中午为宜。

妊娠期平均为 30d，个别也有 28d 或 35d 的。交配 10d 左右可以摸胎。进入预产期，可见母兔拔毛，要提前 2d 换上干净笼具，并准备好干净、消毒过的产箱，铺以棉花。

产仔后做好记录（日期、数目），检查哺乳情况及仔兔情况，防止仔兔吊乳出巢。一般带仔数不超过 8 只，留种的不超过 6 只，多余的仔兔可适当调剂，并要注意防止代乳母兔咬死非亲生仔兔，可在仔兔身上涂抹代乳母兔的尿液和乳汁，同时注意把被调仔兔身上沾着的巢箱内兔毛、粪便清除干净（或先将代乳母兔离巢，将被调仔兔放进代乳母兔巢内，经1~2h，使其沾带新巢气味后，再将代乳母兔送回巢内）。

1个月左右离乳，发育差的再增乳一段时间，留待第2批或第3批离乳。离乳时应将母兔取走，将离乳仔兔留在原笼饲养。

种兔使用年限3~4年。

二、不同类型兔的管理

（一）种公兔

种公兔品质要优良，发育良好，体格健壮，性欲旺盛。3月龄后应雌雄分开饲养，严防早配、乱交。一笼一兔，有适当的活动空间。配种时，应把母兔捉到公兔笼而不反之。种公兔1d内，交配2次，每交配2d，应休息1d。换毛期不配或少配。应有详细配种记录。

（二）种母兔

1. 空怀兔　母兔由于哺乳，体力消耗大，身体比较瘦弱，需要补偿提高健康水平，但又要防止过肥，有利于母兔正常发情排卵。适时配种。

2. 怀孕兔　①供应充足的优质饲料，特别是中晚期，量增加50%，蛋白质增加20%~40%。②做好护理，防止流产，不要随意捕捉怀孕母兔，保持安静。③做好产前准备，按预产期提前2~3d，换干净笼子，放好消毒的产箱，铺好棉花。④分娩时，注意安静，光线不能过强。分娩后及时检查，清理产箱，去除污毛、血毛、死胎，补充垫料，重新整理巢窝，检点出生仔兔数，做好记录。如发现不拔毛或拔毛少的母兔，应将其胸部和腹部，特别是乳头周围的毛轻轻拔除，以防仔兔吸吮不到母乳。

3. 哺乳兔　①增强营养（特别是蛋白质含量），随着仔兔日龄增长，注意饲料喂量，保证足够的饮水。②经常检查母兔的哺乳情况及仔兔吸奶情况，有不会哺乳的，应人工将母兔轻轻放入产箱，促其哺乳，每天1~2次，每次5min，连续2~3d，有的母兔就会自己哺乳。③检查母兔乳房，一旦发现红肿、硬块——乳腺炎，要及时治疗。④笼具保持清洁，定期消毒。食具、饮水器应每天清洗，每周消毒。产箱内有粪尿，要及时换上干净的垫料。⑤产后3d，调整好仔兔数。

（三）仔兔

做到早吃奶，吃足奶。每天检查，冬天**防冻，夏天防"蒸窝"**，防蚊、防鼠。能出巢时，可以逐渐吃料，注意补料，做好离乳准备，母仔分开饲养，**每天早晚各放奶1次**，注意垫料清洁干燥。

（四）幼兔

生长发育快，抗病力差，要特别护理。环境必须清洁、温暖、干燥。控制吃料。随年龄增长，逐渐增加喂量。

（五）青年兔

此期好养，搞好卫生消毒工作，雌、雄严格分开饲养，拟作种用者单笼饲养。

第六节 犬的饲养管理

一、一般饲养管理

1. 犬舍及环境要求 犬可饲养在有活动场地的犬圈、犬房或建筑物内的犬房，以及犬笼内。犬舍要求冬暖夏凉，经常保持清洁。地板易洗刷，并有良好的排水设备。在墙角垫一块 1.0m×1.2m 的木板条，板面距地面 10～15cm，作为犬的栖息卧处。最好在卧室外有一开放的运动场。

犬舍应建在日光充足、干燥的地方。

2. 饲料和饮水 犬可是肉食性动物，采用全价营养膨化颗粒饲料，为达到营养需要，注意配方，搭配要多样化。除了饲料以外，可喂给一定数量的动物肉、谷类、蔬菜、鸡蛋（以上都应烹调）、牛奶，并加维生素、鱼肝油、酵母、骨粉等营养。特别是种公犬和种母犬的怀孕期、哺乳期要注意添加营养。

饲喂要定时、定量、定地点。成年犬：2 次/d，生产母犬、幼犬：3 次/d。喂食应做到"三不食"，即：隔夜的食物不食，太热不食，太冷不食。

饮水：放置水盆，任其自饮，每天更换新鲜水。

3. 卫生、消毒 购进犬应严格隔离检疫，犬喜清洁干燥，犬舍每天要清扫、清洗，并保持地面干燥，每隔 2 周消毒 1 次地面和卧具（3%煤酚皂）。食盒、水盆每天清洗消毒。定期用刷子给犬洗澡。注意驱虫，特别是蛔虫、钩虫，注意接种疫苗。

工作人员每次工作前应穿戴好已消毒的工作服、帽、手套、高统雨鞋。每批犬实验结束后，应对犬舍进行彻底消毒。

实验用犬要拴链条编号。

4. 仔细观察，认真记录。

5. 调教 为便于实验，饲养人员和科研人员应亲自参加调教 1～2 周，使动物熟悉和亲近人员，调教后应能叫得来，牵得走，抱得起。

二、不同类型犬的管理

（一）种公犬

品质要佳，单独饲养，经常运动（每天 2～3 次，每次 30min），每日交配不超过 2 次，1 周休息 1d。注意营养，特别是蛋白质和维生素的含量。

（二）种母犬

1. 空怀期 饲养标准可适当降低，以防过于肥胖，并让其适当运动。

2. 配种期 春季、秋季发情，注意观察，防止漏配。

3. 怀孕期 保证优质饲料，怀孕后期注意补饲。密切注意雌犬的健康状况，保证适量的运动和日晒，给予安静的环境，防止流产，产前单独饲养，备好产床。

4. 哺乳期 初产期饲料要用流质，少量勤添，10d 以后恢复原用料，保证喂量。哺乳期应保持安静，勤于观察。

（三）哺乳仔犬

0～10d：尽可能早地让仔犬吃到初乳，并防止爬出床外。

11～20d：活动能力增强。

21～30d：有初期采食能力，可加入一些稀料，并逐步补料。21日龄后进行驱杀肠内寄生虫（如：蛔虫、钩虫）。

31～60d：母乳不能满足需要，补充少量牛奶、米粥、肉块。补充料配方：20%奶粉，60%玉米粉，20%小麦粉，做成粥，每日3次。视发育情况，可逐渐离乳。

（四）离乳仔犬

此阶段管理最困难，由于刚离乳，环境改变，抗病力降低，发病率高，死亡率高，一定要加强管理，认真护理。应保持犬舍清洁卫生，地面要经常消毒。饲喂3次/d，晚上补饲1次。要有充足的运动和日晒。

80日龄第2次进行驱杀肠内寄生虫。2月龄，接种犬瘟热疫苗，3月龄接种狂犬病疫苗、犬肝炎疫苗和犬细小病毒疫苗。

三、繁殖

性成熟因品质、地区气候及饲养状态不同而有差异。一般小型犬较早，大型犬较晚。一般为8～12月龄。配种年龄：公犬一般为1.5～2岁，母犬一般为1～1.5岁（第2次发情以后）。

犬为春、秋两季发情，配种最佳时期：发情期开始9～12d，隔1～2d复配1次。交配地点在母犬生活的地方。交配时间夏季最好安排在清晨或傍晚，冬季安排在中午。交配前最好不要喂食，交配后应注意不可让公犬剧烈运动，也不能马上给犬饮水。

妊娠期为58～62d，产前准备好产箱，产箱深度以仔犬不能爬出为宜，箱底光滑，铺上柔软的短草。产前给母犬喂些牛肉汤、牛奶等易消化的食物，供给新鲜饮水。母犬分娩一般都能自理，如遇产仔多，母犬筋疲力尽之时，饲养人员应协助分娩。

母犬可哺乳6～7只仔犬，大型犬可哺乳10只仔犬，超过此数，考虑人工哺乳或寄乳。45～60d离乳。

第七节　猴的饲养管理

1. 检疫　新购入的非人灵长类动物必须进行检疫，单独房舍或单笼饲养，经过一段时间驯化和检疫，证明确系健康后方可进入饲育室或投入实验。

按照实验动物猴Ⅰ级、Ⅱ级标准规定的检测项目检查。特别要重视检查人和猴共患的病原体，如结核菌、沙门菌、志贺菌及猴B病毒。同时也应做血常规检查和肝功能检查，对检出有病动物立即隔离，对饲养笼具应严格消毒。

2. 管理　笼具的设计应使动物有充分的活动空间，特别是垂直空间，以发挥其攀悬能力。最低限度保证当动物悬于笼顶完全伸展摆荡时，其足部不至于碰到笼底。群体关养时，更需要增加个体空间，以疏散密集程度，缓解攻击行为。饲养管理要由专人负责，禁止非工作人员进入饲养室，工作人员进入饲养准备间必须穿工作衣、工作鞋，戴口罩、手套，经过消毒液足浴后进入饲养室，每日观察记录动物活动状况、食欲及粪便情况。定期消毒饮水瓶、饲料盆及笼具。有效防止传染病的发生。当猴发生疾病时，应由兽医仔细检查，确诊并采取相应的治疗措施。

室内温度应为20～25℃，夏季不宜超过35℃，冬季不低于0℃。湿度为40%～60%，保持空气新鲜。

安全措施：猴房门窗、笼舍一定要牢固完好，防止猴外逃。被公猴遗弃的母猴应及时调整，放到合适的笼舍，在母猴房内，不能有两只具有交配能力的公猴存在；要随时对胆小或年老体弱者给予专门的饲养管理。另一方面与猴接触的有关人员应注意不要被猴咬伤。

3. 饲养　猴有杂食性、食谱广、进食快、爱挑食等特点，饲料要注意适口性。以各种粮食的精饲料为主，辅以经消毒的蔬菜、水果类青饲料。在制定食谱时，必须注意饲料多样搭配和保持饲料的相对稳定，此外适当增加鸡蛋、牛奶等营养价值高的蛋白质、脂肪类动物性饲料，以及钠、磷、钙、碘等矿物质饲料，对灵长类动物生长、发育和繁殖都有较好的效果。猴体内不能合成维生素 C，所需的维生素 C 必须来源于饲料中。国内外已有用固型饲料饲喂灵长类动物，以便实现饲养、饲料标准化。

饲喂方法：要实行定时、定量饲喂法，一只成年猴每日主食 200～300g 左右，副食200g 左右，饮水 300mL 左右。饲喂过多会引起消化不良而拉稀。饲喂时间：上午 8 时，下午 5 时各喂主食 1 次，中午 12 时喂副食 1 次。

4. 繁殖　半自然放养或舍养的雌雄猴可自行交配繁殖后代。单个笼养的猴，在雌猴月经后第 11～17d，以性皮肤肿胀最明显时转入雄猴笼，任其自行交配，交配后分笼饲养。妊娠的显著标志是停经，雌猴分娩多在夜间，除非难产，不需要人工护理。仔猴 3 月龄开始采食，需增加饲喂量；6～7 月龄可完全采食成年猴的食物。

第八节　其他实验动物的饲养管理

一、东方田鼠的饲养管理

1. 饲喂　东方田鼠主要为素食，但食性较广。饲喂方法原则同小鼠，饲喂小鼠颗粒饲料能保证其生长发育需要。繁殖种鼠可适当补充青料，如麦芽、胡萝卜、蔬菜、水果等。每昼夜饮水 50mL 左右，夏季适当增多。

2. 环境控制　东方田鼠对环境气候的耐受性强，最适生长温度 15～25℃。爱清洁，胆小怕惊，有的怕人，应保持饲养室内清洁、安静的环境。垫料更换要勤，并定期进行环境消毒。有的怕强光，室内光线应柔和。东方田鼠一般尚属温驯，但有攻击行为，喂食、更换垫料时，应防止其逃跑。门齿有惊人的啃咬力，有发生 1 个晚上将厚约 0.8mm 的铝皮匣咬出4.5cm×4.5cm 洞穴而逃跑的记录，以采用不锈钢板笼具加不锈钢丝笼盖较合适。

3. 繁殖　繁殖性能于第四章已作介绍。繁殖方法多采用 1 雄 1 雌长期同居法。母鼠临产，应提供避光、安静的暗室，放置干草和木屑作垫料。少惊动、少干扰。公鼠可以捉离，也可以或最好不捉离，因公鼠亦有护卫自己仔鼠的习性，当幼鼠受威胁时，公鼠、母鼠能迅速口叼幼鼠逃避、藏匿。东方田鼠在哺乳期可再次受孕，此时边哺乳边怀孕，应注意补充营养。幼鼠出生后雌雄易鉴别，与一般鼠类相似。生长甚快，发育良好，约在出生后 5～7d 睁眼，2 周后自行觅食，21d 离乳。

二、小型猪的饲养管理

小型猪的饲料可用混合料或特制的固形饲料，饲料中不得加入抗生素和激素类添加剂。日喂食 1～2 次，猪极贪食，常是给多少吃多少。小型猪的 1 日饲料量（即日粮），要根据其体重来计算，一般为体重的2%～3%。仔猪喂食为其体重7%的牛奶或特制人工乳。

小型猪生长的适宜温度为18～25℃，相对湿度为40%～60%。猪舍要求冬暖夏凉，每圈面积约6m²，设有漏粪尿地板和自动饮水器。猪圈内要打扫、洗涮干净，铺垫物每天更换1次，并经常消毒。在猪舍的出入口处设置脚踏消毒液槽，每周更换槽内消毒药水2次。

抓好预防接种和疾病防治十分重要。主要预防猪霍乱、猪丹毒、日本脑炎和猪细小病毒传染性疾病，还要注射传染性胃肠炎和猪萎缩性鼻炎疫苗。并经常观察猪的食欲、粪便有无异常及身体不适等症状，发现疾病对症治疗。

繁殖用小型猪均采用雌、雄分圈单养，1只雄猪可交配5～7只雌猪。要掌握雌猪的发情时期和发情特征，在发情期与雄猪短时间同居交配或人工授精。雌猪妊娠期平均为114d，妊娠后期，胎儿发育快，应保证足够营养供雌猪和胎儿需要，同时雌猪体内需积蓄一定养料，待产后泌乳用。这是保证胎儿大、体质好、雌猪泌乳量多的一个关键。将近分娩时，雌猪会衔草做窝，如果雌猪躺卧，四肢伸直，每隔1h左右发生1次阵缩，全身用力，阴户流出羊水，则很快将分娩出仔猪。此时应守候护理。仔猪生下来就会寻找母亲乳头吸乳。初乳中含有丰富的蛋白质、维生素、免疫抗体和无机盐等，初乳能促使仔猪轻度泻出胎粪，并能增强仔猪免疫力。要保证每只仔猪都能吃到初乳。训练仔猪开食，最好从仔猪出生后1周左右开始，这样到产后3周雌猪泌乳量下降时，仔猪已能正式吃料，也不会影响仔猪的生长发育。仔猪断乳时间一般在60日龄左右。断乳后喂食牛奶、稀粥等，逐步过渡到吃食成年猪的饲料。

三、鸡的饲养管理

1. **饲养** 鸡的饲料和饲养方法根据不同生长期而有所不同。要根据鸡在育雏期、育成期和产蛋期的特点，加强对鸡的饲养管理。

(1) 育雏期：育雏期指从0～6周龄的幼雏。此期生长发育快、食量小、消化能力差。所以饲料营养要全面、易消化，并要增加饲喂次数。雏鸡第1次喂料称开食。开食以出雏后12～14h为宜，开食可用混合料或干粉料。开食后第1d喂2～3次，第2d起每天喂6次，第4周起改喂5次，第6周改喂4次。饮水应充足。随雏龄增长，在6～8周龄时，要进行雌、雄分群，强、弱分群饲养。

(2) 育成期：育成期指7～20周龄的中、大雏鸡。此期生长发育较快，功能日趋完善，适应性强。应根据中、大雏鸡制定出不同的日粮配方，一般6～10周龄饲喂中雏鸡料，10～18周龄喂大雏饲料，18周龄后饲喂成鸡饲料。

(3) 产蛋期：实验用成年鸡，宜实行雌、雄一起网上平养、地面平养或大笼饲养。有条件搞人工授精的也可实行笼养。产蛋鸡的饲养，应根据不同产蛋率的饲养标准，结合当地饲料条件，制定出不同日粮配方，精心配制日粮。

2. **环境控制** 鸡的新陈代谢旺盛，生长发育快，抗病能力较差。因此对环境控制要求高。

(1) 温度：温度对鸡的生长、性成熟、产蛋率、蛋重、蛋壳厚度等多方面都有影响。育雏期适宜温度为18～24℃，成年产蛋鸡为13～20℃。

(2) 湿度：适宜的相对湿度为55%～65%。低于40%，雏鸡羽毛零乱、皮肤干燥，易患呼吸道疾病而死亡。高于72%，羽毛粘连、污秽，疾病增多。

(3) 光照：人工光照能满足成年鸡昼长的生殖要求，一般光照14～16h/d，生长期雏鸡光照 8h/d，1~3 日龄雏鸡光照 23h/d。

（4）空气、噪声：注意保持通风和室内空气新鲜，氨浓度 14mg/L 以下。屏障饲养系统要保持气压的稳定。噪声严格控制于 60dB 以下。

3. 繁育 可采用 1 雄和 10~16 只雌鸡群养来获得受精蛋，也可采用人工授精获得。鸡的繁殖关键是受精蛋的孵化。①孵化的首要条件是温度，孵化的适宜温度为 37.8（37~39.5）℃。温度过高、过低都会影响胚胎发育。②湿度：孵化初期（1~7d）为 60%~65%，中期（10~18d）为 50%~55%，后期（19~21d）为 65%~70%。③通风：胚胎发育过程中，除最初 2d 外，必须不断与外界进行气体交换，特别是 19d 以后，胚胎开始用肺呼吸，其耗氧量更多，一般氧气浓度应为 21%，二氧化碳气含量低于 0.5%。④翻蛋：翻蛋可防止胚胎与壳膜粘连，使受热均匀，又可促进胚胎运动，改善胎膜血液循环。翻蛋时要轻、稳、慢，一般 1 次/2h，翻蛋角度以水平位置前俯后仰各 45℃为宜。

出雏期间，要增加湿度，停止翻蛋，出雏机内保持黑暗和安静，以免影响出雏。孵化 19d 又 18h，鸡胚开始大量破壳，20d~20d 又 6h 开始出雏，20.5d 大批出雏。

四、鱼类的饲养管理

1. 鱼类的饲喂 鱼类种类繁多，食性不一。有草食性、动物食性、杂食性、碎屑食性等类型。由于环境条件的不同和鱼类生长发育阶段不同，鱼类食性会发生变化。在每天的 24h 中，鱼类的摄食还表现出昼夜节律变化。每天进食的食物量就是鱼类的日粮，对于不同的种类，日粮的多少各有不同。即使同一种鱼，日粮随食物的不同和鱼体重的不同也有变化。在饲养实践中要注意摸索。在实验室人工饲养的条件下，应根据鱼类食性配制饲料，并根据不同种类、日粮多少、饲料类型定时定量饲喂。一般每天喂 1~2 次，1 周喂 4~5d，小鱼苗天天要喂，且次数要频繁。

2. 鱼类的生活环境管理 鱼类生活于水环境中，水质是鱼类养殖（生活）最重要的条件。因此，鱼类的生活环境管理主要是指对水质的管理。

（1）温度：温度影响鱼类的生长和其他生命活动，各种鱼都有自己的最适生长温度。温水性鱼类要求 20~28℃，冷水性鱼类保持 12~18℃，一般变动范围不要超过 4℃。可通过保持恒定的室温或安装水温控制装置而保证适宜的水温。

（2）溶氧：每种鱼都有一个临界氧浓度。实验水中的溶解氧含量，温水性鱼类不得小于 4mg/L，冷水性鱼类不得小于 5mg/L。可采用流转系统周期性地将鱼池中的水部分或全部更换，必要时，安装通气装置，以保证水中含有充足的溶氧。

（3）pH 值：鱼类一般喜欢微碱性的水体，过酸或过碱的水环境都不利于鱼类的生长。一般鱼类的水 pH 值为 6.6~8.5。井水（地下水）适于养鱼，城市饮用水含氯，可静置 24h 以上或通过活性炭过滤，用于养鱼。

（4）氨浓度：多数鱼可耐受的最高氨浓度为 0.02mg/L。

3. 鱼类的繁殖 鱼类的繁殖方式多种多样，依据产出幼体的形式可分为：①卵生，如青鳉鱼、鲫鱼等。②卵胎生，如食蚊鱼等。③胎生，常见于软骨鱼类。鱼类的繁殖力极强，大多数鱼类是春季产卵，也有夏季产卵或秋季产卵的。一般来说，食物充足、水质良好，鱼类可自然产卵孵化（鱼从卵壳内出来，变为用鳃呼吸的过程叫孵化），孵化的时间随水温不同而异，如：鲫鱼在 4 月间孵化需 10d 左右，7 月间水温达 28℃以上时，2d 左右就可孵化。希望注意，孵化期间水温不能有急剧的变化，且水中供氧需充足。刚孵化出的幼鱼还不能用口吃东西，靠吸收卵黄囊中剩下的营养而长大，当然也不能自由地游泳，一旦能从附着的地方离开而游动时就不再附着，这时幼鱼就能开始吃饵料。

第九节　洁净设施的运行及操作

洁净动物通常是指来源于剖宫产、实行严格的微生物控制、饲养于空气净化系统设施内的动物，主要包括：清洁动物、SPF 动物、悉生动物和无菌动物。

一、亚屏障系统、屏障系统的运行及其管理

清洁动物必须饲养在亚屏障系统内，SPF 动物必须饲养在屏障系统内，并进行严格的微生物控制，方可保证它们的质量标准。亚屏障系统的空气洁净度要求比屏障系统稍低，其余基本相同（参见第三章）。SPF 动物设施有：SPF 动物房、层流架、带空气过滤帽的饲养盒三种形式。

（一）设施运行前的清洗、消毒和灭菌

一个新建（改建）和停用后将引入新动物的饲养室或实验室，在使用前必须进行严格的消毒，具体步骤可参照表 6-1。

表 6-1　　　　　　　　　　饲养设施消毒步骤

工作时间	工作项目	工作内容	空调	换气	人的出入
1 周	洗净	清扫除尘；净水洗刷墙面、地面、实验台 3 遍；再用中性洗涤剂洗刷，净水刷洗干净	停止	启动	更衣（非无菌衣）
1 周	消毒	封闭所有通道，每天用 2% 过氧乙酸喷雾，封闭门，保持 3～4d；解封各通道口，送风换气 24h	停止	停止	更换无菌衣等
1 周	熏蒸、换气	封闭通道，甲醛熏蒸，封闭门，保持 3～4d；解封各通道口送风换气 3d	停止	停止	更换无菌衣等
3d	细菌检查	落下菌测定,计算菌数,染色分类,试物检查	启动	启动	淋浴后入室

还应注意以下几点：①设施启用前，应将所需常规仪器、设备、笼架具、超净台、层流架移入洁净区。②易腐蚀的仪器设备要进行保护，电源插座要用塑料袋或塑料纸封闭。

（二）入室前的操作要求

1．入室前，作业人员应遵守以下规定：①养成清洁习惯，勤洗头、洗澡，勤剪指甲、理发，男士不蓄胡须。②保持口腔清洁卫生。③有病不入室（皮肤损伤、伤口化脓、皮肤病、痢疾、感冒、发热、咳嗽、流涕等）。④对化学纤维、化学药品有过敏反应者，手汗严重者不能进入洁净区。⑤头皮多，有抓头、挖鼻、摸脸、搓皮等习惯者，应纠正不良习惯后才可进入洁净区。⑥家庭不养动物。⑦不去其他动物饲养室和动物实验室。⑧禁止化妆进入洁净室，吸烟或饮酒后 30min 内不能进入洁净区。⑨一切个人物品如钥匙、手表、戒指、饰物等，禁止带入洁净区。⑩未按规定处理的任何物品不能带入洁净区。

2．除饲有动物的饲养室外，洁净区的其他房间开启紫外灯照射 30～60min。

3．认真做好入室所需物品和用具的消毒灭菌工作，以及动物入室的准备工作。

（1）凡进入洁净设施内的一切物品和用具都必须消毒灭菌：耐热物品需经过双扉预真空

高压蒸汽灭菌，灭菌柜的操作要严格按操作规程进行（参见使用说明）。如果是单扉的灭菌柜，则事先必须将物品严格用布袋包裹好，灭菌后，送至传递舱进行表面消毒。

灭菌时应注意如下事项：①灭菌安全测试。每次灭菌都必须进行安全测试，确保达到有效灭菌（用试纸法或培养法）。②开启灭菌柜进口时必须在灭菌柜出口为关闭状态下进行，相反在确认灭菌柜进口为关闭状态下开启出口。操作人员必须在放入或取出柜内物品后随手关严柜门。③操作人员必须保持柜内外清洁，擦洗柜内时必须在出口进行。④不耐热物品必须经过渡槽或传递舱进入清洁区。不耐酸、不耐水的物品放入传递舱，摆放时要有表面空间，消毒药喷雾或紫外线照射，存放时间要超过30min，耐酸、耐水的物品可经渡槽进入清洁区。渡槽内存放消毒药水的液面无论任何时候都不能低于隔离板。因此工作人员应经常检查药液并适时补充。槽内消毒液一般3～4个月更换1次，更换时先把清洁区的盖封严，然后打开排水阀排出药水，水排完后把新配好的消毒药水由污物间加满渡槽。使用时工作人员把物品从污物间放入渡槽。传渡的物品在槽内存放时间不少于30min。

（2）动物必须通过传递舱传入：在确认传递舱靠清洁区的内口关闭时，打开进口，把运输盒放在传递舱，然后用喷雾器喷过氧乙酸，关闭进口，开启紫外灯，存放时间至少15min。

（三）进入洁净动物房

所有进入洁净动物房的人员必须遵守以下规定：

1．入楼门厅换拖鞋，脱去外套换上白大褂。

2．放下手提包、手表、装饰物品等。

3．进入外更衣室，锁住外门，在外更衣室脱掉全部衣服，进入浴室，并随手关门（开关门时，动作要迅速，切记先开第一道门，当人进入后，随手关闭，再开第二道门。严防一、二道门同时被打开）。

4．淋浴要求　时间不得少于15min，淋浴顺序：手→头（含头发）→脸→口→上身→下身→脚→手。漱口5次以上，手指、脚趾充分洗净。

5．淋浴后将用过的毛巾、拖鞋放在淋浴间，进入内更衣室站在放好工作鞋的药水槽中（内装0.2%苯扎溴铵），将脚浸泡2～3min，并随手关闭浴室的内门，然后用灭菌毛巾擦干身体，穿上已灭菌好的无菌衣。穿衣顺序：戴口罩→帽子（头发不许外露）→灭菌的内衣、裤→无菌衣服→一次性无菌乳胶手套。

6．开启浴室及内、外更衣室的紫外灯，将手伸入药水盆中浸泡3min，进入清洁区，开始一天的饲养操作。

（四）洁净房内的操作

1．严格执行"人物分流、单向流动"。

2．在洁净区工作时，途经所有的门都必须随开随关，不能有敞开的现象。

3．一切操作都要做到熟练、轻柔，不能发出太大响声。

4．工作人员按规定进入清洁走廊后，去清洁准备区把当天使用的东西装在运输车上一次推到饲育室。如有动物传入，则在传递舱启开运输盒，把动物移到准备好的灭菌饲育盒里，运输盒留在舱内，取出饲育盒，关闭传递舱的内门，此时把动物直接送入饲育室（或检疫室饲养一段时间）。

5．饲养员进入饲育室，关好门，然后巡视房间内的所有设施和动物。如空调、进排风、层流架、温度计、湿度计等运行情况，并记录好温度、湿度。仔细观察动物的饲料、饮水情况、动物的健康状况（特别是怀孕期和哺乳期动物）、产仔情况等。并试通电话。如发现问题，及时汇报并进行处理。

6. 注意无菌操作，并不要到处乱碰，并不得接触动物、笼具内壁、饮水瓶嘴、饲料、垫料。尽量养成一只手拿旧盒、旧盖，一只手拿干净的新盒、新盖的习惯。每完成一步操作，更换新的乳胶手套，并将手浸泡 3min。

7. 换垫料　将旧盒内的鼠，用浸泡过消毒液的镊子（或卵圆钳，前端均套上胶管）轻轻夹住尾部放入新盒里，并换上新盖。换下来的旧盒旧盖放在运输车上，通过污染走廊运出饲育室。每换完一盒，须将镊子放在消毒药里浸泡一下，再接着换另一盒。

8. 加水、加饲料　换上新的无菌水（瓶、嘴一起换），要注意确定有无漏水或有气泡不出水，水里要补充适量的维生素。加无菌饲料不要用手直接拿，而要用给食器给食，掉在地上的不能用，每次给食量不能太多，以两次给食之间略有剩余最好。余下的旧饲料不要。

9. 离乳分窝　一般在换垫料的同时分窝。当鼠到了离乳日龄时，将仔鼠与种鼠分开。并且将仔鼠按雌雄分开，分别放在灭菌的育成盒里育成，待实验用。

10. 选种、育种、配种　参见第四章及本章前面几节的内容。

11. 废弃鼠、异常鼠的处理　对于老龄鼠、不孕鼠、食仔鼠、不能哺乳鼠及身体健康状况异常的鼠，必须淘汰处理，搬出饲育室，送至实验室进行检查，并认真做好记录。对身体健康状况异常的动物和死亡的动物，动物连盒一起搬出，调查死亡原因。

12. 逃离的动物一律淘汰，决不允许再放回笼内。

13. 记录　工作人员每次进入饲育室都要进行工作记录和卡片记录，卡片记录须按卡上的内容认真填写。对饲育室内设施状况，特别是异常情况及处理办法要认真记录。

14. 工作完后，笼架、地板用消毒药擦抹、拖洗。每月定期对设施内的门、窗、天花板、墙面、地面彻底清扫、擦拭（用消毒药），并喷雾消毒（事先消毒一间空闲房，将动物移出后，再喷雾，并要认真做好记录）。

15. 洁净区内的工具和用具要专用，不要交叉使用。

（五）离开洁净动物房

1. 人员及污物　清洁区工作人员工作完后将废弃物和用过的用具及笼具一同整理装车（运输车）推出房间，进入缓冲间，随手将门锁好，工作人员将运输车推出洁净动物房，从污染走廊送至清洗室。与此同时，边退边将缓冲间及污染走廊用消毒药拖洗，最后随污物一同退出，并打开紫外灯（除饲育室外），照射 30～60min。

2. 动物　按用户要求在饲育室把动物装在运输盒里（二级动物要带过滤膜），用胶带封好后，经污染走廊放在缓冲间，负责发放动物的人员从缓冲间取走。

3. 无菌衣、帽、口罩送至清洗室清洗、晾干，工作鞋洗刷后用消毒药浸泡，留待下次用。

4. 浴室使用后进行清洗、擦干、喷雾灭菌，关闭 2h。

（六）饲养用具的清洁

使用过的笼具搬出后，应立即倒去废垫料，洗净笼具、盖、水瓶，直至没有附着物及污点为止。要特别重视清洗鼠盒的边角处和水瓶的边角处、颈部及水管。每次清洗必须通水管。

（七）其他有关工作

1. 及时认真做好统计报表工作。

2．搞好环境卫生　每日一小扫，每月一大扫，设施周围经常除草、灭鼠、除虫。

3．定期换洗过滤膜。

4．加强原材料管理　加强垫料、饲料、饮水、器材、器械的管理（参见第三章）。

5．加强机械设备的管理　设备管理好坏直接影响实验动物和动物实验质量，实验动物洁净设施内的主要设备为：动力设备、消毒灭菌设备、净化设备、实验和检测设备、通讯设备、电气设备，首先要建立一套管理制度，严格按设备性能和要求操作，并经常检查、保养，出现问题要马上抢修。

附：超净生物层流架的无菌操作技术

（一）超净生物层流架的使用

超净生物层流架的洁净程度，主要取决于两个方面。一方面是严格过滤气流中的生物粒子。进入工作区的气流越洁净，其无菌程度越高。工作区应达到相当于我国生物洁净标准 100 级或更高洁净水平。另一方面是在使用过程中，控制原来存留和外来生物体对工作区的污染。其中，需要特别注意的是自身污染。一是指实验动物自身带的细菌，因为所使用的是无特定病原体的实验动物而不是无菌动物。二是指工作区使用前没有经过严格的消毒灭菌，导致使用过程中细菌繁殖、扩散而污染了净化的空间。接触污染是指进入工作区的饲料、垫料、笼具、饮水以及操作人员手背接触而造成的污染。这种可能性很大，因为，几乎每天都有一些器具、用品进入工作区，而且往往通过人手的直接操作，如果事先消毒不严，很容易把细菌带入。所以，进入工作区的物品，必须经过高压灭菌或用消毒液浸泡，决不能疏忽大意。空气污染是指因鼓风机发生故障或停电而破坏工作室内的正压屏障，架外带菌气流直接进入工作区，从而破坏了洁净环境。另外，鼓风机功率过大，使外气流形成旋涡而造成部分空气压力大于架内，使架外空气超滤而入。因此，要求鼓风机和电路必须经常保持良好的工作状态，取出器具或送入器具要细心的操作，更切忌将有机玻璃拉门长时间敞开，造成工作区压力突然下降，影响气流屏障作用。层流工作区质量高低的关键是超净，为了防止已经净化的空间造成污染，在使用前和使用过程中，必须掌握以下环节：

1．环境消毒和检测　启用层流架前，对将放层流架的实验室，要进行一次全面清洁消毒（以后要经常进行擦洗消毒，特别是地面，每天要用消毒药液擦拭 1 次），然后接通电源，启动鼓风机，让其连续运转 48h，使其将静压箱及工作区的污染空气全部排出，再用药液擦拭层流架各个部件的表面和对工作区各层进行细致检测，如无致病菌即可交付使用。另一种方法是启用前将工作区有机玻璃拉门全部拆开，套上特制的塑料薄膜罩，用橡皮塞塞紧薄膜罩上的气孔（只留 1 个），用喷雾器将浓度 2%过氧乙酸溶液从留出的 1 个孔内向金属架工作区各层喷射，然后用橡皮塞塞紧。保持密闭状态 2h。将另一塑料排气罩同薄膜罩接通，使过氧乙酸气体从排气装置中排出室外。

2．器材和物品消毒　凡是进入层流架工作区的笼具、水瓶、饲料、垫料以及其他各种用具、物品，都要事先用纱布包好，经过严格的消毒灭菌。进入工作区前，不能直接暴露在未经净化的空气中。

3．操作人员消毒　进入实验室工作的人员，要换鞋、换衣服、穿无菌工作服和戴口罩。向层流架工作区传递或取出器材物品，一定要戴好经过灭菌处理的乳胶手套。

实验动物从层流架、隔离器或其他地方传入层流架工作区，可用带有过滤帽的笼具或其他带有过滤器装置的器具传递，但进入工作区要用消毒液擦拭器具表面，然后送入工作区，打开过滤器装置，取出动物，放入准备好的笼内备用。如果工作区的实验动物要解剖或做其他手术，可以先将笼具戴上过滤帽，然后取出在超净台上进行。

需要强调的是，安放层流架的实验室虽然没有超净层流室那样严格，但要比一般实验室的环境条件要求高一些，例如应通过机械设备保持一定的温度，进入室内的空气最好要经过初效过滤，门要求能密闭，因为一般层流架自身没有温度、湿度调节装置，完全取决于实验室的温度和湿度。另外，器材、物品、操作人员都直接暴露在实验室里，如果室内的空气能预先经过一定的过滤，则在操作时对工作区造成的污染程度就会大大降低。

（二）超净生物层流架的操作

1. 层流架的消毒　启动层流架→打开紫外线灯1～2h，用0.2%过氧乙酸由内到外擦拭→过2h后配制0.5%过氧乙酸（或0.5%苯扎溴铵）从里到外擦拭（关上层流架玻璃门）10min→通风数小时→微生物检测（培养皿）→合格者，准备使用。不合格者，重新消毒。

2. 层流架的操作　层流架消毒、检测后达到GF级或SPF级，方能放入物品。饲养笼可经药物消毒（用0.5%过氧乙酸浸泡），直接放入。饲料、垫料、饮水经真空高压蒸汽灭菌（121℃，30min），送到层流架前，戴好手套、口罩（手套用0.5%过氧乙酸或苯扎溴铵消毒），撕破饲料、垫料包装纸或打开布袋，迅速将其放入层流架。传入物品后，隔12～24h，采样，进行第二次检测达到SPF级后准备传入动物。

传入动物：用动物传递罐（预先进行121℃，30min真空灭菌）从隔离器内传出断奶动物（或妊娠动物）到层流架室后，消毒传递罐表面（0.5%过氧乙酸或苯扎溴铵溶液），接近层流架操作层，打开上盖，用消毒镊子一一将动物放入笼内，加料、加水后戴上过滤帽，然后放入层流架内。

一般饲养操作：戴上手套（长过肘）在消毒液中浸泡数分钟后，打开操作层门，双手扶住笼迅速放入操作层，然后换垫料、加饲料、加水，套上过滤帽，放回原位，再消毒手套后，操作第二笼盒。

注意：

（1）每操作一步，消毒一遍手套、镊子。

（2）操作前后各打开一次紫外灯。

（3）操作结束后，用消毒液擦拭操作层。

3. 层流架使用情况检测　①饲料、垫料、饮用水经高压灭菌（121～125℃）后，进行细菌检测，无细菌生长。②空气内细菌的检测。每一次层流架经消毒后，每层放4块直径为9cm的培养皿，每台层流架48块培养皿，检测结果允许有2块培养皿有菌。第2次重新消毒后，同前次一样，每层4块培养皿，每台48块培养皿，细菌检测没有细菌生长。第3次再度消毒，细菌检测无细菌生长。

二、隔离系统的操作与管理

隔离微生物用以饲养无菌动物的装置叫做隔离器，是防止微生物污染的有效屏障。其工作原理为：用鼓风机输送空气，通过空气过滤器过滤灭菌后，送入聚乙烯薄膜室内，经排气阀或排气滤器排出废气。送入和取出器材要经过有内外两个门的灭菌渡舱或灭菌渡槽（有人称浸槽）。内部操作要戴好橡胶手套进行。

1. 薄膜室与薄膜室密闭性的检查　塑料薄膜室是隔离器的工作区，用厚度为0.4～1mm特制聚乙烯透明薄膜经高频焊接而成，大小形状可根据不同设计而变化。薄膜室要求整体扩张强度大于1.96kPa，隔离器是否符合密闭要求是保证薄膜室无菌状态的重要条件，因此，对隔离器组装前后及使用过程中均应进行检查，以确定有无漏气现象。最简单的测漏方法是将薄膜室内充满空气，封闭全部开口，放置1周左右，以隔离器的膨胀程度判断是否符合密闭性的要求。

2. 空气过滤器的使用方法　空气过滤器是获得无菌空气的净化装置。无菌空气的过滤主要通过空气过滤材料完成。我国生产的空气过滤器一般为圆盘型。过滤材料一般3～6个月更换1次。首先固定其中一面，放入弹簧圈，在其上铺放3层滤材，在滤材上再放上弹簧圈，盖上另一面过滤器，两面过滤器要对准，整齐剪去外露的滤材，并用带钩的金属带紧密固定。

3. 送风装置　有统一送风系统和分散送风装置两种形式。统一送风系统是在专用机房采用大功率、大风量风机通过专门管道送到每一个隔离器薄膜室，一般动物繁殖场均采用此种方式，分散送风装置是用低功率、小型风机分别向每一隔离器内送风，适于实验室少量试验用悉生动物的饲养。

4. 灭菌罐　是向隔离器内输送饲料、饮水、垫料和其他器材的主要附件，是保证隔离器内不被污染的重要环节。灭菌罐要缠4层滤料，上面用麻绳轻轻固定，覆盖上金属网，用铜丝结实地扎牢。金属网不仅能固定滤材，也能保护滤材。在滤材与灭菌筒的金属部分不要留有空隙。滤材的两端要用塑料胶带或纤维带严格缠紧密封。灭菌罐的底部也要夹入4层过滤材料，用螺丝钉紧紧固定。此灭菌罐经灭菌效果检查合格后，即可使用。

5. 聚乙烯连接袖（简称连接袖）　连接袖是连接两个器械必备的条件，可用它作为隔离器与隔离器之间的连接、隔离器与灭菌罐的连接、隔离器与高压灭菌锅的连接、隔离器与动物运输罐的连接以及隔离器与屏障系统的连接。

6. 隔离器灭菌操作顺序

(1) 薄膜室的测漏与清洗。

(2) 过滤盘灭菌安装：安装前膜口处喷2%过氧乙酸，安装后从渡舱向连接处喷雾。

(3) 薄膜室内器材的灭菌：用400～500mL 2%过氧乙酸，从渡舱向内喷。

(4) 薄膜室的密闭消毒：把内帽盖在渡舱上，用橡皮圈固定，排出薄膜室内的气体，再从喷口喷入过氧乙酸，同时另一个人应带上一只薄膜室的手套，把室内的器材依次拿起来协助喷雾（注意不要碰破滤盘口上的膜），待薄膜室胀起来后，停喷的同时向橡胶塞喷一下，迅速将喷口密封。

(5) 传递舱或连接袖的灭菌：盖上外帽或接上连接袖、灭菌罐，并用聚酯胶带密封，喷入过氧乙酸，待外帽或连接袖充分胀满后塞好橡胶塞（胶塞须喷一下），再将另一侧喷口的橡胶塞取下，重复以上操作。30min后即可打开内帽，薄膜室消毒后放1～2h即可通风，一般过48h后才可移入动物或器材等。

(6) 传入隔离器薄膜室内的各种物品的灭菌：饲料、饮水、垫料及其他物料均需装入灭菌罐，用高压蒸汽或γ射线辐射灭菌。

7. 灭菌罐内物品的传递

(1) 灭菌罐封口处的外壁及连接袖口的内侧面喷洒2%过氧乙酸，将连接袖套的灭菌罐口再用聚酯胶带绕3～4周，乃固定密封。

(2) 检查隔离器的内盖帽，证明固定情况良好才能脱下盖帽。

(3) 在灭菌柜和连接袖相接的部位喷入2%过氧乙酸，直至连接袖的另一端套在灭菌柜的外口上，并用聚酯胶带缠3圈以固定密封。

(4) 从连接袖的喷口向袖内喷入2%过氧乙酸，直至连接袖充分膨胀为止，但须注意不能引起内盖帽脱落。

(5) 静置2h后，如连接袖仍然保持膨隆，说明密封情况良好，才能脱下隔离器的内盖帽，并将灭菌罐尽量移近菌柜，再用镊子挑破封口的薄膜，抽出灭菌罐的搁板，取出罐内物品，放入隔离器内，如静置2h后连接袖充气程度明显下降，说明漏气，必须停止物品移入，查找漏气原因。

(6) 取出物品后，退回金属搁板，把需要传出隔离器的物品，也同时放入灭菌罐内，盖上内盖帽，并用两根橡皮圈固定。

(7) 在传递舱的外口处拆下固定连接袖的聚酯胶带，脱下连接袖，取出传出的物品并擦净灭菌传递舱。

(8) 在内盖帽和灭菌柜接缝处，外盖帽边缘的内侧面和传递舱外口周围喷2%过氧乙酸，然后盖上外盖帽，再用聚酯胶带密封固定，外加橡皮圈加强固定之。

（9）从外盖帽喷口向隔离器传递舱内喷洒 2％过氧乙酸至内外盖帽充分膨胀为止。

附：无菌及悉生动物的饲养管理

1. 隔离器薄膜室内环境的控制　薄膜室的内环境主要包括温度、湿度、内压及空气质量等。

（1）温度：小鼠最适温度为（25±0.5）℃，而薄膜室的温度主要通过室温和送风温度来调节，因此，保证室内温度的稳定最为重要。

（2）湿度：动物的呼吸，皮肤及饲料、饮水和排泄物中水分的蒸发均会使薄膜室内湿度增加，适当调节送风的湿度和通风次数可控制薄膜室内的湿度，因此维持室内湿度的稳定是控制薄膜室内湿度升高的重要条件，一般室内最适用相对湿度为 50％～70％，薄膜室每小时换气 10～20 次即可。

（3）内压与空气质量：薄膜室内气流压力一般高于环境大气压 117～147Pa 时即可克服出口过滤器的阻力，而维持适当的通风量，还能防止因薄膜室出现的微小漏孔而造成的污染，因薄膜室的压力是通过鼓风机送风的压力而调节的，因此保证鼓风机的正常运转和薄膜室的严密性，对维持薄膜室内正压是非常重要的。

保持薄膜室内空气新鲜对生长发育是十分重要的，如换气次数不少于 12 次/h，薄膜室内空气质量即可达到动物的生理要求。

2. 隔离器的常规工作

（1）每个隔离器内可放 25cm×17cm×13cm 小鼠盒 5 个，自右侧向左侧编号，每个盒的位置应相对固定，不要随意更换位置。

（2）干净的物品放在进风口侧，用过的物品应放在出风口处。

（3）每周原则上换窝 2 次，如有漏水应及时更换垫料及水瓶，每次操作完毕必须清理隔离器内部，保持整洁。

（4）每日应定时检查饮水、饲料，不足者及时补充。

（5）及时淘汰多余仔鼠。

（6）以每个隔离器为单位，定期送样品进行微生物和遗传纯度检查，及时做好检查结果的记录。

（7）及时填写隔离器内应传入的各种物品及传入日期，以便提前做好灭菌等各项准备。

（8）定期检查薄膜室空气压力和定期更换过滤器的过滤材料。

3. 无菌检查

4. 隔离器室管理

（1）非本室工作人员不得入内。

（2）进入本室前必须更换衣、帽、鞋，用肥皂洗手，并用 0.1％苯扎溴铵浸泡消毒。

（3）保持室内整洁，及时处理操作时所留下的废物。

（4）每周定时用 0.1％苯扎溴铵擦洗隔离器薄膜表面、架子、室内门窗。

（5）每天下班前清扫地面，并用 0.2％过氧乙酸喷雾室内空间。

（6）集中送风的中效过滤器每 3 个月更换 1 次，初效过滤器每 2 周清理 1 次，隔离器每 6 个月清洗、消毒 1 次，经灭菌检查合格后再将动物移入饲养。

（王宗保　刘　鑫）

主要参考文献

1　山内忠平著，沈德余译．实验动物的环境与管理．第 1 版．上海：上海科学普及出版社，1989

2　王建飞，陈筱侠，徐兆光，等译校．实验动物饲养管理和使用手册．第 1 版．上海：上海科学技术出版

社，1998

3　方熹业主编．医学实验动物学．第 1 版．北京：人民卫生出版社，1995

4　颜呈准，刘瑞三主编．实验动物科学管理实用手册．第 1 版．昆明：云南科学技术出版社，1998

5　魏弘主编．医学实验动物学．第 1 版．成都：四川科学技术出版社，1998

6　王自强主编．实验动物学．第 1 版．兰州：甘肃民族出版社，1983

7　杨茂春．浅谈实验动物的科学饲养与管理．中国药事，1997，11（4）：286

8　邵丽玲，蒋晓岳，俞海法，等．新西兰母兔初配适龄的研究．上海实验动物科学，1996，16（3，4）：163～164

9　刘建康主编．高级水生生物学．第 1 版．北京：科学出版社，1999

第七章 实验动物的传染病及卫生防疫

第一节 实验动物的传染病

在实验动物的体表、体内及饲养环境中存在着种类繁多的微生物和寄生虫。这些微生物和寄生虫对实验动物可以是致病性的、条件致病性的和非条件致病性的，有的还可能是人畜共患的病原体。因此，对微生物、寄生虫实行控制是实验动物质量标准化的重要保证。本章就实验动物中一些常见的微生物及寄生虫所引起的疾病，在病原、病理变化及其防治等方面进行简要介绍。

一、病毒性疾病

（一）脱脚病

脱脚病又名鼠痘，为小鼠的一种常见疾病，急性型往往短期内未出现临床症状，即可大批死亡。亚急性或慢性型能使患鼠肢尾肿胀，发炎和坏疽脱落呈"脱脚"的畸形，为其主要特征。

1. 病原　本病因感染鼠痘病毒（mouse pox virus，MPV）而引起。

2. 临床症状　有急性致死型、亚急性或慢性型或隐性感染型等。急性型：急性死亡无特殊症状，可在数小时或数天内大批死亡，死亡率达 60%～90%。亚急性和慢性型：严重者引起四肢或尾部坏死、脱落，终致残废，如长期存在将成为本病的持续性感染和传染源。

3. 病理变化　最明显的是肝出血和坏死，肉眼可见肝脾肿大，有的肠道全部出血和充血。

4. 诊断　根据临床症状可作初步诊断，但在急性经过未出现典型症状时，可依据流行病史、死亡率或个别先驱症状来作初步考虑。实验室诊断可用动物接种、病毒分离、血清学诊断、包涵体检查等方法进行。

5. 控制　本病是危害小鼠最严重的传染病之一，控制本病应注意以下几点：①购入后应隔离 2～3 周，并随时检查。②定期作血清学监测。③加强日常饲养管理，定期消毒。④接种牛痘苗可预防此病。

（二）淋巴细胞性脉络丛脑膜炎

淋巴细胞性脉络丛脑膜炎是神经系统的一种病毒性急性传染病，也是一种人兽共患病。小鼠、大鼠、豚鼠、犬、兔、猴等实验动物均可能患此病。

1. 病原　由淋巴细胞性脉络丛脑膜炎病毒（Lymphocytic choriomeningitis virus，LCMV）引起。

2. 临床症状　实验动物得病后大多不显临床症状，少数可表现为以下三种情况。大脑型：病鼠呆滞、昏睡、被毛粗乱、眼睛半闭、弓背、消瘦，有时出现结膜炎和脸部水肿。肢体痉挛性收缩，头部震颤，后肢强直 1～3d 死亡。人感染发病主要呈脑脊髓炎症状。内脏型：主要表现为皮毛粗乱、结膜炎、消瘦、腹水，昏睡而死。迟发型：主要感染 9～12 月龄鼠，主要表现为被毛粗乱、弓背、体重减轻，行动异常，尿蛋白，发育不良，生长缓慢。

3. 病理变化　胸腹腔积液，肺出血水肿，肝脂肪样病变，脾脏肿大，脉络丛和脑膜受损，并有淋巴细胞浸润。

4. 诊断　①动物接种。②血清学方法。③病毒分离。

5. 控制　预防本病的侵入，必须消灭野鼠和吸血昆虫，坚持卫生消毒制度，定期进行检疫，对污染群最好淘汰。

（三）流行性出血热

流行性出血热为人兽共患病，实验大鼠、小鼠、兔、猫等动物常为隐性感染，健康带毒，但人被感染即可引发疾病。

1. 病原　由流行性出血热病毒（epidemic haemorrhagic fever virus，EHFV）引起。

2. 临床症状　多数成年鼠感染后无症状，对雌鼠的影响是生育率降低。人感染后，潜伏期为14d，主要表现高热、头痛、出血、皮肤血症、肾功能受损和循环衰竭等症状，严重时可导致死亡。

3. 病理变化　幼鼠脑内接种感染后主要表现为全身小血管的充血及灶性出血，脑神经细胞变性坏死，肾、肺有轻度炎症和出血。

4. 诊断　主要采用血清学方法，如间接免疫荧光法、免疫酶染色法、酶联免疫吸附法和血凝抑制试验等，其次还可进行病毒分离。

5. 预防及控制　流行性出血热虽对动物群体健康影响不很大，但对人体危险很大，控制办法主要是：①严格防止野鼠和感染鼠等进入动物饲养室与动物实验室。②防止媒介昆虫造成的虫媒传染。③加强血清学监测，发现抗体阳性者，立即淘汰并采取净化措施。④对饲养人员定期体检，以保护工作人员健康。

（四）仙台病毒感染

仙台病毒（sedai virus）感染在大鼠、小鼠、地鼠、豚鼠群中常见。

1. 临床症状　大多数动物感染为亚临床型，致死性肺炎见于大鼠、小鼠、兔的实验感染。自然感染，小部分表现为慢性呼吸道综合征，主要表现为弓背坐立，被毛竖起，眼分泌物增多，体重急剧下降，呼吸加快，伴有呼吸困难等症状。

2. 病理变化　病理学检查，初期为支气管、细支气管上皮细胞坏死、溃疡，并伴发上皮显著增生，后期血管与气道周围淋巴细胞与浆细胞浸润，肺泡细胞呈腺瘤样增生。

3. 诊断　可根据以下几点进行诊断：①病理学诊断。②动物接种。③病毒分离。④补体结合反应、放射免疫试验和酶联免疫吸附试验等方法。

4. 预防与控制　本病毒可由空气传播而感染，故不易控制，需采取综合措施，对已感染的鼠群可采取以下措施：①消灭感染鼠群，用无菌技术重新繁殖或引种。②从感染群中除掉所有新生鼠、断乳仔鼠和妊娠鼠，只保留健康的雄性成年种鼠，静止两个月等该病毒消除后再重新繁殖。

（五）小鼠肝炎

小鼠肝炎是实验小鼠最为重要的疾病之一，严重威胁着小鼠健康。

1. 病原　小鼠肝炎的病原为小鼠肝炎病毒（mouse hepetitis virus，MHV）。

2. 临床症状　临床表现为肝炎、脑炎和肠炎。急性病例中，小鼠表现为精神抑郁，被毛粗乱，营养不良，脱水，体重减轻，甚至死亡等症状；老龄动物多发生腹水或消瘦。如：感染嗜神经毒株（MHV-JHM），断乳小鼠和成年小鼠的主要症状是后肢弛缓性麻痹；感染亲肠性毒株（MHV-LIVIM），可引起新生鼠腹泻，死亡率高，故也称致死性乳鼠腹泻。

3．病理变化　断乳和成年小鼠无论感染何种毒株，均以肝脏病变为主，肝脏表面散在出血和坏死性病灶。新生乳鼠感染 LIVIM 毒株，病变为胃空虚和小肠鼓气，绒毛和上皮细胞脱落，整个肠道内可见特异性肿大的多核细胞，称"气球细胞"，尤以小肠段多见。

4．诊断　可用血清学检查抗体，如补体结合试验，酶联免疫吸附试验等；发病动物可通过检查病原和病理组织进行诊断。

5．预防与控制　MHV 是实验鼠群难以消除的病毒之一，控制 MHV 感染比较困难，较为有效的办法是：①对有重要价值的繁殖品系可以通过剖腹取胎的方式进行繁殖。②繁殖周期短的品系可以短期停止繁殖，使群体免疫力得以发展。③对被污染的动物房腾空，彻底消毒，再引进未感染的种群并在屏障系统下繁育。

（六）乳鼠流行性腹泻

本病是实验小鼠较为常见的暴发性肠道传染病。

1．病原　由小鼠轮状病毒（mouse rotavirus）所引起。

2．临床症状　主要感染 4～17d 龄的乳鼠，死亡率达 50％左右，本病多见于第一窝仔鼠，特异性症状是排黄色稀便、脱水，成年鼠虽可感染并排毒，但不出现明显临床症状。

3．病理变化　死亡的幼鼠不见特殊的肉眼病变，组织学变化局限于小肠。感染早期病变主要见于小肠绒毛，特别是绒毛顶端的上皮细胞。光镜下，感染细胞呈空泡状，完全脱落或破裂。

4．诊断　①可用血清学诊断方法进行诊断，如补体结合试验、酶免疫荧光试验等检出抗体。②发病动物可取粪便或肠内容物检查病原。

5．预防与控制　预防和控制此病的流行应做好以下几点：①在繁育群中应对雌鼠定期进行检疫，发现有轮状病毒抗体者，实行淘汰。②对周围环境进行卫生管理和消毒。③采用剖腹取胎净化的方法，饲养在屏障系统中。

（七）犬细小病毒感染

犬细小病毒感染是犬的一种急性传染病，死亡率很高，可分为肠炎型和心肌炎型。

1．病原　由犬细小病毒（canine parvovirus, CPV）引起。

2．临床症状　肠炎型：以小肠出血性坏死为特征。各种年龄的犬均可发生，通常以 3～4 个月龄的幼犬更为多发，潜伏期约为 7～14d，病犬表现为抑郁、厌食、发热（40～41℃）和呕吐，随后 6～24h 开始腹泻，粪便先呈灰白色或灰黄色，而后含有血液呈番茄汁样，腥臭味，继因严重脱水，急性衰竭而死亡。心肌炎型：以急性非化脓性心肌炎为特征。多见于 2～8 周龄的幼犬，病犬表现突然死亡；或继短时的呼吸困难或仅表现轻度腹泻，继而衰弱，因心力急性衰竭而死亡。

3．病理变化　①肠炎型：尸体解剖检查呈典型的肠炎症状，透射电镜检查在一些细胞核内可见颗粒状包涵体和病毒粒子。②心肌炎型：尸体解剖检查主要病理变化见于肺和心脏，肺膨满，局部充血、出血，呈斑驳状；心肌和心内膜可见非化脓性坏死灶，心肌纤维严重损伤，可见出血性斑纹。

4．诊断　①根据流行病学特点，结合临床症状和病理变化可作初步诊断。②病毒分离与鉴定。③血凝与血凝抑制实验。④血清学诊断。

5．预防与控制　本病发病迅猛，应及时采取综合性防疫措施，及时隔离病犬，对犬舍及用具等用 2％～4％火碱水或 10％～20％漂白粉液反复消毒。另外可进行预防接种。

（八）狂犬病

狂犬病是一种人畜共患传染病，亦称恐水症，俗称疯狗病，临床上分为狂暴型和麻痹型两类。犬、猫和蝙蝠可患该病。

1. 病原　由狂犬病病毒（rabies virus）引起。

2. 临床症状　潜伏期不一致，一般14～56d，最短的4d，最长的数月至数年。狂暴型：分三期即前驱期、兴奋期和麻痹期。前驱期病犬精神抑郁，喜藏暗处，行动反常，瞳孔散大，反射功能亢进，喜吃异物，吞咽障碍，后躯软弱；兴奋期病犬狂暴不安，喜攻击，反射紊乱，喉肌麻痹；麻痹期病犬消瘦，张口垂舌，后躯麻痹，行走摇晃，终因衰竭和呼吸麻痹而死亡。麻痹型：病犬以麻痹症状为主，兴奋期很短，麻痹始见于头部肌肉，表现吞咽困难，随后四肢麻痹，最终全身麻痹而死亡。

3. 病理变化　本病肉眼观通常无特征性病变，但多数能在胃内找到非食性异物，胃粘膜充血、出血或溃疡。有诊断价值的病理变化为大脑海马、大脑皮质、小脑和延脑等部位神经细胞的胞浆中可见界限明显、圆形或卵圆形嗜酸性包涵体，即内基氏小体。脑血管扩张充血、出血和轻度水肿，血管周围淋巴间隙有淋巴细胞、单核细胞浸润，构成明显的血管"袖套"现象。在白质和灰质中可见神经胶质小结。

4. 诊断　①根据典型病例的临床症状，结合咬伤病史，可做初步诊断。②病原学检查。③血清学检查。

5. 预防与控制　目前我国各单位实验用狗、猫除自行繁殖外，大多自农村或外地收购，为此应详细了解当地疫情，严禁从疫区购入。另外应加强动物管理，引进犬要检疫，发现病犬，马上捕杀，可疑犬也应杀掉、焚烧或深埋。其次可接种狂犬疫苗进行预防。

（九）兔病毒性出血症

本病俗称"兔瘟"，是兔的一种急性、烈性传染病，本病发病急，传染性强，死亡率高。

1. 病原　由兔流行性出血热病毒（rabbit hemorrhagic，RHDV）引起。

2. 临床症状　潜伏期2～3d，根据病程不同分为急性型、亚急性型和慢性型。急性型：无任何前兆或稍有呆滞而突然死亡，死亡前仅表现短暂兴奋，而后卧地挣扎，划动四肢，鸣叫，有时鼻腔流出血样液体。亚急性型：病初食欲减退，精神沉郁，被毛粗乱，结膜潮红，体温高达41℃以上，临死前病兔不能站立，但不时挣扎，鼻流血，呼吸困难，有时发出尖叫，死亡后呈角弓反张。慢性型：病兔潜伏期和病程较长，一般精神不振，消瘦，衰竭而死，有的可耐受而逐渐恢复。

3. 病理变化　尸体呈角弓反张姿势，血液凝固不良，呈暗红色，眼结膜充血，鼻孔周围常有血液污染或流出鲜红色泡沫状血液，齿龈出血。本病主要病变表现为出血性支气管肺炎、出血性或坏死性肝炎、卡他性胃肠炎、淋巴器官的出血和坏死，即实质器官瘀血、出血等特征。在肝细胞和神经细胞核内可见嗜酸性包涵体。

4. 诊断　根据流行病学特点、临床症状和病理变化可作出初步诊断。也可进行病毒分离和血清学试验。

5. 预防与控制　加强饲养管理和环境卫生消毒工作。发现病兔及时淘汰，定期进行监测，引进种兔要检疫。定期注射组织灭活疫苗。

除上所述，与实验动物有关的病毒性疾病还有许多种。

二、细菌性疾病

实验动物细菌性疾病很多，这里主要介绍对实验动物危害较大的人畜共患疾病。

（一）沙门菌病

沙门菌（salmonella）病常见于小鼠、大鼠、豚鼠，兔不易患此病。

1. 病原 由沙门革兰阴性杆菌引起，常见由鼠伤寒菌（S.typhimurium）和肠炎沙门菌（S.enteritidis）引起。

2. 临床症状 急性病例中在还未出现特异性症状之前就大量死亡。亚急性型：表现行动呆滞、蜷缩一隅，被毛蓬松，食欲不振，有的发生结膜炎、眼睑封合，或出现腹泻、颤抖、摇晃，病程延续7～10d，终致死亡。慢性型：消瘦，体重减轻，或康复或死亡。哺乳期小鼠发病率最高，可达70%左右，尤以9～11d龄为甚，常以下痢为主要症状。

3. 病理变化 尸体解剖检查可见脾脏肿胀，肝、脾表面有针尖样散在的白色点状结节，肠系膜淋巴结肿大，肠内含有粘性泡沫状的黄白内容物，肠粘膜充血，有的出现腹膜炎和腹水，组织学检查肝、脾组织坏死，结节周围被淋巴细胞和成纤维细胞包围。

4. 诊断 根据临床症状往往不能做出正确诊断，可通过细菌分离培养及鉴别进行诊断。鉴别诊断包括：血清学、生化学和噬菌体。

5. 预防与控制 本病主要以预防为主，应采取综合措施预防本病：①饲料应妥善保管，严防野鼠、苍蝇和粪便的污染。用具、生活环境定期消毒。②增加饲料中的蛋白质含量。③发现患病动物及时隔离，淘汰。④各种实验动物应分类隔离饲养，密度尽量减少，以便控制和减少相互交叉感染的机会。⑤对实验动物群定期进行检测。

（二）巴氏杆菌病

巴氏杆菌病常见于兔、大鼠、小鼠、豚鼠、犬、猫、猴等实验动物。

1. 病原 对实验动物有致病作用的巴氏杆菌，主要有：多杀性巴氏杆菌（P.multocida）和嗜肺巴氏杆菌（P.pneumotropica），这里主要介绍多杀性巴氏杆菌引起的疾病。

2. 临床症状 表现出鼻炎、肺炎、中耳炎、脓肿等特异性症状。典型的症状是鼻炎，连续剧烈的喷嚏，随之排出浆液性或白色粘液脓性鼻涕。重症病例则鼻孔周围充满渗出液，有时表现为呼吸困难。无论何种情况，在感染群体中的死亡率并不高。

3. 诊断 ①进行细菌分离培养。②血清学方法诊断，包括血凝反应和被动血凝反应。

4. 预防与控制 ①对动物群定期进行细菌学监测，发现本病及时采取措施，隔离或消毒，大动物亦可进行治疗。②工作人员定期进行健康检查，发现有感染者应停止与动物接触，必要时进行治疗。

（三）志贺菌病

志贺菌（shigella sp）病主要发生在非人灵长类动物。如：黑猩猩、狒狒、猕猴等。

1. 病原 由志贺菌痢疾杆菌引起。

2. 临床症状 感染后潜伏期1～3d，临床上表现为急性典型、急性非典型、慢性菌急性发作、慢性迟缓四种类型。急性典型：起病急、高热、呕吐、拒食、排脓血便，每日数十次，1～2d后体温和血压逐渐下降，并出现脱水和循环衰竭等症状，2～3d内死亡。急性非典型：先发生水样腹泻，排泄物的粘液量逐渐增加，有的在3～5d后开始排脓血便，此型如能及时治疗，尚可治愈。慢性菌急性发作型：过去有菌痢史，发作时呈现急性典型菌痢症状，病程短，治疗后症状消失，有的能自行痊愈。慢性迟缓型：有菌痢史，经常发作，常排稀糊状或水样粪便。上述症状消失后又排羊粪样硬质粪便。身体消瘦、皮毛粗乱，预后不良。

3．诊断　一般情况下根据临床症状、流行病学可作初步诊断。还可进行细菌培养，粪便检查，也可用荧光抗体法进行确诊。

4．预防与控制　①加强饲养管理，消灭饲养室内或周围的苍蝇、蟑螂、野鼠等传染媒介。②定期对动物进行检疫，新引进的动物要检疫隔离，发现有带菌者应淘汰处理。③对工作人员定期进行健康检查，带菌者调离工作岗位。

（四）泰泽菌病

泰泽菌病为大鼠、小鼠和兔常见病。

1．病原　由泰泽菌（*Clostridium piliformis*）引起，又称毛发状芽孢杆菌（*Bacillus piliformis*）。

2．临床症状　本病可分肠型和肝型两种。肠型突然发生严重腹泻，次数频繁，粪便呈水样或粘液状，肛门周围和尾巴上常被粪便粘污，故又称"湿尾病"。肝型无腹泻而突然死亡。

3．病理变化　尸体解剖检查肠型可看到肠壁出血和水肿。肝型多发生肝肿大，微小坏死灶，坏死灶周围肝细胞中可见成束的菌体。

4．诊断　①在肝、肠或其他组织中找到毛发状芽孢杆菌即可确诊。②间接免疫荧光抗体法诊断本病比较敏感。

5．预防与控制　温度、湿度的变化是本病发生的诱因。因此，应保持饲养条件的恒定，加强综合卫生措施。另外建立健康群，淘汰发病群为消除本病的有效方法。

（五）链球菌病

链球菌病主要发生在大鼠、小鼠和豚鼠等实验动物。

1．病原　具有致病作用的链球菌很多，这里介绍兽疫链球菌（*S. zooepidemicus*）及肺炎球菌（*S. pneumoniae*）引起的链球菌病。

2．临床症状　兽疫链球菌主要宿主是豚鼠和小鼠，多数情况下引起慢性化脓性疾病。急性型常排出脓性鼻涕和眼的分泌物，数日内死亡。慢性型表现淋巴结，特别是颈部及下颌淋巴结肿大，大到胡桃大。随后脓肿，充满乳白色的脓汁，然后破溃排浓而痊愈。

肺炎球菌主要引起豚鼠和大鼠肺炎、胸膜炎、腹膜炎等，感染后被毛松乱，拱背，腹式呼吸或出现啰音，急性2～3d死亡；慢性呈结膜炎，呼吸困难。

3．病理变化　肺炎球菌引起链球菌病，尸体解剖检查可见肺出血、充血。

4．诊断　分离培养后经血清学确定。

5．预防与控制　定期对实验动物进行检疫，淘汰患病动物，改善环境卫生，消灭环境中的致病微生物。

（六）鼠棒状杆菌病

鼠棒状杆菌病主要发生在大鼠、小鼠和某些家畜动物。

1．病原　由鼠棒状杆菌（*C. kutscheri*）引起。

2．临床症状　患鼠除少数呈急性败血症外，大多数自然病例均呈慢性经过，外观上几乎没有异常，仅可看到被毛无光泽，行动不活泼。

3．病理变化　尸体解剖检查在肺、肝、肾等器官可见针头或豆大化脓性坏死灶，肠系膜淋巴结肿大或化脓，有的可见皮肤溃疡，肢体关节肿胀。

4．诊断　多采取分离培养法，从肠道分离病原体，另外也可采取血清学方法诊断。

5．预防与控制　加强饲养管理，定期对动物进行细菌监测，发现可疑症状隔离，或治疗或淘汰，稳定饲养环境，减少不必要的诱因。

（七）支气管败血性波氏杆菌

本病易感动物主要有大鼠、小鼠、豚鼠、家兔、猫、犬等。

1．病原　由支气管败血性波氏杆菌（B.brochiseptica）引起。

2．临床症状　典型症状是竖毛、流出水样或脓性鼻涕，鼻孔周围污秽不洁，咳嗽，消瘦，很多成年动物尽管肺部有病变，但外观上无异常，病变局限在支气管或肺，其他脏器和组织基本上没有变化。

3．诊断　①可从呼吸器官中分离培养细菌并进行鉴定。②可用特异性抗血清作玻片凝集试验进行诊断。

4．预防与控制　定期对动物群进行细菌监测，凡阳性者淘汰。另外减少动物饲养密度，增加营养，搞好通风换气。

（八）绿脓杆菌病

本病易感动物有大鼠、小鼠等。

1．病原　由绿脓杆菌（P.aeruginosa）引起。

2．临床症状　一般无特异症状，以继发感染或混合感染的形式引起慢性炎症，如中耳炎、内耳炎，临床上动物表现为斜颈或转圈，如果绿脓杆菌感染皮肤，可引起动物局部皮肤脱毛、溃疡，脱毛部周围被毛被染成绿色。对带菌动物进行实验处置，如进行射线照射、实验烧伤、外科处理、使用免疫抑制剂或抗生素时，可引起动物肝、肾、脾、肺形成白色坏死灶，甚至发生败血症而死亡。

3．诊断　主要是细菌分离培养，从病灶部位或肠道标本中培养鉴定病原菌。

4．预防与控制　加强饲养管理，加强用具、垫料、饲料、饮水等的消毒工作。加强环境的卫生清洁工作。

（九）结核分支杆菌

结核分支杆菌猴、犬、豚鼠、兔和猫等均可感染，以猴的发病率最高。

1．病原　该病由结核分支杆菌（M.tuberculosis）引起。

2．临床症状　患病动物常常咳嗽、消瘦，后期出现呼吸困难，听诊有啰音，体温升高不明显，X线透视可见明显的结核阴影，皮肤产生结核性结节，淋巴结、骨、肠、肾等器官常被累及形成器官结核。慢性结核病可达数年之久。

3．诊断　对可疑动物进行X线透视和实验室检查（镜检、分离培养），另外也可进行结核菌素试验和血清学诊断。

4．预防与控制　空气进行过滤净化，保持良好的环境卫生，防虫防鼠；定期进行检测，及时淘汰患病动物；对工作人员定期进行健康检查，带菌者调离饲养岗位。

三、真菌感染

实验动物的真菌病颇多，本文不拟详细叙述，仅附表层真菌病和深层真菌病、条件致病菌真菌病，见表7-1。

四、寄生虫疾病

实验动物常见的寄生虫病，见表7-2。

表 7-1 实验动物常见真菌感染

真菌种类	易感动物	感染部位	沙氏培养基上性状
石膏样毛癣菌	人和多种动物均可感染	毛发和皮肤	3～4d 开始生长，并出现白色粉末状小块
石膏样小孢子菌	犬、猫等动物受感染	皮肤	3～4d 开始生长，外形呈白色粉末絮状或卵絮状小块
羊毛状小孢子菌	主要感染犬	头部及平滑皮肤	2～3d 开始生长，初为白色绒毛状小星，成熟后呈平坦圆盘状，覆盖着白色羊毛状绒毛
新生隐球菌	犬、猫等动物	脑膜、脑、肺实质	生长缓慢，有些菌株要经过 2～3 周才能生长，室温培养，开始为白色颗粒状类似细菌的菌落，继呈乳白色、淡褐色酵母样菌落
荚膜组织胞浆菌	啮齿类动物及猫、犬	肺脏及网状内皮系统	室温下，7～10d 开始生长呈白棉花样，后变为黄褐色，37℃ 时成膜样，湿润，皱褶，红色酵母样菌落
粗球孢子菌	犬、羊、牛等动物	肺脏	室温下发育迅速，初为湿性膜样菌落，无间隙的白色绒毛，后变为黄褐色
白色念珠菌	人和其他动物均可	体表及肠道、阴道等处	生长良好，菌落为奶油色，酵母样，闪光，软而平滑
曲霉菌	多种动物均可感染	呼吸道	生长迅速，绒状或絮状菌落，始为白色，随着孢子的产生种类不同而转变为不同颜色
毛霉菌	人和多种动物均可被感染	脑、肺、消化道	生长迅速，广泛蔓延，初为白色，成熟后为灰褐色或黑色

表 7-2 实验动物常见的寄生虫病

寄生虫	易感动物	危害性
螨、虱	所有动物	寄生于动物体表及表皮内,导致皮毛脱毛,瘙痒、皮炎,动物骚动不安,消瘦
弓形体	所有动物	多无明显症状,偶见体表及腹股沟淋巴结肿大,流产或死胎
球虫	兔、小鼠、大鼠等	幼龄动物易感,感染肠球虫,可见精神不振,体瘦毛焦,水样腹泻;感染肝球虫可见黄疸、腹泻
卡氏肺孢子虫	所有动物	隐性感染,急性发作可见干咳,呼吸困难,发热,间质性肺炎
兔脑胞内原虫	兔、小鼠、大鼠、豚鼠、犬	隐性感染,常引起免疫抑制或因射线照射而发病
鞭毛虫	小鼠、大鼠、豚鼠、仓鼠等	无明显临床症状,偶见被毛无光、消瘦、营养不良、腹胀或腹泻
阿米巴原虫	大鼠、猫、犬、猴等	通常症状轻微,偶见体重下降,水样腹泻
结肠小袋纤毛虫	猴、小鼠、大鼠、豚鼠、犬等	症状轻微,偶见结肠炎和腹泻
肝片吸虫	豚鼠、兔、犬	发热、消瘦、贫血、黄疸、腹泻
绦虫	所有动物	虚弱、消瘦、呕吐、腹泻、慢性贫血和肠炎
蛲虫	小鼠、大鼠、猴	隐性感染,偶见直肠脱出和肠炎
蛔虫	犬、猫等	主要表现生长迟缓,发育不良,消瘦,异嗜,腹胀等症状
鼠膀胱线虫	小鼠、大鼠	与鼠膀胱癌及泌尿系统结石有关
犬钩虫	犬、猫	呕吐、异嗜、下痢或便秘、贫血
犬恶丝虫	犬、猫	循环障碍,呼吸困难,贫血及结节性皮肤病
食管口线虫	猴	轻微症状,偶见下痢、衰弱、消瘦

第二节　实验动物的卫生防疫

随着人类医学的不断发展，对实验动物的质量要求越来越高，除大型或稀有实验动物外，对实验动物疾病一般不主张采取药物治疗，因为药物治疗可能会影响动物实验的结果。另外，药物不能根除动物群中所感染的病原菌而使治疗后的动物仍然可能成为群体中新的感染源，如果对大鼠、小鼠等小动物进行治疗，有时还需要特殊设备，经济上不合算。由此可见，在实验动物的饲养和动物实验的过程中，只有采取严格的、科学的饲养管理和卫生防疫措施才能达到预防动物疾病，特别是传染病的发生，保证实验动物质量的目的。

一、动物传染病的概念

病原微生物循着一定的途径侵入动物体后，在机体内生长繁殖，破坏了动物体的正常生理功能而引起发病，并能把病原体传染给其他同类健康动物，引起同样的疾病。这一类疾病称为传染病。传染病和其他疾病不同之处，就是传染病的致病因子是活的病原微生物，必须是同一病原体，侵入另一种易感性的动物体内，经过一定的潜伏期后才发病，而且都有一定相似临床症状。传染病的发生要具备三个条件：有一定的传染源、有一定的传播途径和易感动物。传染病的传播只有具备这三个条件时，才能形成一个完整的动物传染病。缺少其中任何一环，传染病的流行不可能发生。

二、传染病的防疫原则及措施

动物传染病的发生是由于有传染源、传播途径和易感动物的存在。因此，实验动物传染病的防疫原则应该是查明并杜绝传染源，切断传播途径，提高动物抵抗疫病的能力。具体措施如下：

（1）根据不同等级的实验动物分别制定科学的饲养管理和卫生防疫制度，并严格执行。

（2）根据不同等级的实验动物的要求建立合理的环境设施，严格区分实验动物繁育区与动物试验区，且各种动物要分开饲养，以防交叉感染。

（3）坚持平时的卫生消毒制度，对实验动物的房舍、用具等定期进行消毒，杜绝各种微生物的侵入。

（4）力争坚持自繁自养的原则，如引进外来动物要进行严格的隔离检疫，只有确认健康后才能与原设施内动物合群或投入使用，不得从疫区引进动物。

（5）外环境定期进行杀鼠灭蝇的工作，防止野生动物和昆虫进入动物饲养室或动物实验室。

（6）工作人员定期进行健康检查，患有传染性疾病的人员不得从事实验动物工作。

（7）发现疫情及时上报，迅速隔离患病动物，危害性大的疫病采取封锁等综合性措施，患病动物进行焚烧，污染的环境及用具应进行彻底严密的消毒。

（8）开展经常性的卫生检疫，及时发现疫情，及时采取相应的防治措施。

三、卫生检疫及动物健康检查

1. 卫生检疫　所谓卫生检疫，就是应用各种诊断方法，对动物及其产物进行疫病检查，并采取相应措施，防止疫病的发生和传播。

（1）检疫种类：实验动物的检疫包括生产检疫、运输检疫、国境口岸检疫、过境检疫等种类。

（2）检疫对象：动物的传染病很多，一般只把部分动物传染病作为检疫对象，如烈性传染病、人兽共患病等。

（3）检疫期：根据检疫的疾病的潜伏期及动物种类不同而不同。小鼠、大鼠、豚鼠、地鼠等啮齿类哺乳动物及鸟类的检疫期至少7d，兔21d，犬、猫21～30d，猴60～90d。

（4）检疫方法或项目：包括病理检验、细菌学检验、病毒学检验、真菌学检验、寄生虫学检验、健康检查等。

（5）疫病动物处理办法：同群动物在指定的地点进行隔离检疫和观察。一旦发现患有严重传染病的动物，应将全群动物退回或处死，处死的动物尸体应立即焚烧。如果发现患有一般传染病的动物，应将患病动物退回或处死焚烧，同群动物立即隔离观察。

2．动物健康检查 经常性地进行动物健康检查，有利于及早发现和及时处理疫情，对限制动物疾病的发生发展很有必要。动物健康检查，主要从以下几方面进行。

（1）生活习性的观察：不同种属动物具有不同的生活习性，如大多数啮齿动物喜夜间活动、交配，猪食后喜躺卧，豚鼠和兔有食粪习性，兔临产前扯毛做窝，地鼠熟睡时难以惊醒等等，如习性反常，常表明动物健康异常。

（2）身体状态的观察：健康动物应具有正常的体形和坐势，做检查时应注意动物活动是否有异，身体各部位是否正常以及动物的营养状况是否良好。

（3）精神及反应性观察：健康的实验动物精神状态良好，活泼好动，双眼明亮，雄性动物具好斗性；对外环境反应好，对光照、响声、捕捉反应敏捷。如果出现过度兴奋（狂暴、骚动不安）或者过度抑郁（精神不振、嗜睡、眼闭、蜷缩一角，甚至对较强的外界刺激无反应）则为异常。

（4）皮肤及被毛观察：健康的实验动物被毛光亮浓密，无污染，异常时可出现被毛粗乱、蓬松，缺少光泽，甚至有粪便污染；健康实验动物的皮肤富有弹性，手感温热，一些末梢薄皮部（如足、耳、尾）可见血管，异常时可见皮肤粗糙，缺乏弹性，甚至出现损伤。

（5）饮食及饮食行为观察：健康动物食欲旺盛，有相对固定的采食量和饮水量以及采食和饮水方式，如采食和饮水量突增或突减以及采食方式发生改变，均示异常。

（6）粪尿：正常粪便具有一定的形、色、量；尿液具有一定的色泽、气味。异常时可见粪尿过多或过少，粪稀薄或硬结，粪便混有胶冻状粘液，甚至粘膜、血液、尿中带血，颜色浑浊不清亮。

（7）呼吸、心跳和体温检测：正常动物具有相对固定范围内的呼吸、心跳和体温值，固定的呼吸式（如狗为腹式呼吸），呼吸、心跳和体温值超出它的变动范围则示为异常。

（8）天然孔及分泌物、可视粘膜观察：正常动物天然孔干净无污染，分泌少，可视粘膜湿润。如：出现鼻涕、眼屎、阴户流恶露，肛门有粪便，可视粘膜充血或发绀均为异常。

（9）妊娠及哺乳：正常雌性动物经配种后出现正常妊娠及哺乳期，且在各阶段有不同的体态、行为及采食反应。如：异常时可见流产、早产、死产和难产，以及拒绝哺乳、离弃幼仔或吞食幼仔。

（10）生长发育观察：动物出生后经哺乳、离乳至成年后均要达到一定体重，具有该品种品系的外貌特征。异常时可见发育迟缓、瘦小或出现畸形。这时除对后天环境因素作出分析外，还应对亲本动物的遗传性能作出分析。

（11）对可疑动物进行个体检查，初步分析症状异常表现的原因，必要时可进行以下特殊检查：①尸体解剖。②病理学检查。③微生物学检查。④血液学检查。⑤生物化学检验等。

四、实验动物的隔离与封锁

一旦发现可疑感染动物或患病动物，应该马上将其进行隔离，并将场地进行封锁，这样可以控制传染源的继续传播，防止健康动物受到感染，可以将疫情控制在最小的范围，其具体方法如下：

1. 进行特殊检查，确诊为传染病发生时，应及时将疫情如实上报，并通知当地有关单位做好预防工作。

2. 迅速将可疑感染动物和患病动物进行隔离或淘汰，实验用动物应停止实验观察或淘汰，隔离时应选择不易散播病原体，且消毒处理方便的地方或房舍进行。如动物数量较大，可集中隔离在原饲养房，隔离场所禁止闲杂人员或其他动物出入或接近，淘汰的动物采取焚烧等措施进行合理处理。

3. 原房舍及隔离区内所有用具、饮料、粪便、垫料等，必须经过彻底的消毒处理，且未处理前不能运出。

4. 发生危害较大烈性传染病，如：流行性出血热等，应采取封锁等综合性措施，动物应合群捕杀，严格消毒，且消毒处理一个月后方可解除封锁，合群动物应进行焚烧等合理处理。

五、常用的消毒方法

（一）物理消毒法

1. 火焰消毒　焚烧用于动物尸体、污染垫料及垃圾处理；灼烧用于不锈钢笼具、笼架、金属器械。

2. 干烤消毒　可用于器皿和金属材料的消毒，也可用于饲料（普通级动物用）。

3. 煮沸或流通蒸气消毒　用于笼具、饮水瓶、衣、帽、口罩、金属器械、饮水的消毒。一般不用于饲料消毒。

4. 高压蒸汽灭菌　用于大多数耐热物品，包括：垫料、笼具、饮水、饮水瓶、饲具、器械等物品的消毒灭菌。预真空高压蒸汽灭菌，真空度 $-600mmHg$ 以下，$121℃$，$20min$。

5. 照射　^{60}Co 的照射：用于饲料灭菌，也可用于其他器械消毒、灭菌；紫外线照射：用于空气消毒；γ 射线、X 线用于饲料消毒。

6. 过滤消毒　空气过滤：屏障系统（屏障系统的空气经粗、中、高效过滤）、动物运输盒等；液体过滤：用于薄膜滤器、维生素、氨基酸的除菌过滤。

（二）化学消毒法

使用化学药物喷洒、浸泡、熏蒸等以达到消毒灭菌的目的，常用化学消毒方法包括：药物液体浸泡、喷洒消毒，蒸汽或气体熏蒸消毒。常用消毒药品及用法，见附录17。

1. 乙醇　70%～75%乙醇用于皮肤消毒。

2. 碘　5%碘酊常用于皮肤伤口、体温计等消毒。

3. 媒酚皂　3%～5%溶液用于洗手、浸泡工作服、擦拭笼架、喷洒地面和墙壁、浸泡笼具、器械等，亦可作豚鼠淋浴除虱。

4.漂白粉　10%～20%乳剂用于动物粪便、污水、地面喷洒。0.5%～1%澄清液可作用具、青饲料的浸泡，亦可喷雾消毒。

5.苯扎溴铵　0.1%～0.5%溶液用于洗手、皮肤粘膜消毒、器械和工作衣服浸泡以及笼架、门窗、地面擦拭和空气喷雾降尘。

6.高锰酸钾　0.01%～0.02%溶液可作粘膜、皮肤、污物消毒除臭。0.02%～0.1%溶液作青饲料浸泡（时间10～30min），或作饮水消毒。

7.甲醛　常用于房屋空气和笼器具熏蒸消毒。一般使用剂量每立方米容积福尔马林溶液15mL，高锰酸钾7.5g，若采用加热法熏蒸，使用浓度为10%甲醛25～50mL/m³。

8.过氧乙酸　属广谱、高效、快速消毒剂，在实验动物工作中广泛应用。0.04%～0.2%溶液浸泡洗手1～2min；0.5%溶液浸泡笼具、鼠盒、饮水瓶、工作衣、帽鞋等10～30min；0.2%溶液浸泡青饲料10～30min。室内空气及物品表面以2%溶液（8～10mL/m³）喷雾，密闭30min。隔离器喷雾消毒多用2%溶液（1 500～2 000mL/m³），密闭24～48h。笼架、层流架表面、恒温恒湿机、进风粗效滤材、通风管道外壁、门窗、内墙、地面均可以0.1%～0.5%溶液喷洒、擦拭或拖抹消毒。

9.盐酸　pH2.5～3.0酸化水供动物饮用。

10.戊二醛　以0.3%碳酸氢钠或碳酸钠溶液调节2%戊二醛溶液，使pH达7.5～7.8时，用于显微镜、冰箱、层流架、超净工作台、天平等精密贵重仪器设备的擦拭消毒。

（周智君）

主要参考文献

1　郝光荣主编．实验动物学．上海：第二军医大学出版社，1998

2　方喜业主编．医学实验动物学．北京：人民卫生出版社，1995

3　卢耀增主编．实验动物学．北京：北京医科大学中国协和医科大学联合出版社，1995

4　钟品仁主编．哺乳类实验动物．北京：人民卫生出版社，1983

5　军事医学科学实验动物中心主编．实验动物病毒性疾病．北京：农业出版社，1992

6　李普霖主编．动物病理学．吉林：吉林科学技术出版社，1994

7　邹移海，黄韧，连至诚，等主编．中医实验动物学．广州：暨南大学出版社，1999

8　魏泓主编．医学实验动物学．成都：四川科学技术出版社，1998

第八章　实验动物的选择和动物实验的准备

生物医学研究中，许多课题需要做动物实验。做动物实验，首先要考虑的问题是实验动物的选择和实验准备。动物实验结束后要对动物实验正确地加以描述。

第一节　实验动物的选择原则

实验动物种类繁多，实验动物的选择是一个内容复杂的问题，不同的实验有不同的目的、要求，而各种动物又有各自的生物学特性和解剖生理特征，因而不能随便选一种动物来进行某项实验研究。事实上，每项科学实验都有其最适合的实验动物，如果选择得当，则可节约人力、动物和时间，以最小的代价最大限度地获得可靠的实验结果。否则，不仅会造成不必要的浪费，而且会影响实验结果的判断。因此，掌握正确的实验动物选择方法非常重要。对于生物医学研究而言，正确选择实验动物应遵循以下基本原则。

一、相似性原则

在动物实验中，动物的选择通常依据对试验品的敏感程度，或试验品在体内的代谢转归与人体的相似性来确定。

1. 结构、功能及代谢的相似性　医学领域内研究的根本目的是解决人类疾病的预防和治疗，因此应选择那些结构、功能、代谢和人类相似的动物进行实验。一般来说，实验动物进化层次愈高，其功能、结构愈复杂，反应也愈接近人类。猴、猩猩、狒狒、长臂猿等灵长类动物是最类似人的实验动物。它们是研究人类脊髓灰质炎、脑炎、痢疾、肝炎、麻疹等传染病的理想动物，也是放射医学、牙科学、生理学、免疫学、营养学的良好动物模型。猕猴生殖生理和人非常相似，是人类生殖课题研究的首选动物。

大型灵长类动物数量少，价格昂贵，不易获得，而且遗传和微生物控制较困难，在生物医学实验中未能普及使用。近年来发现的一种小型灵长类动物，体重仅 20～250g 的树鼩，在新陈代谢方面比起啮齿动物与人类更相似，在乙型肝炎、睡眠生理、疱疹病毒等研究中有重要用途。

2. 年龄的近似性　不同种属实验动物的寿命长短不一，但大多比人的寿命短。选择实验动物时必须了解有关动物的寿命，见表 8-1，并安排与人的某年龄时期相对应的动物进行实验研究，见表 8-2、图 8-1。

例如大鼠 24 月龄相当人的衰老早期。因此，24 月龄以上的大鼠是研究老年病学首选的动物。

3. 群体分布的相似性　以群体为对象的研究课题，要选择群体基因型、表型分布与人相似的实验动物。如药物安全性评价、药物筛选时，应考虑人类与实验动物群体在代谢类型上的差异。通常以封闭群模拟自然群体基因型动物作为实验研究对象。

4. 生态或健康状况的近似性　在人的生命过程研究中，寻找与人类生态情况相似的替代模型非常重要。在实验动物的遗传背景、营养及环境背景标准化后，其生态和健康状况对

表 8-1   常用实验动物的寿命

动物种类	最长寿命（年）	平均寿命（年）
猩猩	37	20
狒狒	24	15
猴	30	10
犬	20	10
猫	30	12
家兔	15	8
豚鼠	7	5
大鼠	5	3
小鼠	3	2
猪	27	16
山羊	18	9
田鼠	3	2

表 8-2   犬与人的年龄对应

犬龄（年）	人龄（年）	犬龄（年）	人龄（年）
1	15	9	52
2	24	10	56
3	28	11	60
4	34	12	64
5	36	13	68
6	40	14	72
7	44	15	76
8	48	16	80

实验的影响就显得至关重要。现有的 GF、SPF、CL 和 CV 级实验动物分别代表着不同的微生态模式，具有不同特点，适用于不同的研究目的。如：SPF 动物属健康无病模型，采用该级别动物做实验，能排除疾病或病原体的干扰；GF 动物属超常生态模型，既能排除微生物的干扰，又能减少免疫功能的影响；而 CL 及 CV 动物则应用最多，除价廉和易获得外，对设施要求简便，管理亦相对容易。但由于它们携带某些微生物，因而难于避免微生物的实验结果干扰。因此，在选择时应结合课题目的、研究方法、设施条件及经费等作综合考虑，然后作出正确选择。

5. 疾病特点的相似性　许多自发或诱发性疾病模型能局部或全部地反映出与人类相似的疾病过程临床表现。其疾病特点，有些可经遗传育种方法逐渐固定于动物品系之中；有些则可用各种手段在动物身上诱发复制。可根据研究目的，选择合适的疾病动物模型进行实验研究。

6. 操作实感的相似性　为临床操作打基础的动物实验，应选用与临床操作较接近的动物。如模拟人类心脏移植，练习手术操作的动物实验，可选择猪器官作实验材料，因为猪的心脏形态大小与人很接近。

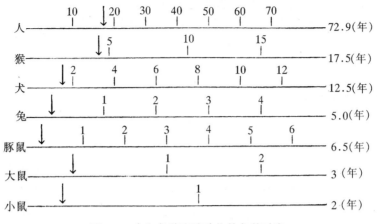

图 8-1　人和各种实验动物的年龄对应

二、差异性原则

各种实验动物在基因型、组织型、代谢型、易感性等特点上的差别也是实验可比性内容。当研究过程要求以这种差异为指标或特殊条件时，选用不同种系实验动物的某些特殊反应，更适合于不同研究目的的需求。如：家兔颈部的交感神经、迷走神经、减压神经是分别存在、独立行走的，而人、猪、犬、猫等减压神经并不单独行走，如果要观察减压神经对心脏的作用，选择家兔更合适。

人们还利用不同种属动物对病原的易感性差异来生产弱毒疫苗，如白百破三联疫苗的制作，就是利用马对白喉、百日咳、破伤风病原菌敏感性低的特性，将病原菌给马注射，经过几次传代使病原菌毒性减弱，再采马血清制成弱毒疫苗，给人接种预防疾病。

三、易化性原则

在动物实验过程中，进化程度高、结构功能复杂的实验动物，有时会给实验条件控制和实验结果分析带来难以预料的困难。有鉴于此，在确保研究目标的前提下，可选择结构、功能较简单的实验动物。如选择两栖类进行神经反射弧试验。利用果蝇寿命短（12d）、染色体数目少（2n＝8）等特点，成功地进行遗传学研究，并确定了染色体的连锁互换定律。而同样方法若以灵长目动物作为实验材料，其难度可想而知。

四、相容或相匹配原则

在设计动物实验时，所选用的动物质量等级要与实验设计、实验条件、实验者的技术、方法及试剂性能等相匹配。避免应用高精仪器、先进的技术方法、高纯度的试剂与低质量、非标准化、反应性能低的动物相匹配，或利用低性能的测试手段、非标准化的实验设施与高质量、高反应性能的动物相匹配。如果将经过微生物控制的 SPF 动物或无菌动物购回后，饲养在普通环境中进行实验，无疑也是对实验动物资源的一种浪费。

五、可获性原则

许多啮齿类实验动物，因其繁殖周期短，具有多胎性、饲养繁殖容易、遗传和微生物控制方便等特点，在生物医学实验中应用广泛。如实验大鼠、小鼠是在生物医学领域用量最

· 137 ·

多，用途最广的实验动物。而灵长类大型实验动物，虽然在许多方面有着不可替代的优越性，但由于繁殖周期长，繁殖率低，饲养管理困难，价格昂贵等因素而影响了其易获性，不能得到普及使用。在不影响实验质量的前提下，选用最易获得、最经济、最易饲养管理的动物是实验研究时必须坚持的原则。

六、重复性和均一性原则

重复性和均一性是实验结果可靠、稳定的重要保证。若实验结果不能再现或不稳定，则不能被公认。生物医学实验应选用标准化实验动物，只有选用标准化的实验动物，才能排除因遗传上的不均质引起的个体反应差异，排除动物所携带微生物、寄生虫和潜在疾病对实验结果的影响，获得可靠的实验结果，并便于在国际上与同类研究进行比较和交流。在标准化实验动物中，近交系 F1 代动物、突变系动物均有很好的遗传均质性，个体差异小，而 SPF 动物则是排除了一切疾病影响的健康动物。医学科学研究中应杜绝使用随意交配而来的杂种动物和未经任何微生物控制的非标准动物。

第二节　实验动物的主要生物学特性及其选择应用

实验动物的生物学特性是实验动物种属选择的重要依据。实验动物的生物学特性详见第五章，表 8-3 综述了常用实验动物的主要生物学特性及其选择应用情况。

有些实验研究必须选用数种实验动物，如评定毒物或药物的毒性时，至少要用大鼠、家犬等两种动物。且国际上规定用 Beagle 犬作为标准犬。因不同种属动物对毒物或药物的反应有质与量的差别，所以选用动物的种属差异愈大愈好。在亚急性和慢性实验时，也至少用两种动物，其中包括一种非啮齿类动物。

近交系动物与突变系动物品种繁多，特性各异，其选择与应用参阅有关资料。

表 8-3　　　　常用实验动物的主要生物学特性及其选择应用

动物种类	主要生物学特性	应用与回避
	繁殖周期短、产仔多、生长快、饲养方便	应用最多最广的动物，适用于需用大量动物进行的实验，如各类药物的初筛、药物效价的比较、半数致死剂量测定
	对各种疾病的易感性	血吸虫病、脑炎、狂犬病以及其他许多细菌性疾病的感染研究及实验研究
	性成熟早、性周期短、繁殖力强	避孕药与雌激素研究
	动情周期不同阶段阴道粘膜上皮可发生典型变化	卵巢功能测定
小	射线可引起造血系统损伤	放射病研究
	可形成自发性、诱发性和移植性肿瘤	建立肿瘤动物模型
鼠	洋地黄、乌头碱可诱发心律失常	复制快速性心律失常模型
	体温调节不稳定	不适用于研究体温变化方面的问题
	气管及支气管腺不发达，只有喉部有气管腺，支气管以下无气管腺	不适宜做慢性支气管炎模型及祛痰平喘药的疗效实验
	无呕吐反应	不宜做呕吐实验
	对钩端螺旋体不敏感	不宜做钩端螺旋体病的研究
	不易形成动脉粥样硬化病变	不宜做动脉粥样硬化实验研究

动物种类	主要生物学特性	应用与回避
大 鼠	产仔多、生长快、体型大小合适、性情温驯，易饲养	进行高级神经活动，营养学、心血管药理学实验，复制肿瘤动物模型，流感病毒传代及细菌学实验等
	对炎症反应灵敏，特别是踝关节对炎症反应更敏感	多发性关节炎、化脓性淋巴腺炎，中耳疾病、内耳炎等的研究，药物抗炎作用实验，关节炎药物研究
	垂体-肾上腺系统功能发达，应激反应灵敏	应激反应及垂体、肾上腺、卵巢等内分泌实验研究
	肝脏再生能力强，切除 60%～70% 肝叶仍有再生能力	肝外科实验
	血压反应灵敏	直接描记血压、进行降血压药研究
	动情周期不同阶段阴道粘膜上皮可发生典型变化	卵巢功能测定
	射线可引起造血系统损伤	放射病研究
	磨牙的解剖形态与人类的相似，给致龋菌丛和致龋食物可产生与人一样的龋损	建立龋齿的动物模型
	对巴西日本圆线虫、肺吸虫易感	复制巴西日本圆线虫模型及肺吸虫模型
	洋地黄、乌头碱能诱发心律失常	复制快速性心律失常模型
	注射四氧嘧啶、链脲佐菌素可引起持续性高血糖	复制糖尿病模型
	体温调节不稳定	不适用于研究体温变化
	气管及支气管腺不发达，只在喉部有气管腺，支气管以下无气管腺	不适宜做慢性支气管炎模型及祛痰平喘药的疗效实验
	无胆囊	不能用作胆囊功能的研究
	无呕吐反应	不能做呕吐实验
	对钩端螺旋体不敏感	不宜做钩端螺旋体病研究
	不易形成动脉粥样硬化病变	不宜做动脉粥样硬化实验研究
豚 鼠	对结核杆菌、布氏杆菌、白喉杆菌、Q 热病毒、淋巴细胞脉络丛脑膜炎病毒等敏感	结核、布氏杆菌病、白喉、Q 热、淋巴细胞性脉络丛脑膜炎等方面的研究
	易被抗原性物质所致敏，对组织胺特别敏感	平喘药和抗组织胺药的研究，过敏性实验，观察药物的致敏作用，筛选抗过敏药
	体内缺乏合成维生素 C 的酶，不能合成维生素 C，缺乏可出现败血症，症状之一是后肢出现半瘫痪，补充维生素 C，则症状消失	维生素 C 缺乏症的实验研究
	血管反应敏感	出血性实验，血管通透性实验
	耳蜗对声波变化敏感	听觉方面的实验研究
	对强心甙敏感	用离体心脏作强心甙研究
	皮肤对刺激物的反应接近于人	研究毒物对皮肤的局部作用
	对各型钩端螺旋体敏感	用 120～180g 幼年豚鼠作钩端螺旋体研究
	苯胺及其衍生物引起豚鼠的病理变化与人相似，产生变性血红蛋白	苯胺及其衍生物的毒理学研究
	乌头碱、洋地黄类药物可诱发心律失常	复制心律失常模型
	腺苷可诱发出典型的Ⅱ度或Ⅱ度以上传导阻滞	复制传导阻滞模型
	呕吐反应不敏感	不宜做致呕作用的实验
	气管及支气管腺不发达，只有喉部有气管腺，支气管以下无气管腺	不适宜做慢性支气管炎模型及祛痰平喘药的疗效实验
	易感染、皮厚而不易注射，血管神经不易分离	急性功能实验应用较少

动物种类	主要生物学特性	应用与回避
金黄地鼠	颈部颊囊是缺少组织相容性抗原的免疫学特殊区，可进行肿瘤移植，组织培养	肿瘤学、免疫学的实验研究
	对钩端螺旋体感染率高，病变典型	钩端螺旋体病病原体分离研究
	磨牙解剖形态与人类相似，给致龋菌丛和致龋食物可产生与人牙一样的龋损	龋齿动物模型的复制
	对病毒敏感	病毒研究的重要实验材料
兔	繁殖力高，抗病力强，较温驯，易饲养，耳静脉便于注射给药及采血	科研工作中广泛应用，如急性实验，内分泌实验，物质代谢研究，遗传学研究，药理学实验，离体兔耳、心的各种分析性实验研究
	体温调节稳定、反应灵敏	解热药研究，注射液的热原检查，研究环境因素引起体温过高或过低的反应
	典型的刺激性排卵动物，经交配刺激才能排卵	避孕药研究中观察药物对排卵的影响
	胸腔被纵隔分为互不相通的左右两半，心脏又有心包胸膜隔开，当开胸和打开心包胸膜暴露心脏时，只要不弄破纵隔膜，动物不需做人工呼吸	开胸及心脏实验
	心脏在离体条件下仍可搏动很久	观察药物对心脏的直接作用
	颈部的交感神经，迷走神经和主动脉减压神经独立行走	观察减压神经对心脏的影响
	甲状旁腺分布较散，除甲状腺周围外，有的甚至分布到主动脉弓附近，摘除甲状腺不影响甲状旁腺功能	甲状腺摘除实验
	注射四氧嘧啶可形成持久性高血糖	复制糖尿病模型
	食用高胆醇、高脂肪饲料后易形成动脉粥样硬化病变	复制动脉粥样硬化与高脂血症模型
	对日本血吸虫易感染	复制日本血吸虫病模型
	皮肤对刺激物的反应接近于人	观察毒物对皮肤的局部作用
	对各种病毒和致病菌敏感	传染病及抗传染病药物研究
	洋地黄、乌头碱可诱发心律失常	复制心律失常模型
	青紫蓝兔后肢腘窝部有一粗大的淋巴结，体外易触摸和固定，适于向淋巴结内注射药物或通电	免疫功能研究
	眼球大，便于手术操作和观察	复制眼科动物模型
	呕吐反应不敏感	不适于观察致呕吐作用的实验研究
	缺乏咳嗽反射	不适于观察致咳嗽作用的实验研究
	对射线十分敏感，照射后常发生休克样反应	不适于作放射病研究
犬	具有发达的神经系统和循环系统，高级神经活动较发达，对药物的反应性与人类接近；消化过程与人类相似；毒理方面的反应与人相近	高级神经活动的研究，药物对高级神经活动的影响，血液循环系统研究，消化生理、生理学、毒理学、营养学、实验外科学研究
	通过训练可与人合作	适于做条件反射、高血压、放射病等慢性实验研究及用手术做成胃瘘、肠瘘观察药物对胃蠕动和分泌的影响等
	红绿色盲	不能以红绿色作为条件刺激物，进行条件反射实验
	射线照射后症状明显	放射病研究
	体型较大	观察药物对冠脉流量的影响，外科手术训练
	甲状旁腺位于甲状腺表面，位置比较固定	甲状旁腺摘除实验
	胰腺小	胰腺摘除术

动物种类	主要生物学特性	应用与回避
犬	呕吐反应敏感	适于做呕吐实验
	胃小，相当于人胃长径的一半，容易做胃瘘	胃肠道生理研究
	乌头碱、洋地黄类药物可诱发心律失常	复制心律失常模型
	注射四氧嘧啶可形成持久性高血糖	复制糖尿病模型
	苯胺及其衍生物能在犬身上引起与人相似的病理变化，产生变性血红蛋白	苯胺及其衍生物的毒理学研究
	对日本血吸虫易感染	复制日本血吸虫病模型
	十二指肠钩口线虫和美洲板口线虫可通过犬完成全部生活周期，十二指肠钩口线虫可通过犬接种传代	可获得较多的成虫、钩虫和虫卵，能为筛选驱钩虫药提供大量虫源
	肺吸虫囊蚴在小犬体内发育为成虫，获得虫卵率高	复制肺吸虫病模型
	一些病毒性疾病与人相似	适宜做病毒性疾病模型
	汗腺不发达	不宜用作发汗实验
	减压神经不单独行走，而行走于迷走、交感干或迷走神经中	不宜观察减压神经对心脏等的作用
	不易形成动脉粥样硬化病变	不宜做动脉粥样硬化实验研究
猫	神经系统发达，头部表面与脑的各部分有比较固定的对应关系，猫脑比兔脑大一倍，对去脑实验和其他的外科手术抵抗力强，平衡感觉、反射功能发达	中枢神经系统实验，大脑僵直、姿势反射实验，阿托品解除、毛果芸香碱作用等实验，往脑内插电极观察脑电活动
	能产生正铁血红蛋白	解热镇痛药乙酰苯胺的毒性试验
	对神经肌肉接头阻断药的反应性与人类最接近	新肌壮药研究
	循环系统发达，血管坚韧，血压稳定	循环系统实验研究，观察药物对血压的影响
	刺激性排卵动物，经交配刺激才能排卵	避孕药研究
	寄生虫中弓形虫属的宿主	寄生虫病研究
	体温调节稳定	研究环境因素引起体温过高或过低的反应
	呕吐反应敏感	适宜做呕吐实验
	粘膜对刺激物敏感	研究气体、蒸汽对粘膜的刺激作用
	减压神经行走于迷走、交感干和迷走神经中	不适宜观察减压神经对心脏等的作用
猪	皮肤组织学结构与人相似，上皮再生性、皮下脂肪层及烧伤后内分泌与代谢变化等与人亦相似，烧伤后用猪皮敷盖无排斥现象	皮肤烧伤研究
	冠状动脉循环系统与人类相似	冠状动脉病研究
	心脏瓣膜可移植于人体	用作修补人的心脏瓣膜缺损的材料
	食用高胆固醇、高脂肪饲料后易形成动脉粥样硬化病变，且病变部位和斑块特点与人极相似	动脉粥样硬化模型的复制
	乌克兰小型猪一次静脉注射水合阿脲就可产生典型的急性糖尿病	糖尿病研究
	辛克莱小型猪80%可发生自发性皮肤黑色素瘤，其病变与传播方式与人相同	研究人类黑色素瘤的良好模型
	仔猪、幼猪的呼吸、泌尿、血液系统与人新生儿类似；仔猪亦患营养不良症	营养学和婴儿食谱研究
	减压神经行走于迷走、交感干或迷走神经中	不适于观察减压神经对心脏等的作用

动物种类	主要生物学特性	应用与回避
猴	高级神经活动发达，对药物的反应性与人类接近	药物对高级神经活动的影响，新药物使用前的毒性实验
	功能、代谢、结构与人类近似，能感染和人体类似的疾病	用于放射医学、生理学、药理学、病理学、毒理学、胚胎学、妇产科学、流行病学等研究
	与人的生殖生理极接近，月经周期约 28d	避孕药研究，药物对生殖生理的影响
	心血管结构、功能及血液生化特征最接近于人类，给予高胆固醇、高脂肪饲料后易诱发高脂血症与动脉粥样硬化病变	复制动脉粥样硬化与高脂血症模型
	气管腺数量多，三级支气管中部仍有腺体存在	慢性支气管炎模型
	体内缺乏合成维生素 C 的酶	维生素 C 的实验研究
	对脊髓灰质炎病毒易感染	制造与检定脊髓灰质炎疫苗的惟一实验动物
	磨牙的解剖形态与人类相似，给予致龋菌丛和致龋食物可产生与人牙一样龋损	建立龋齿模型
	价格贵、数量少、饲养难	不宜广泛采用
树鼩	新陈代谢过程与人相似，解剖和生理功能也与其他灵长类相似	乙型病毒性肝炎、睡眠生理等实验研究
	能自然和实验感染人单纯疱疹病毒	疱疹病毒等实验研究
	对人类甲型肝炎病毒易感染	复制病毒性肝炎模型
鸡	红细胞成椭圆形，细胞核大，染色后细胞质为红色，细胞核为深紫色。在吞噬反应试验中用鸡红细胞作炎症渗出液内白细胞的吞噬异构物效果理想	吞噬反应实验
	雄鸡头上红冠是雄鸡重要特征	适宜作雄性激素研究
	食用高胆固醇、高脂肪饲料后易形成动脉粥样硬化病变	适宜做动脉粥样硬化模型
鸽子	对强心甙的反应个体差异小	强心甙类药物的生物检定
	破坏鸽子一侧半规管后，其肌紧张协调发生障碍，在静止和运动时失去正常姿势	观察迷路与姿势的关系
	食用高胆固醇、高脂肪饲料后易形成动脉粥样硬化病变	动脉粥样硬化实验研究
	呕吐反应敏感	适宜做呕吐实验
爬行类	蛇的毒液是致死性蛋白质和酶的复杂混合物	神经药理学研究中的神经毒，抗凝剂、抗血栓药物以及高度纯化的 RNA 酶和 DNA 酶的来源；癌症患者的止痛剂
	龟、鳖、蜥蜴一窝蛋中的新生个体，其性别比例是温度依赖性的	研究温度依赖型的性别分化机制
	蛇蜕皮周期受激素调节	研究激素调节皮肤生长、脱落的较好模型
	龟对水中汞污染敏感	用于水中汞污染的监测
	龟的寿命长	用于老年学研究
	爬行类有其调节体温的行为学方式	用来研究最低临界温度以下引起冷麻醉，及其生理生化机制
	腓肠肌和坐骨神经易获得和制作	在局麻药和肌壮药研究中，观察药物对外周神经、横纹肌及神经肌肉接头的作用
蛙	反射中枢位于脊髓，脊髓已发展到合乎实验要求的阶段	神经反射弧实验
	卵较大	卵子发育及胚胎发育研究

动物种类	主要生物学特性	应用与回避
蟾蜍	心脏在离体情况下仍可有节奏地搏动很久	药物对心脏的作用
	经受外科手术的能力强	截肢后的再生实验
	卵较大	卵子发育及胚胎发育的研究
	腹直肌对乙酰胆碱高度敏感	乙酰胆碱测定实验
	蝌蚪缺乏甲状腺素不能很快变成蛙,如给适量的甲状腺素则可加速变成蛙	观察形态与激素的关系
鱼类	生活在水中,对环境中毒物十分敏感	急性毒性实验,评价药物及化学品的毒性,环境重金属污染和农药杀虫剂污染的监测;接触毒物的亚致死生物测定
	对黄曲霉素、2-乙基亚硝胺等致癌物敏感	虹鳟鱼易诱发肝癌和肾胚细胞瘤,狗鱼可诱发淋巴瘤
	新月鱼和剑尾鱼皮肤和眼球易产生黑色素瘤	肿瘤形成的模型
	产卵量大、繁殖率高、易饲养	广泛应用于胚胎学、内分泌学、遗传学、比较病理学研究
蚯蚓	背纵肌不存在毒蕈碱-乙酰胆碱受体和烟碱 1-乙酰胆碱受体,仅存在烟碱 2-乙酰胆碱受体	胆碱能受体的研究
乌贼	有一条巨大的神经纤维,足以允许把一个微电极插入其内,尚保留接近正常的活动功能	神经纤维的膜电位和动作电位实验
果蝇	饲养容易、生长迅速,12d 左右一个世代,繁殖率高,染色体数少,只有 4 对。唾液腺染色体制作容易、横纹清晰,突变性状多,而且多为形态突变	遗传学实验材料

第三节　选择实验动物应注意的问题

动物对外界刺激的反应存在着个体差异。为了减少实验误差,在动物的选择上还应注意动物年龄、体重、性别、生理状态、健康状况及动物品系、等级等因素。

一、年龄与体重

年龄是一个重要的生物量,实验动物的机体反应性随年龄而有明显变化。幼年动物往往较成年动物敏感。不同年龄尤其是年龄差距较大的动物,对药物的毒性反应亦有差异。如将大鼠、小鼠分成幼年、成年和老年 3 个组,分别观察各组动物对乙醇、汽油、二氯乙烷的急性毒性反应,并以 LD_{50}(半数致死量)和麻醉浓度作评断敏感性的指标,发现其敏感性从大到小顺序为幼年>老年>成年。

大多实验都选择成年实验动物。因为幼年动物敏感性高,其实验结果常与成年动物不一致。而老年动物,则因代谢功能降低,反应不灵敏,如非特殊需要亦不宜选用。因此,急性毒性试验规定小鼠体重在 18～22g,其目的在于减少由体重、年龄差距造成的影响。急性毒性实验选择的动物种类,最好与药效学、药物动力学以及长期毒性试验一致。但有例外,如慢性实验或长期毒性试验,由于实验周期长,大多选择幼年和体重较小的实验动物。而老年医学研究,则多选用老年实验动物。

同一实验中，动物体重应尽可能一致，若相差悬殊，则易增加动物反应的个体差异，影响实验结果的正确性。

二、性别

实验动物对药物的毒性反应有性别差异，并主要表现在成年动物。一般而言，雌性动物对药物的敏感性高于雄性，但随着受试物不同而异。如雌性小鼠对四氧嘧啶、叶酸和新胂凡纳明等药物的敏感性高于雄性小鼠，但雄性小鼠对乙醇、氨基比林、氯仿、麦角固醇和烟碱等药物的敏感性则明显高于雌性小鼠。麦角新碱在5~6周龄雄性大鼠可见镇痛效果，但在雌性大鼠则不出现镇痛作用。表8-4例举了实验动物对药物敏感性的性别差异。

一般认为，动物对激素的依存性，是其药物毒性反应性别差异的主要原因。研究发现小鼠对氨基比林、氯仿，大鼠对巴比妥类、野百合碱、印防己毒素和海葱，犬对地高辛等的毒性反应的性别差异，都与性激素有关。

在医学科学研究中，通常选择实验动物应雌雄各半。若发现有明显的性别差异时，则应分别测定不同性别实验动物的 LD_{50} 值。

表8-4　　　　　　　　　实验动物药物敏感性的性别差异

药　名	动物种类	较敏感性别	药　名	动物种类	较敏感性别
肾上腺素	大鼠	雄	铅	大鼠	雄
乙醇	小鼠	雄	二硝基苯酚	猫	雌
野百合碱	大鼠	雄	固醇类激素	大鼠	雌
四氧嘧啶	小鼠	雄	麦角固醇	小鼠	雄
氨基比林	小鼠	雄	士的宁	大鼠	雌
氨基蝶呤	小鼠	雄	麦角	大鼠	雄
巴比妥酸盐类	大鼠	雌	碘胺	大鼠	雌
苯	家兔	雌	乙基硫氨酸	大鼠	雌
四氯化碳	大鼠	雄	乙苯基	大鼠	雌
印防己毒素	大鼠	雌	哇巴因	大鼠	雄
钾	大鼠	雄	新胂凡纳明	小鼠	雌
氯仿	小鼠	雄	烟碱	小鼠	雄
地高辛	犬	雄	海葱	大鼠	雌
硒	大鼠	雌	叶酸	小鼠	雌

三、生理及功能状态

实验动物在处于特殊的生理状态如怀孕、哺乳时，其体重及某些生理生化指标将有所不同。如在妊娠期间，许多酶的活性降低，肝微粒体单胺氧化酶对某些外来物的代谢作用亦减弱。此时，它们对外界环境因素作用的反应亦与非怀孕、非哺乳的实验动物有着较大差异。因此一般实验研究不宜采用怀孕、哺乳的实验动物。但为了某种特定的实验目的，如为了阐明药物对妊娠及产前胎儿的影响时，就必须选用妊娠和哺乳期的实验动物。

环境条件可影响实验动物的生化指标。如：在15~17℃温度下禁食12h的成年大鼠，肾上腺的维生素C含量为306mg/100g，但在20~22℃状态下饲养10d，肾上腺的维生素C含量则升为456mg/100g。

实验动物的功能状态不同，对药物的反应也有影响。如：体温升高时对解热药较敏感，体温不高时就对解热药不敏感；血压高时对降压药较敏感，血压不高或较低时，对降压药就不敏感。

四、健康状况

动物健康状况对实验结果正确与否有直接的影响。患病动物对药物的耐受性较健康动物小，因而患病动物容易在实验过程中中毒死亡。患病或营养不良的家兔不易复制出动脉粥样硬化模型。犬食量不足，体重下降10%～20%后，麻醉时间显著延长，甚至因饥饿、创伤等原因导致休克。为确保实验动物健康，要做好实验前的动物健康检查工作。首先参照第七章介绍的方法饲养观察7～14d，实验开始时再对每一只动物进行如下主要项目的健康检查：眼睛：瞳孔是否清晰，眼睛有无分泌物，眼睑有无发炎。耳：耳道是否有分泌物溢出；耳壳里有无脓疮、血痂。鼻：有无喷嚏以及浆性粘膜分泌物流出。皮肤：有无创伤，脓疡、疥癣、湿疹。头部：姿势是否端正（若有歪斜，常证明有内耳疾患）。胃肠道：有无呕吐、腹泻、便秘、肛门口被毛是否洁净。神经系统：是否有震颤、不全性麻痹等。

对于疾病的确诊，应做病原学检查。但一般性实验，特别是用小动物做的急性实验，难以做到，也没多大必要，因此，对于实验动物疾病，原则上只作预防，不作治疗。但对于一些珍贵的动物，发现异常表现时，应确诊其疾病，并采取相应的防治措施。

五、品系与等级

品系和等级能分别表示实验动物按遗传学控制和微生物控制的标准化条件。

一般情况下，近交系动物的生物反应稳定性和实验重复性都较封闭群好;F1代动物生命活力强,带有两个亲代品系的特性,虽然遗传型是杂合的,但个体间的遗传型和表型都是一致的,应用时能获得正确的结论。封闭群动物和杂种动物在实验的重现性上有较大的误差。

有学者认为动物实验中的差异，25%因遗传型的差异，75%受环境影响。不同品系实验动物遗传上的差异，造成其形态与功能的特性，并导致对刺激的不同反应。如DBA小鼠100%发生听源性癫痫发作，而C57BL小鼠根本不出现这种反应。BALB/cAnN小鼠对放射线极敏感，而C57BL/CdJN小鼠对放射线却有抵抗力。C57BL小鼠对肾上腺皮质激素的敏感性比DBA小鼠高12倍。DBA小鼠对雌激素较C57BL小鼠敏感。有人观察不同品系雄性小鼠暴露于相同浓度氯仿中，DBA/2品系死亡率为75%，DBA/1为51%，C3H为32%，BALB/c为10%。

等级是指实验动物的微生物标准化程度。各级动物具有不同特点，分别适用于不同的研究目的见表8-5。GF动物是一种超常生态模型，既能排除微生物对实验结果的干扰，亦减少了免疫功能的影响。SPF动物是正常的健康无病模型，应用这类动物，能排除疾病或病原的背景性干扰。普通动物具有价廉、易获得、饲养设施简便、容易管理等特点，但选用时应考虑微生物对实验结果有无影响。同时特别注意已标准化的等级动物由于各种原因重新污染，如外购SPF动物在运输、检疫、实验等环节发生污染，都会给研究工作带来影响。因而，实验人员不应盲目相信动物的背景记录。

急性实验在确信无碍时，可选用微生物级别较低但无疾病的动物；而慢性实验应选用等级较高的动物。移植、接种等实验的供体和受体应选用级别高、无感染动物。

表 8-5	无菌动物、无特殊病原体动物和普通动物特点比较		
实验项目	无菌动物	无特殊病原体动物	普通动物
传染病	无	无	有或可能有
寄生虫	无	无	有或可能有
实验结果	明确	明确	有疑问
应用动物数	少数	少数	多（或大量）
统计价值	好	可能好	不准确
长期实验	可能好	可能好	困难
自然死亡率	很低	低	高
长期实验存活率	约 100%	约 90%	约 40%
实验的准确设计	可能	可能	不可能
实验结果的讨论价值	很高	高	低

第四节　动物实验准备与描述

动物实验是以实验动物为对象的实验研究。动物实验准备是决定动物实验成败的一个重要环节，而动物实验的描述则关系到研究论文质量高低。

一、动物实验的准备与管理

动物实验室的准备应根据实验目的、实验规模（实验动物数目）、动物实验周期等来确定。实验室面积决定于动物种类、数量和饲养时间，并利于对室内温度、湿度、氨浓度等环境条件的调控。应根据所计划使用的动物等级选择相应的标准动物实验室。还应在实验前对实验室进行彻底清洗与消毒。

饲养动物的器具、器材，应在动物购入前准备好，笼盒及盖至少准备 2 套，以便换洗。饮水瓶至少准备 2 套以上，以防被动物咬破。笼盒及盖、饮水瓶在使用前应进行彻底清洗与消毒，并检查是否完好、配套。此外，还应准备好笼卡、记录本、垫料、饲料、台秤、温度计、湿度计等必需物品。

实验过程中应按设计要求和饲养操作规程进行饲养管理，定时定量加水加料，定期更换笼盒与垫料，每笼盒动物饲养数适当，垫料、饮水、饲料、笼具、实验仪器等按要求消毒灭菌，并控制好室内环境条件。动物饲养应有专人负责，并做好详细记录。自然死亡或实验处死的动物，根据需要做完尸体解剖检查后，妥善处理，禁止将动物尸体随便丢弃。

二、动物的购入

在做好动物实验的各项准备工作之后，按照所确定的实验动物数量，从具有相应质量合格证的实验动物供应单位订购所需要的实验动物。购入时，应向供应单位及时索取动物的遗传背景、微生物背景、质量合格证、动物年龄、体重、健康营养状况等资料，必要时要求对方提供方便运输的有关证明材料。

一般情况下，供应单位会提供相应的动物运输容器，并把动物包装好。无论运输距离远近，都要设法保证动物不被污染或窒息死亡和保持动物正常健康状态。运输容器应根据动物的微生物等级来选择，容器大小应让动物有正常姿态和活动的空间。普通动物可用饲养笼运输，而清洁级以上动物常用带有过滤介质窗的瓦楞纸箱装运，无菌动物则用特制的金属罐运输。运输途中，外界温度、湿度对动物影响较大。在没有空调运输车的情况下，应避开寒冷和炎热的夏季，选择室内外温差较小的季节运送动物，并尽力缩短运输的时间（采用空中运输形式）。运输途中向动物给料给水有一定困难，一般情况下，运输时间在 5～6h 内可不供料、供水，24h 内可只给水，而超过 24h 则必须给料给水，特别是给水。普通动物途中可用马铃薯、新鲜水果或蔬菜来代替直接给水，清洁级以上动物常用 2%～3% 的琼脂胨代水。

购入动物回本单位后，不能直接进入动物实验室，必须先在检疫区验收和检疫。验收确认动物是否与订购要求一致，发现并剔除异常动物。有条件时应进行病原学检测。检查验收时将动物雌雄分开，并分笼在隔离区内饲养一段时间，以便动物得以恢复体能并适应新的环境和管理。

动物分组前，应对动物称重。称重使用的体重秤，不同动物有不同的要求，应予正确选择，表 8-6 例举的要求可供参考。

表 8-6　　　　　　　　　　　动物体重秤及灵敏度要求

动　　物	灵敏度（g）	称重（g）	秤　　型
小鼠	0.1	50	自动数字式台秤
大鼠、地鼠	1.0	500	自动数字式台秤
豚鼠	5.0	1 000	自动台秤
兔、猫	10.0	5 000	自动台秤
犬、猴	100.0	50 000	台秤

动物称重应在给食前进行。由于动物胆小怕惊，称重时易动，称重时应取动物相对稳定时的重量。所使用的秤应在使用前校正好，每次称重应固定在同一时间。

三、动物实验的描述

动物实验研究报告或论文中关于实验动物和动物实验的描述主要有以下内容。

1. 实验动物种名　论文题目应标明实验动物种名，如《大鼠正常心电图 100 例分析》。文中第一次出现实验动物种名时还应用括号注明其拉丁文学名，并用斜体排印。常用实验动物种的学名参见第五章。

2. 实验动物的品种（系）　用不同的实验动物品种（系）做实验，因为生物学特性不同，会出现不同的实验结果。因此，在论文中应正确而详细地注明使用实验动物的品种（系）名称。关于品种（系）的详细名称可向动物供应单位咨询。

3. 实验动物来源、遗传背景、微生物背景　所使用的实验动物来源于何地，是近交系还是封闭群或是杂种 F1 代，是近交系第几代等应在论文中注明，如因其他原因购于市场，也应注明"市售"或购于何地。实验动物的微生物等级，最近检测结果也应在论文中注明。

4. 实验动物和动物实验设施合格证　论文中应将供应单位提供的相应实验动物及动物实验设施合格证的名称、编号、颁发单位在论文中描述清楚。

5. 实验动物体重、性别、年龄。

6. 实验室环境　温度、湿度、照度、噪声、光照周期、氨浓度、季节等应描述清楚。如果使用的是清洁级以上环境，还应叙述换气次数、压差、洁净等级等内容。

7. 动物饲养方式　实验动物的生活方式对动物实验结果亦有影响，也应予以注明。如：动物饲养密度，何种垫料，垫料更换次数，何种材料与规格的笼盒，饲料种类，饲料营养成分和配制方法，饲料和饮水投喂情况，饲料、饮水及物品消毒情况等。

8．处理因素的施加方式　如：经口灌胃、腹腔注射，手术过程，技术路线等。

9．其他需要说明的内容　如：麻醉剂与麻醉方法，取材方法，材料固定液，动物处死方法等。

总之，动物实验的描述应全面、详细、准确、简练。对实验动物和动物实验描述清楚的研究论文，不仅可避免学术交流中争论，而且可提高论文质量，对于从事系列研究和高、精、尖的研究尤为重要。

（余望贻　孟琼）

主要参考文献

1　方喜业主编．医学实验动物学．北京：人民卫生出版社，1995

2　孙敬方，朱德生，郝光荣，等编著．实验动物学技术．北京：科学技术文献出版社，1993

3　朱清华，祝庆蕃主审．实验动物学．广州：广东高等教育出版社，1991

4　张业彬，吴白燕编．实验动物在生物医学研究的应用与选择．北京：科学出版社，1997

5　卢耀增主编．实验动物学．北京：北京医科大学中国协和医科大学联合出版社，1995

6　施新猷编著．医用实验动物学．西安：陕西科学技术出版社，1989

7　魏泓主编．医学实验动物学．成都：四川科学技术出版社，1998

8　苗明三主编．实验动物和动物实验技术．北京：中国中医药出版社，1997

9　邹移海，黄韧，连至诚，等主编．中医实验动物学．广州：暨南大学出版社，1999

10　王禄增，金学明，魏新宇主编．实验动物科学．沈阳：辽宁民族出版社，1999

第九章 人类疾病动物模型

人类疾病动物模型（animal model of human diseases）是指生物医学研究中所建立的具有人类疾病模拟表现的动物实验对象和相关实验材料。人类疾病动物模型的研究，实质上是有关实验动物的应用科学。研究人员利用各种动物的生物学特性和疾病特点与人类疾病进行比较研究，从而加强对人类疾病的发生过程、机制乃至防治的认识。因此，在生物医学研究中正确使用动物模型，受到广大医学科技工作者重视。

第一节 人类疾病动物模型概述

一、意义

人类疾病的发生发展是十分复杂的，要深入探讨其发病机制及防治离不开实验研究，而许多研究不可能也不允许在人体上试验。通过在动物身上复制出类似人类的各种疾病或某些生命现象，进而有意识地改变在自然条件下不可能或不容易排除的因素，以便更加准确地观察和分析实验结果，并将实验结果推论到人类疾病，从而有助于更全面、深刻地认识人类疾病的发生、发展规律和制订防治措施。因此，生物医学研究中常常使用动物模型作为临床和实验假说的试验基础，其意义十分明显。

1. 避免了人体实验造成的危害　临床上对一些疾病的研究不可能在人体上重复进行，如急性和慢性呼吸系统疾病研究时很难重复环境污染的作用，辐射对机体的损伤也不可能在人体重复试验。而用动物作为人类的"替难者"，就可以在人为设计的实验条件下反复观察和研究，甚至为了研究需要可以损伤动物组织、器官或处死动物。

2. 可提供发病率低、潜伏期长和病程长的疾病材料　一般而言，遗传性、免疫性、代谢性、内分泌和血液系统疾病在临床上发病率低（如再生障碍性贫血），研究人员可以有意识地提高其在动物种群中的发病率或用不同方法复制出各种模型进行研究。

临床上肿瘤、慢性支气管炎、动脉粥样硬化等疾病，发生发展缓慢、潜伏期长、病程亦长，有的可能长达数年至数十年，在人体很难进行3代以上的观察，而许多动物由于生命的周期很短，在实验室观察几十代是很容易的。

3. 可以严格控制实验条件，增强方法学上的可比性　一般来说，临床上很多疾病是十分复杂的，患有心脏病的病人，可能同时又患有肺脏或肾脏等其他器官的疾病；即使疾病完全相同的病人，因病人的年龄、性别、体质、遗传甚至社会因素等不同，对疾病的发生发展均有影响。而采用动物来复制疾病模型，可选择相同品种、品系、性别、年龄、体重、活动性、健康状态等严加控制的各种等级的标准实验动物，用单一的病因作用复制成一定的疾病模型。实验时温度、湿度、光照、噪声、饲料等条件亦可严格控制。这样，对某种疾病及其过程的研究就可排除其他影响因素，使所得的研究结果更为准确。

另外，除传染病外，一般疾病很难在临床上获得大量的定性材料。动物模型不仅在群体的数量上容易得到满足，而且可以通过投服一定剂量的药物或移植一定数量的肿瘤等方式，限定可变性，取得条件一致、数量较大的模型材料。

4. 可便于样品收集和简化实验操作　动物模型作为人类疾病的"复制品"，可按需随时采集各种样品，甚至及时或分批处死动物收集样本，以了解疾病的全过程，这在临床上是难以办到的。实验动物的小型化发展趋势也有利于动物的日常管理和简化实验操作。

5. 有助于全面地认识疾病的本质　已知某些病原体（或病因）既可使人类致病，又可引起动物发病，在不同物种所导致的疾病表现可能各有特点。通过对人畜共患疾病进行比较研究，可以充分认识同一病原体（或病因）对不同机体带来的损害，对该疾病有更全面系统的了解，从而更有利于认识该病原体（或病因）在人体上所引起的一切病理变化。

疾病动物模型的另一用途在于能够细致观察环境或遗传因素对疾病发生发展的影响，这在临床上也是难以办到的，对于全面地认识疾病本质有重要意义。

二、分类

自 20 世纪 60 年代提出动物模型的概念以来，经过 30 多年的发展，已积累了 2 000 多种人类疾病动物模型，使用动物模型已成为现代生物医学研究中极其重要的实验方法和手段，受到世界各国科学研究者的重视。为了更好地研究和应用动物模型，人们将其进行了分类，现将人类疾病动物模型分类方法分述如下。

（一）按产生原因分类

1. 实验性或诱发性动物模型　实验性或诱发性动物模型（experimental or artificial induced animal model）是指使用物理、化学、生物等致病因素作用于动物，造成动物组织、器官或全身一定的损害，出现某些类似人类疾病的功能、代谢或形态性结构方面的病变，即人为地诱发动物产生类似人类疾病的动物模型。如切断犬的冠状动脉分支复制心肌梗死模型；用化学致癌物亚硝胺类诱发肿瘤；以柯萨奇 B 病毒复制小鼠、大鼠、猪的心肌炎模型等。人类同一疾病可用多种方式、多种动物诱发类似的疾病模型。如采用手术摘除犬、大鼠等胰腺；化学物质链脲佐菌素损伤地鼠胰岛细胞；接种脑炎心肌炎病毒于小鼠等复制出糖尿病的动物模型。近年来发展起来的转基因动物模型亦属此类。

实验性动物模型的优点在于制作方法简便，实验条件比较简单，其他因素容易控制，在短时间内可以复制大量的动物模型。但它也有不足，主要是诱发的动物模型与自然产生的疾病模型在某些方面有所不同，如诱发性肿瘤与自发性肿瘤对药物敏感性有差异；而且有些人类疾病不能用人工方法诱发动物疾病模型，有它一定的局限性。

2. 自发性动物模型　自发性动物模型（spontaneous animal model）是指实验动物未经任何有意识的人工处置，在自然情况下动物自然发生或由于基因突变的异常表现经遗传育种保留下来的动物疾病模型。其中主要包括突变系的遗传病和近交系的肿瘤动物模型。突变系的遗传性疾病很多，可分为代谢性疾病、分子病、特种蛋白合成异常性疾病等，如：无胸腺裸鼠、无脾小鼠、高血压大鼠和青光眼兔等，它们为生物医学研究提供了许多有价值的动物模型。

自发性动物模型的优点是在一定程度上排除了人为的因素，更接近人类相应疾病的发病情况，其应用价值很高。但这类模型目前所发现的种类有限，来源比较困难，而且自发性疾病模型动物的饲养条件要求高，遗传育种也比较麻烦，需要一定的时间，若大量使用尚存在一定的困难。

3. 抗疾病型动物模型　抗疾病型动物模型（negative animal model）是指特定的疾病不会在某种动物身上发生，因而可以用来探讨为何这种动物对该疾病有天然的抵抗力。如：哺乳类动物均易感染血吸虫,而居于洞庭湖流域的东方田鼠(orient hamster)却不感染血吸虫病,因此,可用于血吸虫感染机制和抗病的研究。

4. 生物医学动物模型　生物医学动物模型(biomedical animal model)是指利用健康动物固有的生物学特征来提供人类疾病相似表现的动物模型。例如:兔甲状旁腺分布比较分散、位置不固定,摘除甲状腺不影响甲状旁腺功能,是摘除甲状腺实验较理想的动物模型;沙鼠缺乏完整的基底动脉环,左右大脑供血相对独立,是研究脑卒中的理想模型;鹿的正常红细胞是镰刀形的,多年来被用于镰刀形红细胞贫血的研究。但这类动物模型与人类疾病存在着一定的差异,研究人员在使用这类动物模型时应加以分析比较。

(二)按系统范围分类

1. 疾病的基本病理过程动物模型　疾病的基本病理过程动物模型(animal model of fundamental pathologic processes of disease)是指具有各种疾病共同的一些病理变化过程表现的动物模型。各种致病原(或病因)在一定条件下作用于动物后,动物都会出现一些共同的功能、代谢和形态结构的变化,这些变化不是某种疾病所特有的,而是各种疾病都可能发生的。如:发热、炎症、休克、电解质紊乱等。以发热为例,各种病原微生物(包括细菌、病毒、寄生虫)感染,给动物注射内毒素、异性蛋白或某些化学物质等都可使动物体温调节中枢功能障碍而引起发热。这类动物模型是研究疾病机制和药物筛选的理想工具。

2. 各系统疾病动物模型　各系统疾病动物模型(animal model of different system disease)是指与人类各系统疾病相应的动物模型。如:神经、心血管、呼吸、消化、泌尿等系统疾病相应的动物模型。

(三)按中医药体系分类

祖国传统医学渊源流长,经过数千年的实践,已形成了较完整的独特体系。如独特的理论体系:辨证论治;独特的评价标准:证、病、症等;独特的处置措施:中药、针灸、养生;独特的观察指标:舌、脉、神、色等;独特的认识特色:审证求因。通过中医药动物实验,特别是建立中医证候动物模型,为中医基础病理学、基础药理学研究提供了重要的依据。

根据中医证分类,动物模型可分为阴虚、阳虚、气虚、血虚、脾虚和肾虚动物模型、厥脱证动物模型等。按中药理论分类,有解表药、清热药、止血药、补益药、理气药、平喘药、安神药、祛风湿药、平肝熄风药、活血化瘀药、止咳化痰药等动物模型。中医药动物模型,不论从"证"或从"药"分类,每个"证"或"药"的动物模型不止一种动物,也不止一种方法,但由于中医药独特的理论体系,评价标准和观察指标十分准确的动物模型并不多,仍有待进一步完善和改进。

三、设计原则和评估

(一)设计原则

生物医学研究中常要考虑如何建立动物模型的问题。复制动物模型,一定要进行周密设计,设计时应遵循以下原则:

1. 相似性　在动物身上复制人类疾病模型,目的在于从中找出可以推广(外推)应用于人体的有关规律。外推法要冒风险,因为动物与人到底不是同一种生物。例如在动物身上无效的药物不等于临床无效,反之亦然。因此,设计动物模型的一个重要原则就是,所复制的模型应尽可能近似于人类疾病的情况。

能够找到与人类疾病相同的动物自发性疾病模型当然最好。但这种与人类完全相同的动物自发性疾病模型毕竟是少数，往往需要人工加以复制。为了尽量做到与人类疾病相似，首先要注意动物的选择。例如：小鸡最适宜做高脂血症的模型，因为它的血浆三酰甘油、胆固醇以及游离脂肪酸水平与人十分相似，低密度和极低密度脂蛋白的脂质构成也与人相似。其次，为了尽可能使模型与人类疾病相似，还要在实践中对方法不断加以改进。例如结扎兔的阑尾血管，固然可以使阑尾坏死、穿孔并导致腹膜炎，但这与人类急性梗阻性阑尾炎合并穿孔和腹膜炎不一样。如果给兔结扎阑尾基部而保留原来的血液供应，由此而引起的阑尾穿孔及腹膜炎就与人的情况相似，因而是一种较理想的方法。

2. 重复性 理想的动物模型应是规范化的，能够准确地重复再现。为了增加动物模型复制时的重复性，必须在动物品种、品系、年龄、性别、体重、健康状况；饲养管理、实验及环境条件、实验方法步骤；药品生产厂家、批号、纯度规格、给药剂型、剂量、途径；仪器型号、灵敏度、精确度乃至实验者及其操作技术熟练程度等方面保持一致，因为一致性是动物模型复制重现性的可靠保证。

3. 可靠性 复制的动物模型应力求可靠地反映人类疾病，即可特异性地反映某种疾病或某种功能、代谢、结构变化，应具备该种疾病的主要症状和体征，并经化验或 X 光照片、心电图、病理切片等检查证实。容易自发地产生某些相应病变或易产生与待复制疾病相混淆疾病的动物就不宜选用。如铅中毒可用沙鼠作为动物模型，因为一般只有铅中毒才会使沙鼠出现相应的肾病变，而大白鼠则不宜用来作此模型，因它本身易患动物地方性肺炎及进行性肾病，后者容易与铅中毒所致的肾病相混淆。

4. 适用性和可控性 复制动物模型时还应考虑到今后的临床应用和便于控制其疾病发展，以利于进行研究。如：选用大鼠、小鼠作实验性腹膜炎不适用，因为它们对革兰阴性菌有较高的抵抗力，不容易造成腹膜炎。有的动物对某一致病因子特别敏感，实验中无法控制，极易死亡，也不适用。如给犬腹腔注射粪便滤液能引起腹膜炎，但很快死亡（80％24h内死亡），来不及进行实验治疗观察。

5. 易行性和经济性 在复制动物模型时，应遵循经济易行的原则。灵长类动物与人最接近，复制的疾病模型也很相似，但灵长类稀少价昂，实验中采用较少；许多小动物如大鼠、小鼠、地鼠、豚鼠等也可以复制出十分近似的人类疾病模型，它们的遗传背景大多明确，体内微生物可加以控制，模型性状显著和稳定，而且价廉易得，便于管理。因此，科研工作者大多采用小动物复制人类疾病模型。

（二）评估

建立疾病动物模型的最终目的是为了防治人类疾病。因此，对疾病动物模型的评估主要取决于模型与人类疾病的相似或可比程度。一个理想的疾病动物模型应具有以下特点：①能再现所要研究的人类疾病，即动物疾病表现与人类疾病相似。②动物可重复产生该疾病，最好能在两种或两种以上的动物身上复制该疾病。③动物背景资料完整，等级合格，生命周期能满足实验需要。④动物要价廉、来源充足、便于运送。⑤尽可能选用小动物。如果"复制"重现率不高或一种方法可复制出多种模型，无专一性，也会降低该模型的价值。

动物模型实验只是一种外延法的间接研究，只可能在一个局部或几个方面与人类疾病相似。事实上，没有一种动物模型能完全复制出人类疾病的所有表现。因此，动物实验的结论正确与否，最终还必须在人体上得到验证。复制的动物模型一旦出现与人类疾病不同的情况，必须仔细分析其差异的程度，找出共同点，正确评估其价值。

四、复制方法及其注意事项

已知的疾病动物模型有数千种，其复制方法多种多样，包括：生物、物理、化学因素等，都可用来建立疾病动物模型。

生物因素如细胞、细菌、病毒、寄生虫、生物毒素、激素等作为致病原，可通过接种使健康动物发生疾病。用生物因素复制人类疾病的动物模型，一定要充分了解动物与人在疾病易感性和临床表现等方面的异同。例如轮状病毒可引起婴儿急性坏死性肠炎，犬感染轮状病毒后的表现却只是亚临床的；对犬而言，严重威胁幼犬的肠道病毒是细小病毒，而人对细小病毒则并不易感。

不同的物理因素作用于动物可复制出不同的疾病模型。例如：在机械力作用下产生外伤性脑损伤、骨折等模型；气压变动复制高空病、潜水病；温度过高或过低产生烧（烫）伤或冻伤；放射线照射可复制放射病，引起免疫功能抑制或诱发 SD 系大鼠乳腺癌；闪光刺激诱导癫痫模型；噪声刺激引起听源性高血压及改变行为记忆功能等。用物理因素复制各种模型时，必须严格考虑不同对象应采用的不同刺激强度、频率和作用时间，即按设计要求摸索有关实验条件。如用扩张的气囊在颅内加压来制作急性颅内压增高症动物模型时，应按不同压力梯度逐步加压，待脑顺应性改变后，才会出现临床"脑缺血-脑水肿"的恶性循环。盲目加压会导致脑疝而死亡，不可能复制出脑水肿过程中机体代偿和失代偿的病理生理变化，这样的模型会丧失或缺乏临床研究的价值。

化学因素可直接或间接（通过代谢）引起动物致病，造成组织、器官或全身损害，出现某些类似人类疾病的功能、代谢、形态结构方面的变化。如用各种化学致癌物诱发各种肿瘤，用各种化学毒物或毒气诱发各种中毒性疾病。

值得注意的是，不同致病因素使动物所产生的临床症状和发病情况是不同的，研究者应根据研究的需要，有针对性地选择恰当的致病因素和实验方法。动物的遗传背景、性别、年龄等对模型复制也有一定的影响，不同品种、性别、年龄的动物存在剂量、耐受性和副作用等差异，复制动物模型应注意选用标准化和有实用价值的动物。近交系动物由于存在近交衰退、自发性疾病多有可能因育种或环境的改变而发生基因突变及遗传漂变等缺点，需慎重选用。

此外，动物模型复制的成败还与环境因素密切相关。动物饲料、所处的居住场所、光线、温度、湿度、噪声等任何一项被忽视都可能带来严重影响。复制过程中实验操作如固定、麻醉、手术、药物和并发症等处置不当，同样会产生不良的后果，因此在复制模型时应充分考虑环境因素和操作技术。

第二节　常用动物模型的复制

在生物医学研究中许多重大发现，如：牛痘能预防天花（1798 年），在鸡中发现 Rous 肉瘤病毒（1911 年），在狗的实验中发现胰岛素（1921 年）和成功进行心脏移植手术（1967 年）等，都是正确运用疾病动物模型的结果。随着科学技术的不断进步，疾病动物模型在生物医学研究中越来越显示出它的巨大作用。因此，对于广大医学科技工作者而言，掌握动物模型复制方法是非常必要的。这里主要介绍医学研究中常用的一些动物模型的复制方法。中医证候动物模型、免疫缺陷动物模型和近年兴起的转基因动物模型的复制方法将分别单独介绍，此处不赘述。

一、肿瘤动物模型

肿瘤是一类常见病和多发病，也是危害人类生命健康最严重的疾病之一。因此，世界各国对肿瘤的防治研究都十分重视。在肿瘤防治研究中，动物模型是主要的研究对象和实验材料之一。已知的肿瘤动物模型种类很多，可分为三大类：

1. 自发性肿瘤动物模型　自发性肿瘤动物模型（animal model of spontaneous tumor）是指实验动物未经任何有意识的人工处置，在自然情况下发生肿瘤所形成的模型。自发性肿瘤动物模型多来自近交系动物，如 A 系和 C3H 系小鼠自发性乳腺癌、Afb、C58 和 AKR 等品系小鼠自发性白血病、兔的自发性乳头状瘤等。其中以小鼠的各种自发性肿瘤在肿瘤实验研究中应用较多。

2. 诱发性肿瘤动物模型　诱发性肿瘤动物模型（animal model of induced tumor）是用致癌因素在实验条件下诱发出动物肿瘤所形成的模型。由于诱发因素和条件可人为控制，诱发率远高于自然发病率，故在肿瘤实验研究中较自发性肿瘤动物模型更为常用。

用于诱发肿瘤的动物以哺乳动物为主，啮齿类动物如小鼠、大鼠、豚鼠等应用最广，它们因种系不同对相同致癌因素的反应性也有差异，在实验时要注意选择使用。可以诱发动物肿瘤的因素很多，如放射线局部照射、各种化学致癌物（烷化剂、亚硝胺类、芳香胺类等）、生物毒素（如黄曲霉素）、细菌（如幽门螺旋杆菌）、RNA 和 DNA 肿瘤病毒感染等，均可引起动物实验性肿瘤。下面分别介绍诱发性肝癌、胃癌、肺癌、膀胱癌、大肠癌模型的复制方法。

（1）肝癌：1934 年 Yeshida 首先用邻位氨基偶氮甲苯（O-AAT）诱发大鼠肝癌获得成功，1937 年 Shear 用 O-AAT 又诱发了小鼠肝细胞癌。除 O-AAT 外，二乙基亚硝胺（DEN）、4-二甲基氨基偶氮苯（DMAAB）、黄曲霉毒素（AFB_1）等，均能诱发实验动物形成肝癌模型。

1）二乙基亚硝胺（DEN）诱发大鼠肝癌：取体重 250g 左右的封闭群大鼠，雌雄不限，按性别分笼饲养。除给普通食物外，并用 0.25% DEN 水溶液灌胃，剂量为 10mg/kg，每周 1 次，其余每天用 0.025% DEN 水溶液放入水瓶中，任其自由饮用，约 4 个月后可诱发肝癌；单用 0.005% DEN 搀入饮水中口服 8 个月亦能诱发成肝癌。

2）4-二甲基氨基偶氮苯（DMAAB）诱发大鼠肝癌：用含 0.06% DMAAB 的饲料喂养大鼠，饲料中维生素 B_2 不应超过 1.5～2mg/kg，4～6 个月即可诱发肝癌。

3）邻位氨基偶氮甲苯（O-AAT）诱发小鼠肝癌：用含 1% O-AAT 溶液（即 0.1mL 含 1mg）涂在动物的两肩胛间皮肤上，隔日一次，每次 2～3 滴，一般涂 100 次，实验后 7～8 周即可出现第一个肝肿瘤，7 个月以上可诱发 55% 的实验小鼠发生肝癌；或用 2.5mg O-AAT 溶于葵瓜子油中，给 C3H 小鼠皮下注射 4 次，每次间隔 10d，也可诱发成肝癌。

4）黄曲霉素 B_1（AFB_1）诱发大鼠肝癌：每日饮料中混入 $(0.001～0.015) \times 10^{-6}$ 的 AFB_1，连续喂 6 个月，肝癌诱发率达 80%。

（2）胃癌：建立胃癌模型常用致癌物有甲基硝基亚硝基胍（MNNG）、甲基苄基亚硝胺（MBNA）和 3-甲基胆蒽（MC）等。所用的实验动物，包括：小鼠、大鼠、地鼠、犬等。

1）MNNG 诱发小鼠胃腺癌：KM 小鼠，体重 18～22g，以 500μg/mL MNNG 溶液灌喂小鼠，3 次/周，0.4mL/次，12 个月后增至 0.6mL/次，约 19 个月诱发出 23.5%（8/34）胃腺癌。或加入 200～500μg/mL 的 MNNG 于饮水中，自由饮水，实验过程中不再给予其他饮水，19 个月后诱发出 16.7%（4/24）的胃腺癌，并有部分十二指肠腺癌和前胃乳突状瘤。

2）用 MC 线结穿挂小鼠腺胃诱发胃腺癌：取 20g 左右的小鼠，行无菌手术，在腺胃粘膜面穿挂含 MC 的线结。含 MC 的线结是用普遍细线，在一端打结后，将线结置于盛有 MC 的玻璃试管内，在乙醇灯上微微加热，使 MC 液化渗入线结。一般 MC 的量为 0.05～0.1g，可制 10～20 根线，每条线结合 MC 约 5mg。手术埋线后半个月左右即可形成早期浸润癌，3～4 个月诱癌率最高，且诱发的小鼠胃腺癌组织形态与人类胃癌相似。

（3）肺癌：在实验动物身上诱发肺癌，要比诱发其他部位的肿瘤困难得多。因为呼吸道给药时，由于气管或支气管上皮纤毛运动将致癌物排出，致使诱癌率降低。为此，介绍两种不经呼吸道给药的方法。

1）二乙基亚硝胺（DEN）诱发小鼠肺癌：小鼠每周皮下注射含 1% DEN 水溶液 1 次，每次剂量为 56mg/kg。结果：DEN 总剂量达 868mg、观察时间为 100d 左右时、发癌率可达 40%，DEN 总剂量达 1176mg、观察时间为半年时、发癌率达 94%，其中支气管鳞癌最为多见，约占 41%。

2）乌拉坦诱发肺腺癌：A 系小鼠（1～1.5 月龄）较大鼠敏感，每次每只腹腔注射乌拉坦生理盐水液 0.1～0.3mL，间隔 3～5d 再注，共注 2～3 个月，每只小鼠用量约为 100mg，注射后 3 个月肺腺癌发生率为 100%，且多数为多发性，诱发的肺肿瘤部位和组织类型也与人类肺肿瘤相似。

（4）膀胱癌：致癌物 N-［4（5-硝基-2-呋喃）-2-噻唑基］甲酰胺（FANTF）和 N-丁基-N-［4-羟（基）丁基］亚硝胺（BHBN）可诱发大鼠、小鼠产生膀胱癌。从组织学观察，大部分肿瘤为移行上皮癌，占 90% 以上，与人膀胱癌相类似，被认为是有用的人体膀胱癌动物模型。

1）FANTF 诱发大鼠膀胱癌：选用 250g 左右的刚断奶的 Fischer 大鼠，用含 0.2% FANTF 的饲料喂养，服用 25～36 周，随机控制饮食，所有大鼠在 20 月龄之前死于膀胱癌。

2）BHBN 诱发大鼠膀胱癌：在饮水中投喂 0.05% BHBN 给雄性 Wistar 大鼠至 12 周，100% 发生膀胱癌；而投喂至 8 周停止，在 40 周末时则有 90% 发生膀胱癌。用 BHBN 诱发的膀胱癌组织学类型为移行细胞癌（91.5%）、鳞状细胞癌（3.3%）、未分化癌（2.5%）及肉瘤（0.3%），这与人类患者所见的情形相似。

（5）结肠癌：大鼠自发性结肠癌很少见，一般发生率为 1% 或更少。因此，常用大鼠诱发结肠癌模型。致癌物二甲基苄肼（DMH）和甲基硝基亚硝基胍（MNNG）均可用来诱发大鼠结肠癌。其中前者具有致癌性强、器官选择性高和既可口服又可注射等特点，使用最为普遍。

二甲基苄肼（DMH）诱发大鼠结肠癌：选用 4 月龄雄性 Wistar 大鼠，将 DMH 先配成浓度为 100mL 中含 400mg 的溶液，加入 EDTA 27mg，用 0.1mol/L NaOH 调 pH 至 6.5，用此溶液注射大鼠，每次剂量 21mg/kg，每周 1 次，连续 21 周。最后次给药后 1～4 周处死动物，结肠癌的诱发率为 81%～100%，诱发的结肠癌绝大多数为腺癌。

3. 移植性肿瘤动物模型　移植性肿瘤动物模型（animal model of tumor transplant）是指将动物或人体肿瘤移植同种或异种动物连续传代而培养出的模型。肿瘤移植于健康动物，相当于活体组织培养，可长期保存瘤种，供实验所用。目前临床所用的抗肿瘤药物大多数是经移植性肿瘤动物模型筛选而发现的。使用此模型筛选药物的优点是：一群动物同时接种同样量的瘤细胞，生长速率比较一致，个体差异较小，接种成活率近 100%，对宿主的影响相类似，易于客观判断疗效，可连续传代，试验周期较短，试验条件易于控制等。

建立移植性肿瘤动物模型最主要的问题是宿主对移植物产生免疫排斥反应。自体式同系动物肿瘤移植不产生排异现象。同种动物移植时可结合注射肾上腺素、抗肿瘤药物和适当量的放射等方法，降低宿主的排斥反应。异种动物移植则难度较大。1969年Rygaard首次成功地将人类肿瘤移植于裸小鼠（无毛无胸腺小鼠），这为异种动物肿瘤移植开辟了新局面。自60年代以来国内外已建立可移植性人体肿瘤动物模型数百种，为临床病人的药物筛选作出了巨大贡献。

实验中常用大鼠、小鼠为实验对象，以腹水瘤和实体瘤两种方式建立移植性肿瘤动物模型。对于会产生腹水的肿瘤，可抽取一定量的腹水瘤细胞，浓度一般为 $(2.5 \sim 3.0) \times 10^7 /$ mL，注入受体动物腹腔（接种成腹水瘤）或皮下（接种成实体瘤），每只鼠接种0.2mL。实体瘤移植是在无菌条件下，将待移植的肿瘤组织剪成 $2 \sim 3mm^2$ 的小块，用无菌套管针抽吸一小瘤块，接种于受体动物右前肢腋窝皮下或实验需要的其他部位（接种部位皮肤预先消毒）。如果接种的动物数量较多，也可制成细胞悬液接种，每个受体动物接种0.2mL。接种操作过程应尽可能缩短，从瘤体取材至接种的时间应控制在30min内。

二、神经系统疾病动物模型

1. 脑出血动物模型　脑卒中模型的建立多采用两类方法：一种是在动物脑内直接输注抗凝或半抗凝的自体血，另一种是利用自发性高血压（SHR）SP亚型大鼠进行诱发。前者人们可以控制出血量及部位，一定程度上类似于人脑出血后的病理改变；后者人们可以研究有高血压、动脉硬化等基础疾病发生的脑出血。最近又出现了用胶原酶诱发脑出血的模型。胶原酶是一种金属蛋白酶，可以分解间质及血管膜上的胶原蛋白，使血管壁受损，血管通透性增加并向外渗血，进而血液逐渐积聚融合形成血肿。血肿的大小及形成速度由胶原酶的注入量决定。该法一般选用 $250 \sim 300g$ 的SD大鼠，苯巴比妥钠腹腔麻醉，在立体定向仪上将Ⅶ胶原酶溶液（ $1U/\mu L$ ）注射到不同部位，注入量为 $0.25 \sim 0.5\mu L$ ，2h后出现出血片，4h后加重。该法较自体血输入法成功率高，重复性好，如在胶原酶中加入浓度为 $7U/\mu L$ 肝素 $1\mu L$ ，可进一步减少酶用量，增大出血量，症状出现早且明显。

2. 癫痫动物模型　目前认为研究脑兴奋性、可塑性及长时程增强最实用的癫痫动物模型为点燃效应（Kindling effect）模型。建模方法如下：①大鼠麻醉后固定于立体定向仪上。②根据大鼠海马CA11区坐标，冠状缝后3.8mm，中线旁2.0mm，双侧颅骨钻孔。③将尖端裸露的直径0.5mm的漆包线所制的电极置入双侧海马CA11区，并用牙科水泥妥善固定，也可选择双侧杏仁核团。④术后经7d恢复期后，用置入的电极每日给予电刺激，参数为双相方波，波宽1mm，频率 $50 \sim 60Hz$ ，电流 $0.2 \sim 1.2mA$ ，刺激持续 $2 \sim 6s$ 。⑤刺激数日后可记录到对该刺激反应的后放电，随着刺激天数的增加，后放电逐渐延长并复杂化，直到出现癫痫样放电并伴癫痫发作。⑥刺激 $30 \sim 50d$ 后，这种癫痫样放电及癫痫发作开始稳定，说明动物已被点燃，以后不予刺激也有自发性癫痫发作。哺乳类动物均可建立该模型，广泛用于抗癫痫药物的药效研究，但其发病机制仍未完全阐明。

3. 帕金森病动物模型　目前认为帕金森病（Parkinson disease，PD）与黑质-纹状体投射系统的多巴胺能神经元退行性变而使神经递质多巴胺减少有关。常用的PD动物模型有两种。一种是旋转大鼠模型，即利用神经毒剂6-羟基多巴胺破坏大鼠黑质的多巴胺能神经元，并用阿朴吗啡0.25mg/kg诱发大鼠旋转，确定旋转大鼠模型成功的标准是连续两周测试平均转速>7次/min，持续旋转>40min。该模型操作简单、复制成功率高、观察方便，应用广泛，但不能完整准确地反映PD的临床特征。另一种是N-甲基-4-苯基-1，2，3，6四氢吡啶（MPTP）所致的灵长类动物模型，MPTP本身无神经毒性，但进入脑组织后在神经胶质细胞及5-羟色胺神经元内，经单胺氧化酶B催化，转变为MPP+而进入多巴胺能及去甲肾上腺素能神经元，抑制线粒体ATP的合成，导致神经元的慢性死亡。具体方法如下：选用体重6～10kg，8～10岁健康雄性恒河猴，麻醉后切开颈部，暴露一侧颈总动脉，将MPTP 0.7mg/kg溶于10mL生理盐水中，缓慢注入颈总动脉（1.0mL/min），压迫止血后缝好伤口。注射MPTP后3～8d，猴出现强直或震颤症状，表现为注药对侧肢体运动减少，经常出现向注药侧旋转，仅能用注药同侧上肢抓取药物。该模型较接近临床，但价格高昂。

三、呼吸系统疾病动物模型

1. 慢性支气管炎动物模型　复制慢性支气管炎动物模型，常选用大鼠、豚鼠或猴吸入刺激性气体（如SO_2，氯、氨气等）、烟雾或细菌感染及多种复合性刺激（如细菌加烟雾）来进行。现发现猪粘膜下腺体与人类相似，且经常发生气管炎及肺炎，故认为猪是复制人类慢性支气管炎较合适的动物。

2. 支气管哮喘动物模型　激发动物支气管哮喘发作的致敏原有卵白蛋白、血小板激活因子、蛔虫、天花粉、平菇孢子、内毒素、腺苷和化学物质如甲苯二异氰酸甲酯，邻苯二甲酸苷和乙二胺等。常选用豚鼠复制过敏性哮喘。豚鼠是最好的显示气道高反应型特征的动物，其哮喘发作与人类的表现相似。具体做法是：用生理盐水配制4%卵白蛋白溶液作致敏原，给每只豚鼠（体重250g）肌内注射0.1mL，并腹腔注射百日咳疫苗$2×10^{10}$/只，致敏后13～14d，将豚鼠置于4L的密闭玻璃罩内，用恒压（53.2kPa）喷入5%卵白蛋白溶液30s，已致敏的豚鼠在此雾室内十几秒至数分钟，就出现气喘表现，烦躁不安，呼吸频率明显加快，呼吸加深。病理检查可发现毛细血管扩张，酸性粒细胞浸润，腺体分泌活动亢进。

3. 肺气肿动物模型　动物气管内或静脉内注入木瓜蛋白酶、菠萝蛋白酶（bromelaim）、败血酶（alcalas）、胰蛋白酶（trypsin）以及由脓性痰和白细胞分离出来的蛋白溶解酶等，均可引起兔等动物肺气肿。以木瓜蛋白酶诱发的实验性肺气肿病变明显而且典型，是常用的建模方法。在用木瓜蛋白酶的基础上，加用气管狭窄方法可复制肺气肿和肺心病模型，其优点是病因病变更接近于人。

四、消化系统疾病动物模型

1. 胃肠溃疡动物模型　给动物投服或注射一定量的组织胺、胃泌素、肾上腺类固醇、水杨酸盐、血清素、利血平、保泰松等，均可造成动物胃肠溃疡。如：给豚鼠小剂量的组织胺，连续数天，可引起胃、十二指肠、食管等发生溃疡；利血平、血清紧张素、阿司匹林等，诱发大白鼠或小白鼠的胃溃疡。

2. 幽门螺杆菌感染动物模型　常用家猪和无特异病原体（SPF）小鼠口服幽门螺杆菌（Hp）制成Hp感染动物模型。其中家猪感染4d后，可在胃窦和胃体检测到Hp，并可产生与人类组织学相同的慢性活动性胃炎。小鼠感染1～8周后，其胃粘膜的病理变化与人感染Hp的变化相似，主要表现为胃腺体消失、上皮细胞脱落、溃疡形成及粘膜固有层炎性细胞浸润等。此模型可用于观察Hp感染的病理过程及细菌疫苗应用的研究。

3. 病毒性肝炎动物模型　肝炎病毒分为甲、乙、丙、丁、戊等各型，不同肝炎病毒所引起的肝炎症状不同，动物模型也不一样。除猴、猩猩等灵长类动物外，大部分实验动物对肝炎病毒不易感染。我国已报道成年树鼩接种甲、乙、丙型肝炎病毒后出现与人类相似的肝炎现象，因此树鼩是较常用的病毒性肝炎动物模型。近年来发现某些鸭肝炎病毒（如鸭乙肝病毒）的特征与人肝炎病毒十分相似，故用鸭作为肝炎模型也开始增多。

4．胆石症动物模型　胆结石形成主要是由于胆汁内胆固醇含量超过与胆汁酸和磷脂的正常比例，导致胆固醇结晶析出所致。肠道寄生虫或细菌感染可引起动物胆囊炎或胆管炎，炎性渗出物中的脱落细胞、粘液、细菌等作为核心，有利于胆固醇、胆色素、胆盐等沉积并逐渐形成胆结石。因此复制胆石症动物模型的方法主要有蛔虫卵或大肠杆菌悬液感染法、高糖和不含非饱和脂肪酸食饵法诱发等。常用的动物有兔、犬、大鼠、地鼠、豚鼠等。

五、心血管系统疾病动物模型

1．动脉粥样硬化动物模型　除田鼠和地鼠外，一般温血动物只要用适当的方法，都能诱发出动脉粥样硬化的斑块状病变。较常用的动物有兔、鸡、鸽、犬、大鼠、小鼠和猴等。复制的方法也很多，可分为高胆固醇饲料喂养和非喂养法两大类。前者是目前比较常用的方法，特点是死亡率低，可长期观察，但费时久。一般经数周喂养可使家兔、鸡、鸽、猪等产生明显的高脂血症，数月后能形成早期的动脉粥样硬化病变。大鼠、小鼠及犬则较难形成，如果饲料中增加蛋黄、胆酸和猪油等可有促进作用。为了促使病变形成，在高脂饲料中还可以加入甲基硫氧嘧啶、丙基硫氧嘧啶、甲亢平、苯丙胺、维生素D、烟碱或蔗糖等。具体复制方法及诱发的动物模型如下：

（1）兔：体重2kg左右，每天喂服胆固醇0.3g，4个月后形成肉眼可见的主动脉粥样硬化斑块；若每天剂量增至0.5g，3个月后可出现斑块；若增至1g，可缩为2个月。用兔诱发动脉粥样硬化模型也有一些缺点，如必须使血清胆固醇达到很高水平，才能形成斑块，而这时内脏易发生脂肪沉积，动物寿命短，抵抗力差，容易继发感染而死亡。再者，兔为草食性动物，其脂代谢与人体有较大差异。实验发现其冠状动脉病变主要在心脏的小动脉，而人主要发生在冠状动脉的大分支。

（2）大鼠：喂养1%～4%胆固醇、10%猪油、0.2%甲基硫氧嘧啶、86%～89%基础饲料，7～10d可形成高胆固醇血症。用大鼠建立高血脂及动脉粥样硬化模型，有饲养方便、抵抗力强、食性与人相近的优点。所形成的病理改变与人早期相似，但不易形成人体的后期病变，较易形成血栓。

（3）小鼠：雄性小鼠饲以含1%胆固醇及10%猪油的饲料，7d后血清胆固醇即升至（343±15）mg/100mL；若在饲料中再加入0.3%的胆酸，连饲7d，血清胆固醇可高达（530±36）mg/100mL。小鼠模型具有容易饲养和节省药品等优点，但取血不方便，难做动态观察，故较少采用。

（4）鸡、鸽：4～8周的莱克亨鸡在饲料中加入1%～2%胆固醇或15%的蛋黄粉，再加5%～10%的猪油，经过6～10周，血清胆固醇即升至1 000～4 000mg/100mL，胸主动脉斑块发生率为100%。鸽子每天喂饲胆固醇3g/kg，加甲基硫氧嘧啶0.1g，可以产生较多的动脉斑块。鸡和鸽均为杂食动物，食物品种接近人，仅在普通饲料中加入胆固醇就可形成动脉粥样硬化斑块，鸽并可发生心肌梗死。

（5）猪：是动脉粥样硬化研究较理想的模型，用高脂饲料喂养，在相对较短的时间内（9～18个月）产生实验型动脉粥样硬化。此外，进行性主动脉和冠状动脉粥样硬化，可以用探针刺伤，加上高胆固醇、高脂饲料喂养，很快产生，并且猪的动脉解剖学和生理学特征及其斑块位置与人类相似。

（6）猴：猴与人同属灵长类动物，无论其正常血脂、动脉粥样硬化病变的性质和部位、临床症状及对各种药物的疗效关系等，都与人类非常相似，但其不同种属对动脉粥样硬化的敏感程度有所不同，一般认为猕猴较为理想。猕猴喂养高脂饮食1～3个月后，血清胆固醇即可达300～600mg/100mL，并同时发生动脉粥样硬化，还可产生心肌梗死。其动脉粥样硬化病变部位，不仅在主动脉，也呈现在冠状动脉、脑动脉、肾及腹动脉等。

2. 心肌梗死动物模型　复制心肌梗死动物模型大多选用哺乳动物，其中最常用的是犬，其他还有兔、小牛、猪、豚鼠、大鼠等。结扎冠状动脉是制作心肌梗死动物模型最常用的方法。一般用成年健康犬或家兔，麻醉后开胸，结扎其冠状动脉前降支阻断供血，引起病变；也有人采用闭胸式选择性冠状动脉插管法，即在荧光屏下将心导管由麻醉犬的颈动脉切口处插入，沿主动脉壁直抵左窦底部，将其尖端送至左冠状动脉内2cm深处，向导管内注入120mg/kg汞，形成急性心肌梗死。

3. 高血压动物模型　高血压的病因很复杂，因此高血压的动物模型也较多，常用犬或家兔复制肾动脉狭窄性高血压模型。其方法是将犬或家兔麻醉后，行无菌手术，暴露肾并小心地分离出一段肾动脉，选用一定直径的银夹或银环（6～8kg狗所用的环直径为0.8～1.2mm，家兔用的环直径为0.5～0.8mm）套在肾动脉上造成肾动脉狭窄。如一侧肾动脉狭窄，则应将另一侧肾摘除，后一手术在间隔10～12d后进行。手术后几天，血压开始升高，1～3个月后血压升至高峰，并可长期维持下去。此种肾型高血压模型与临床高血压病的改变相同，对降压药效果也与临床病人相似。犬、家兔或大鼠在隔音环境下用电刺激和条件噪声刺激相结合，可造成动物高度紧张状态，形成神经源性高血压。另外，自发性高血压（SHR）大鼠的引进，为我国高血压病的研究开辟了又一条途径。

六、泌尿、内分泌系统疾病动物模型

1. 肾小球肾炎动物模型　肾小球肾炎是以肾小球损害为主的变态反应性炎症。发病机制有多种，临床分型与病理分型相互交错。每一种模型的设计都是针对某一特定的发病机制，使动物出现类似人类肾小球肾炎的情况。常用的动物有兔、大鼠、小鼠等。复制的方法有四种，即：①肾毒素性肾小球肾炎，给予异种抗肾血清。②血清病型肾炎，又分为急性和慢性两种，给予大量异种血清。③抗原抗体复合物型，也称加速型抗肾小球基底膜肾炎，给予抗基底膜血清加脂多糖。④细菌抗原与肾组织抗原致病型，也称L型细菌诱发模型。

2. 急性肾盂肾炎动物模型　该模型一般采用把细菌注入动物泌尿系统的方法复制。小鼠体积较小，多不采用。大鼠泌尿系统有自发性反流疾病，与人类肾盂肾炎发生机制较相似，是常用的动物之一。兔由于体积较大，可多次采血和收集尿液，也常选用。

以上两种均为诱发性肾炎动物模型。近年来，又发现不少动物有自发性肾脏疾患，如芬兰的Landrace羊羔中存在一种发展迅速可致死的肾小球肾炎，并伴有肾小球免疫荧光复合物的沉积。犬、猫也有自发的免疫介导的肾小球肾炎，可作为动物模型使用。

3. 泌尿系结石动物模型　泌尿系统结石由尿内多种晶体物质和非晶体物质凝聚而成，可发生于肾、输尿管、膀胱、尿道等处。结石的病因尚未明确，可能与尿内晶体浓度增高及尿液理化因素的改变有关。常用药物诱发泌尿结石动物模型，选用的动物有大鼠、新西兰兔等。具体方法如下：

（1）乙二酰胺饲喂法：选用 SD 大鼠，体重 220～240g；新西兰家兔，4 月龄，体重 2.0～2.3kg。饲喂 1.2％乙酰胺-鼠标准饲料 3d 以上，100％的大鼠造成泌尿系结石如肾输尿管、膀胱结石等。新西兰兔饲喂 1％乙二酰胺-兔标准饲料 20d，100％复制成肾结石。

（2）TPA 和 DMT 饲喂法：选用 F-344 近交系大鼠，研磨对苯二酸（TPA）拌入食物制成含 3％～5％的饲料或二甲基对苯二酸（DMT）拌入食物制成 1％～3％的饲料，分别饲喂 14～28d。饲喂 14d 后即可诱发出泌尿系结石模型，其症状和对药物的反应性与人类的自发性结石很相似，膀胱病变也是由于结石引起而不是诱发药物的作用。

4. 甲状腺疾病动物模型　甲状腺疾病常见的动物模型主要以外源投予甲状腺激素和抗甲状腺药物来建立。选用的动物有大鼠、Beagle 犬等。复制方法包括：①用地方甲状腺肿病区的粮食，按当地居民饮食习惯配制饲料喂饲动物，造成碘缺乏。②应用抗甲状腺药物（如丙基硫氧嘧啶、甲基硫氧嘧啶、他巴唑等）抑制甲状腺滤泡细胞摄取碘及碘被利用，抑制甲状腺素合成。③手术切除大部分或全部甲状腺。④用 ^{131}I 破坏甲状腺滤泡细胞。⑤选育自发性、遗传性、自身免疫性甲状腺炎动物。⑥口服或注射三碘甲腺氨酸（T_3）或甲状腺激素（T_4）造成甲状腺功能亢进，由于碘摄取不足、代谢障碍等原因导致甲状腺代偿性增长肥大。

5. 糖尿病动物模型　常用于建立糖尿病模型的动物有大鼠、兔、犬等。常用的复制方法主要有：①注射高血糖因子，如胰高糖素、糖皮质激素等。②手术切除胰腺的全部或大部分，并给予高糖饮食，引起继发性永久性糖尿病。③注射化学物质，如链脲佐菌素、四氧嘧啶等，破坏胰岛 β 细胞，造成胰性糖尿病。④注射根皮苷使肾小管对糖的再吸收发生障碍并破坏酯酶，致使葡萄糖磷酸化过程和脱磷酸过程障碍，引起根皮苷糖尿病。⑤病毒诱发，如鼠脑炎、心肌炎病毒 M 型变异可诱发 DBA/2、C57BL 等若干品系的成年小鼠糖尿病。⑥筛选、引种、繁殖自发性及遗传性糖尿病动物等。其中化学诱导是一种简便、价廉的方法。能引起糖尿病的化学物质很多，分为两大类：一类是引起 β 细胞不可逆损伤，如链脲佐菌素、四氧嘧啶等；另一类则引起 β 细胞可逆性损伤，如环丙庚哌啶、6-氨基尼克酰胺-2-脱氧葡萄糖、甘露庚酮糖等。以往常用四氧嘧啶复制糖尿病动物模型，但复制的模型在生理上不同于人类所患的糖尿病。近年多采用链脲佐菌素诱发动物糖尿病模型。链脲佐菌素在酸化生理盐水中溶解成 1％溶液，给大鼠、犬等腹腔或静脉注射（30～100）mg/kg 一次，几天后可观察到血糖持续升高，当血糖＞400mg/dl，持续 3d 即认为造模成功。链脲佐菌素致糖尿病作用稳定、快速、方便，无自然缓解，几乎不受饲料成分和营养状况的影响，对四氧嘧啶作用有抗性的豚鼠，用链脲佐菌素也可致糖尿病，因而一般认为其优于四氧嘧啶。但链脲佐菌素也有不足之处，一是价格较四氧嘧啶贵，二是其在造成糖尿病的同时，也可造成白内障、冠状动脉粥样硬化斑块等。

第三节　中医证候动物模型

无论现代医学、祖国传统医学、蒙医、藏医的发展之路，都凝聚着动物模型的功绩。几十年来，在国内外学者的共同努力下，已采用了 160 多种方法，建立了约 30 多类中医证候动物模型，对中医学的发展起到了积极的推动作用，现将几类常见的中医证候动物模型复制方法介绍如下：

一、温病动物模型

（一）卫、气、营、血证候动物模型

这是目前运用较多的中医动物模型，其造模因素主要是细菌和内毒素。

1. 造模方法　取健康白兔，体重2.0～2.5kg。大肠杆菌用量为20亿个细菌/kg体重，容量为1mL/kg经耳缘静脉缓慢注入。动物从注入大肠杆菌后应连续进行观察，当出现卫、气、营、血证候的典型症状时，迅速取血送检，同时经动脉放血处死动物，立即进行病理解剖，组织病理学检查。

2. 结果

（1）卫分证候：注入大肠杆菌后15～25min内兔出现典型的卫分证候。动物表现为蜷缩、耸毛、懒动、喷嚏、不饮、不食、发热或未发热、神清、耳血管收缩。

病理检查：双肺轻度充血，有少数出血点。镜下见肺、心、肝、脾、肾等器官组织内轻度充血，肺、脾组织内有少量中性白细胞呈灶性浸润。

（2）气分证候：注入大肠杆菌后35～90min，兔出现不同程度的气分证候。气分阶段可持续2～4h，个别在5h后才转入营分。气分证候阶段动物表现体温升高、口渴饮水、吃食、神清、时有烦躁、心率加快、呼吸增粗并加深、耳血管较卫分时舒张、眼球结膜轻度充血、舌质红、苔淡薄。

病理检查：肺、肝、肾、脑、胃肠均明显充血，双肺有点、片状出血。镜下可见组织器官内有瘀血、水肿，多数病灶内或病灶周围有渗血或出血。

（3）营分证候：注入大肠杆菌后4～6h，兔出现典型的营分证候，此阶段可持续24h。营分证表现为发热不饮、懒动不食、反应迟钝、心率增快、耳血管收缩，全身体表出现斑疹，眼球结膜充血明显，或有点状出血，尿少便溏，舌质红绛、苔多淡黄。

病理检查：多个器官、皮下、眼结膜等组织重度充血水肿，双肺多处出现点、片状出血，其间有大小不等的脓点。镜下见组织器官瘀血水肿比气分证更严重，肺、脾、淋巴结内急性炎症反应明显，双肺有小脓肿形成，肝细胞出现点状坏死。

（4）血分证候：多在注入大肠杆菌后6～20h出现。血分证表现为耳血管充血、周围渗血、出血明显、眼球结膜充血、出血、嗜睡、反应迟钝、不饮不食、大便稀溏或呈水样、小便少、舌质紫绛或青紫、苔淡黄或晦暗、体温升高、心率由快变慢或伴心律不齐。

病理检查：除比营分证所述脏器组织充血水肿、出血及脓点更严重外，常伴有皮下、心、脑点片状出血，多数腹腔内有少量淡红色血性液体形成。肺、肝脏内有弥散性血管内凝血（DIC）形成，脾、淋巴结呈现严重炎性反应。

（二）阴虚热盛证动物模型

1. 造模方法　兔体重2.0～2.5kg，雌雄不限。实验前18h开始禁食、禁水。18h后用速尿注射液由耳缘静脉注入，剂量为2.5mL/kg，1h后按同法注入等量速尿，2h后经耳缘静脉注入大肠杆菌内毒素0.5μg/kg，注后1h从颈总动脉抽血10mL送检。

2. 结果　内毒素注入30min左右动物开始出现发热、竖毛、蜷缩等症，随后体温不断升高、躁动不安、呼吸急促、大便干燥、耳部发红发热、舌面干燥而红、尿量增加等。全血比粘度和血浆比粘度明显升高，红细胞变形能力下降，体外血栓形成的长度、湿重、干重明显增加，血清钾含量下降。

（三）邪热壅肺证动物模型

1. 造模方法 兔体重 $2.0 \sim 2.5 kg$，雌雄不限。用 I 型肺炎双球菌菌液，按 2×10^9 个细菌/mL，0.25mL/kg 体重的量，采用 "气管内接种法"，以 0.5mL/min 的速度。给肺炎双球菌 8h 后出现邪热壅肺证，然后连续观察动物的反应。

2. 结果 给肺炎双球菌后动物出现发热，体温升高、喘促气急、鼻翼煽动、躁动不安、拒食、舌红、苔黄、脉数。给肺炎双球菌 8h 后血中白细胞、中性粒细胞、全血粘度、血浆粘度明显升高，血清钾含量升高。镜下见肺泡腔内充满渗出物，肺泡壁毛细血管扩张充血。

二、五脏证候动物模型

（一）肺证候动物模型

1. 肺气虚证动物模型

（1）方法：实验动物选大鼠，雌雄不拘，体重 $200 \sim 220g$，用刨木花或木屑 20g 放入 $80cm \times 80cm \times 80cm$ 特制的熏蒸箱内烟熏，每天 30min，1 周后减为 10g，造模时间 $2 \sim 3$ 周。

（2）结果：动物出现咳喘无力，舌质淡红，鼻、气管、支气管发生炎症改变，气短、喘促、精神不振、行动迟缓、消瘦、被毛脱落、皮肤弹性差。肉眼可见两肺有不同程度的水肿及瘀血，支气管、气管粘膜红肿。镜下见慢性支气管炎改变，肺泡腔内有水肿液。50% 以上的动物右心扩张，见心肌纤维呈灶性或弥漫性炎症改变。

2. 肺阴虚证动物模型

（1）方法：实验动物选小鼠，雌雄不拘，体重 $25 \sim 30g$，甲状腺素片 3mg/（只·d），利血平 0.02mg/（只·d），共研成粉末，以生理盐水稀释，充分摇匀灌胃，连续给药 10d。在给药第 3d，加用 SO_2 熏法，玻璃熏箱中 SO_2 浓度为 $0.09mg/cm^3$，每天熏蒸 1 次 15min，直至给药第 10d。

（2）结果：动物给药后表现躁动不安，进食量和进水量明显增加，耐热能力降低。镜下见甲状腺滤泡高度扩张，胶质减少。

3. 肺阳虚证动物模型

（1）方法：实验动物选大鼠，雄性，体重 $280 \sim 320g$，用刨木花 10g 放入 $80cm \times 80cm \times 80cm$ 熏蒸箱内烟熏，每天 30min/次，烟熏后 15min 将大鼠置于可调冷箱内（$0 \sim 2℃$）2 次/d，每次 2h，连续 7 周。

（2）结果：动物出现咳嗽、口鼻流清稀涎水、喘息、气急、少动、反应迟钝、被毛脱落、枯燥、舌青紫等。镜下见气管、支气管上皮细胞脱落、纤毛减少、腺体肥大、导管扩张、杯状细胞增生、肺泡间质炎性细胞浸润、毛细血管扩张充血、外周血 T 淋巴细胞数减少，免疫功能降低。

（二）肾证候动物模型

1. 肾阳虚证动物模型

（1）方法：将雌性小鼠皮下注射长效避孕针剂，3d 左右进入动情期，用阴道涂片检查角化细胞证实。然后将一只雄鼠与一只动情期雌鼠合笼 1d，再将此雄鼠与 5 只动情期雌鼠合笼，注意及时更换交配过的雌鼠。雄鼠每天上、下午各游泳 1 次，每次在无力继续游动，即将下沉时捞出。

（2）结果：游泳时间明显缩短，动物表现畏寒怕冷，拱背、委靡，血中睾丸酮、三碘甲状腺原氨酸、甲状腺素、皮质醇含量减少。解剖发现肾脏体积肥大、颜色苍白。睾丸萎缩、大部分曲精小管呈退行性变化。

2．肾阴虚证（伴高血压）动物模型

（1）方法：选雄性大鼠，体重160～180g，用内径0.2～0.25mm银夹，夹住左肾动脉，造成左肾动脉狭窄，右肾完整，术后约5周造模成功，成功率达95％左右。

（2）结果：肾功能显著降低，血浆肾素活性增高，尿醛固酮浓度增高，心脏重量指数增大，肾小球数目减少，夹闭侧肾小球变形。

（三）心证候动物模型

1．心气虚证动物模型

（1）方法：选雄性兔，体重2.0～2.5kg。喂饲胆固醇粉末，每天1g/只，喂饲8周。在第3周的第1d经耳缘静脉1次性注射牛血清蛋白250mg/kg，注后第3d起从耳动脉放血，每周2次，每次10mL/只，首次20mL/只。

（2）结果：动物表现活动减少、舌淡、舌质出现斑眯、体重下降，血清总胆固醇升高，左心功能下降，心电图显示心肌缺血缺氧，全血粘度、血浆粘度升高，血细胞比容增大，红细胞电泳时间延长，红细胞沉降率加快等改变。

2．心血虚证动物模型

（1）方法：选大鼠，体重180～220g，雄性，喂饲缺铁饲料，即铁含量在5.5μg以下，饮水为蒸馏水。从饲喂缺铁饲料当天开始测量体重，并在非麻醉状态下采血，每次采血量为体重的0.64％，并将血送检，检测红细胞数、血红蛋白、血细胞比容。采血和检测共进行3周，每周2次。

（2）结果：体重增长缓慢、被毛枯槁、自主活动减少、血压明显降低、心率加快、P波缩短、QRS波延长。从造模第19d起，RBC、HB、HCT降至正常的50％左右。

（四）肝证候动物模型

肝郁证动物模型

（1）方法：选大鼠，雌雄不拘，体重180～220g。腹腔注射艾叶注射液5g/kg，每日1次，半个月后改为隔日1次，40d处死。

（2）结果：动物表现易激怒、好斗、咬人、进食减少、体重增长慢。镜下见肝细胞肿胀，胞浆疏松并出现颗粒，门区有嗜酸性细胞浸润，中央静脉充血。

（五）脾证候动物模型

脾气虚动物模型

（1）方法：动物选大鼠，雌雄不拘，体重180～220g。用15％大黄粉悬液灌胃，药量8g/（kg·d），连服10d。

（2）结果：动物逐渐出现消瘦、便溏脱肛、纳呆、腹胀、四肢无力、被毛枯槁、畏寒、活动频度下降、游泳时间减少、体重减轻。血清淀粉酶活性降低、血清胃蛋白酶活性降低、血清胃泌素含量减少。

三、气血津液动物模型

（一）气病证候动物模型

气虚证候动物模型

（1）方法：选小鼠，雌雄不拘，体重22～25g。用减少食量复制气虚模型，饲料量控制在100g/（kg·d），造模时间为3周。

（2）结果：从第 15d 开始，动物出现精神不振、被毛枯槁、竖立、脱落、尾巴远端及四肢发凉、耐寒试验及游泳试验的能力下降，各脏器有不同程度的萎缩，胸腺重量系数下降尤为明显，胸腺 DNA 和 RNA 含量显著减少，T 淋巴细胞数减少。

（二）血病证候动物模型

1．血虚证动物模型

（1）方法：雄性大鼠，体重 180～230g。用 20％乙酰基苯肼生理盐水液造模，用量 10mL/kg 皮下注射，每天从尾部采血 1 次送检。

（2）结果：动物注射乙酰基苯肼后第 2d 开始表现精神不振、行动迟缓、蜷缩、被毛蓬松、竖立、少光泽、唇发绀、耳、尾苍白发凉，血呈暗红色，嗜睡，饮水量增多。红细胞数和血色素在注射后 24h 急剧下降，第 3～4d 达最高峰，第 8～9d 趋于恢复。

2．血瘀证动物模型

（1）方法：造模选用兔，雌雄不拘，体重 2.0～2.5kg。经耳缘静脉快速注射 10％高分子右旋糖酐，生理盐水溶液，剂量为 1.5g/kg。

（2）结果：注后 30min 可从微循环活体观察到血流明显减慢，血细胞严重聚集，微血管周围明显渗出和出血等微循障碍表现，12～24h 后微循障碍达高峰。

四、六淫证候动物模型

（一）风淫证候动物模型

气候寒暖失常，机体抗病力下降，风邪袭表，使腠理开合失常，故致风淫病证。

1．方法：动物选大鼠，雌雄不拘，体重 200～240g。将大鼠置于不锈钢丝笼中饲养，然后调节电风扇的距离和转速，使大鼠感受风力为 5～6 级，室温 5℃，相对湿度 40％的环境中。

2．结果：造模后 6d 动物出现恶风寒、弓背毛疏、打喷嚏、流涕、食量减少、体温升高。造模 14d 动物出现蜷缩少动、唇周暗红、耳廓肿大、便稀、全血粘度、血浆粘度、红细胞聚集、血细胞比容显著升高，红细胞电泳时间延长。

（二）寒淫证候动物模型

寒邪犯表，腠理闭塞，卫阳被遏，阻碍气血运行，从而引起寒淫病证。

1．方法：选雄性大鼠，体重 200～250g，用自制风力箱。将动物置于风力箱内，启动吹风机，调节风力为 6 级，每天刺激 4h，连续 10d。

2．结果：动物活动明显减少，出现体温升高、咳嗽、流鼻涕、咽喉轻度红肿、竖毛、食量减少、饮水增加等风淫证候。

（三）湿淫证候动物模型

湿性重着、粘滞，易阻遏气机，损伤阳气，从而致湿淫病证。

1．方法：选雄性大鼠，体重 200～250g。将动物置于室温 25～27℃ 内饲养，每天定时将大鼠放于水深 20cm，水温 25～27℃ 的水槽中游泳 15min，游毕即以 4℃ 冰水灌胃，然后置于笼底放有水深 4mm 的饲养笼中饲养，自由采食和饮水。1 次/d，共 1 周。

2．结果：动物活动减少，精神欠佳，食量及饮水减少，舌苔白滑，体温轻度升高，部分出现便稀。

五、七情证候动物模型

外来的精神刺激过于强烈或持续过久，超过了正常活动范围，便可导致情志内伤病的发生。中医复制此类动物模型的难度在于如何在动物身上体现出某一具体情绪改变所致的病理变化。

（一）"怒伤肝"动物模型

1. 方法：选大鼠，雌雄不拘，体重 250～300g。每天给予黑暗和光照各 12h，温度 20～22℃，同时给予每天 1 次双后肢立式束缚，以引起明显的激怒应激反应，首次 30min，以后隔天增加 10min，共 2 周。

2. 结果：动物躁动，耸毛、啃咬，免疫功能降低，垂体-肾上腺系统兴奋，肝动脉压、门静脉阻力升高，门静脉血流量减少。

（二）"恐伤肾"动物模型

1. 方法：选昆明雄性小鼠，体重 28～33g，成年猫一只。将小鼠与猫同关在一大笼内，小鼠被关在小铁丝笼，与猫仅隔 1 铁网，使猫与鼠相对而视。猫与鼠 24h 共处，连续 3 周。

2. 结果：睾丸体积缩小，精曲小管上皮脱落、结构紊乱、细胞空泡样变性，部分动物睾丸间质有水肿及纤维形成。电镜下见睾丸生精上皮细胞松散，细胞内空泡变性，间质细胞胞浆内线粒体变性，类脂质减少。细胞核固缩、溶解、坏死等。

第四节　免疫缺陷动物模型

一、概述

免疫缺陷动物模型（immunodeficient animal model）是指由于动物体内免疫系统缺陷而致动物发生疾病的模型。在长期的进化过程中，某些动物由于控制免疫细胞功能的基因发生突变而成为免疫缺陷动物，经人们发现和培育后用于生物医学研究。免疫缺陷动物品系的培育已从啮齿类动物扩展至牛、马等大型哺乳动物，从单一的 T 淋巴细胞免疫缺陷（如裸小鼠、裸大鼠）发展到联合免疫缺陷（如 T 和 B 细胞均缺陷的 SCID 小鼠）。免疫缺陷动物模型已成为免疫学、肿瘤学、遗传学、细胞生物学研究的重要工具，受到人们的极大重视。

由于已发现和人工培育的免疫缺陷动物越来越多，人们根据动物体内免疫系统缺陷的程度和性质不同，将其分为五大类：

1. T 淋巴细胞功能缺陷的动物模型　如：裸小鼠、裸大鼠、裸牛、裸豚鼠等。

2. B 淋巴细胞功能缺陷的动物模型　如：CBA/N 小鼠、雄性种马和 1/4 杂种马、Arabin 马和 Quarter 马、免疫球蛋白异常血症动物等。

3. 其他免疫细胞功能缺陷动物模型　如：Beige 小鼠、无齿大鼠、显性半肢畸形小鼠、P/J 小鼠等。

4. 联合免疫缺陷动物模型　如：SCID 小鼠、Motheaten 小鼠、其他人工培育的先天免疫缺陷动物等。

5. 获得性免疫缺陷病动物模型　如：猴获得性免疫缺陷综合征模型、家兔恶性纤维瘤综合征模型等。

二、各类免疫缺陷动物模型的特点

（一）T 淋巴细胞功能缺陷的动物模型

1. 裸小鼠　1962 年英国格拉斯哥医院的 Grist 在非近交系小鼠中偶然发现有个别无毛

小鼠，后来证实是由于基因突变造成的，并伴有先天性胸腺发育不良，称为裸小鼠（nude mice），用 "nu" 表示裸基因符号。1966 年 Flanagan 证实这种无毛小鼠是由于第 11 号染色体等位基因突变引起的。1968 年 Pantelouris 发现裸小鼠失去了正常胸腺结构，淋巴结胸腺依赖区的淋巴细胞消失，外周血中淋巴细胞数目减少。1969 年丹麦 Rygaard 首先将人结肠腺癌移植裸小鼠获得成功。这些发现引起了医学和生物学工作者极大的兴趣，为免疫缺陷动物的研究和应用开辟了新局面。

裸小鼠的主要特征是无毛（hairless）、裸体（nude）和无胸腺（athymus），并随年龄增加皮肤变薄，头颈部皮肤皱褶，发育迟缓。由于裸小鼠无胸腺，仅有胸腺残迹或异常上皮，且这种上皮不能使 T 细胞正常分化，因而缺乏成熟 T 细胞的免疫功能。裸小鼠 B 淋巴细胞正常，但功能有欠缺，免疫球蛋白主要是 IgM，只有少量 IgG。成年裸小鼠（6～8 周龄）较普通小鼠有较高水平的 NK 细胞活性，但幼鼠（3～4 周龄）的 NK 细胞活性低下。裸小鼠粒细胞也比普通小鼠数量少。

裸小鼠抵抗力差，易患病毒性肝炎和肺炎，因此饲养和繁殖条件要求比较严格。一般所用的笼具、垫料、饲料、饮水等都得经过灭菌消毒并采用隔离器或在 SPF 环境下饲养，以保证长期存活和繁殖。由于纯合型雌裸小鼠（nu/nu）受孕率低，乳腺发育不良且有食仔习惯，所以在生产上一般用纯合型雄鼠与杂合型雌鼠交配（♂nu/nu × ♀nu/+）可获 1/2 纯合型仔代。

裸小鼠国内常用品系为 BALB/C-nu/nu，Swiss-nu/nu 和 Nc-nu/nu 等。利用育种技术将裸基因（nu）导入近交系小鼠，已培育出 20 余种近交系裸鼠，不同近交系裸鼠具有不同的生物学特征，在研究中要注意选用。另外还必须指出，随着裸小鼠年龄增长或其他因素（如病毒感染）的影响，裸鼠体内的正常 T 细胞有可能增加，故接种肿瘤实验一般采用 4～8 周龄裸小鼠。

2. 裸大鼠　最早是 1953 年在英国 Rowett 研究所维持的头巾状大鼠群中发现的。因在普通环境下饲养，仅传了 15～16 代。1975 年从原来的群体中再次产生了一窝带有两只雌性的裸大鼠，交配繁殖的结果确立为孟德尔方式隐性遗传。大多数幼仔（约 80%）在产后第一周死亡，尸体解剖证实为无胸腺。随后通过剖宫产术净化育成无菌裸大鼠，并于 1977 年将 4 只纯合子雄鼠和 10 只杂合子母鼠作为繁殖核心送至英国 MRC 实验动物中心，由此建立了裸大鼠种子群，基因符号为 rnu（即 Rowett nude）。1976 年新西兰维多利亚大学从近交的白化大鼠中也发现了另一种裸大鼠。1979 年 Neilage 进行了详细报道，基因符号为 Nznu（New Zealand nu），这些大鼠也是无胸腺的，并证明与大鼠的 rnu 基因突变相同。

裸大鼠一般特征似裸小鼠，无胸腺正常结构，只见胸腺残体；淋巴结、脾等胸腺依赖区的淋巴细胞缺失，但头、四肢和躯干仍有稀少被毛并非像裸小鼠那样完全无毛，繁殖方法与裸小鼠相同。裸大鼠与裸小鼠一样对许多传染病易感，但在适宜环境下，比裸小鼠更强壮，寿命更长。裸大鼠具有体型较大、取血量多、可行某些外科小手术等优点。

3. 其他 T 细胞缺陷动物　有无毛牛（Beummer Stedt，1978）和无毛豚鼠（O'Donghue & Reed，1981）等。无毛豚鼠与裸小鼠和裸大鼠有明显的相似性，可用来代替裸小鼠和裸大鼠，由于其体型较大，更适合肿瘤移植和生长研究或外科手术等，同时是皮肤病和巨细胞病毒（CMV）研究的有用模型。垂体功能减退的侏儒（Dwaff）小鼠，其隐性突变基因 dw 位于第 16 号染色体，也有原发性的胸腺发育不良和 T 细胞功能缺陷，是研究内分泌和免疫系统关系的良好模型。

（二）B 淋巴细胞功能缺陷动物模型

1. CBA/N 小鼠　起源于 CBA/H 品系，特点是 B 淋巴细胞功能减退，而 T 细胞功能正常，为 X-连锁的隐性突变品系，其基因符号为 xid。纯合型雌鼠（xid/xid）与杂合型雄鼠（xid/y）对 Ⅱ 型抗原（非胸腺依赖性抗原）如葡聚糖、肺炎球菌脂多糖以及双链 DNA 等没有反应，对胸腺依赖性抗原无抗体产生，血清中 IgM、IgG 低下。如果移植正常鼠的骨髓至 xid 宿主，B 细胞缺损可得到恢复。相反，将 xid 鼠的骨髓移植至受放射线照射的同系正常宿主，仍为不正常的表型，是研究 B 淋巴细胞的发生、功能及异质性最理想的动物模型，其病理特征与人类 Bruton 丙球蛋白缺乏症和 Wiskott-Aidsch 综合征相似。

2. 雄性种马和 1/4 杂种马　1983 年 Perryman 发现 X-连锁的 γ 球蛋白缺乏可见于雄性种马和 1/4 杂种马，特征是 B 淋巴细胞缺乏，T 淋巴细胞正常。γ 球蛋白血缺乏症种马是自发产生的酷似 X-连锁女婴无 γ 球蛋白血症（人类 X-性连锁遗传的 6 种免疫缺陷病之一）的惟一动物模型，迄今为止，所有病例均发生于雄性马。

3. Arabin 马和 Quarter 马　1980 年 Perryman 发现这两类马的特点是选择性 IgM 缺乏，雌雄马均可罹患。该马体内血清中 IgG、IgA 等浓度均正常，而 IgM 几乎无法测到，易发生感染和并发淋巴瘤。这两类马是人类选择性 IgM 缺乏症的理想动物模型。此外，Arabin 马还是人类瑞士型 γ 球蛋白血症和儿童严重联合型免疫缺陷（CID）的动物模型。

4. 其他免疫球蛋白异常血症动物　单项免疫球蛋白缺乏还可见于 IgG2 缺乏的丹麦红牛（Nansen，1972 年）和 IgA 缺乏的鸡（Luster，1977 年）等。

（三）其他免疫细胞功能缺陷的动物模型

1. Beige 小鼠　为隐性基因突变系，基因 bg 位于第 13 号染色体上，首先由 Oak Ridge 实验室从放射处理的小鼠中发现。这种小鼠的特征是 bg 基因纯合小鼠的毛色变浅，耳朵和尾巴色素减少，尤其是出生时眼睛色淡，其表型与人类 Chedian-Higashi 综合征（CHS）相似。免疫学特点是内源性 NK 细胞活力缺乏，中性粒细胞对细菌的杀伤作用降低，巨噬细胞抗肿瘤作用出现较晚，缺乏细胞毒 T 细胞反应，对同种、异种肿瘤细胞的体液反应受损。亚细胞结构中可见异常肿大的溶酶体颗粒和溶酶体膜缺陷。由于溶酶体功能缺陷，bg 小鼠对化脓菌感染非常敏感，对各种病原因子也都较敏感，所以需在 SPF 环境中才能较好地生存，繁殖一般利用纯合子进行。

2. 显性半肢畸形小鼠　显性半肢畸形（dominant hemimelia mice）小鼠其基因符号为 Dh，是显性突变基因，位于 1 号染色体上，现有品系为 B6C3-Dh。纯合子（Dh/Dh）小鼠由于泌尿生殖系统和骨骼系统的严重畸形，出生后很快死亡。杂合子（Dh/+）小鼠其表现为半肢畸形（主要为前肢异常）和缺乏脾脏，另外，泌尿生殖系统、消化道也有一定程度的畸形。由于缺脾，体液免疫反应受到一定损害。这种小鼠无需特殊的饲养条件。如果将无脾（Dh/+）雌鼠和裸（nu/nu）雄鼠交配，可培育出无胸腺、无脾的 Lasat 小鼠。Lasat 小鼠需在 SPF 环境中饲养，可生存 9～12 个月，获得与裸鼠相同的年龄，接触致癌物后，肿瘤发生率未见增加；而移植人体肿瘤后，可明显提高移植瘤的生长率，且保存原有肿瘤的病理学特征。因此，Lasat 小鼠与裸小鼠相比能提供更好的探讨肿瘤治疗的实验模型。Lasat 小鼠也是研究脾、胸腺及骨髓功能相互关系的良好模型。

3. 无齿（t1）大鼠　Gaine 于 1980 年发现无齿大鼠。这是一种新的骨石化病动物，为隐性常染色体自发突变所致。其特征是：破骨细胞缺乏或减少，酸性磷酸酶明显缺乏，是人类骨石化病理想的动物模型。

4. 其他细胞免疫缺陷动物　如 HRS/J-hr 小鼠高发淋巴瘤, 无毛并伴有 T 细胞异常; 巨噬细胞功能缺陷常见于 C3H/HeJ 小鼠、A/J 小鼠、P/J 小鼠; 肥大细胞缺陷见于 WBB、W/W 小鼠等。

（四）联合免疫缺陷的动物模型

1. SCID（severe combined immune deficiency）小鼠　SCID 意为严重联合免疫缺陷, 为一隐性突变基因, 位于 16 号染色体上。1980 年美国 Bosma 首先发现于 C. B-17 近交系小鼠, 1988 年由美国 Jackson 实验室引入我国。SCID 基因纯合子小鼠（scid/scid）T 细胞和 B 细胞大大减少, 细胞和体液免疫功能缺陷, 但巨噬细胞和 NK 细胞功能未受影响。SCID 突变的分子机制已作了大量研究, 目前认为由于 DNA 重组过程中 VDJ 重组酶缺陷, VDJ 重组时裂端不能正常连接, 而使编码 Ig 和 T 细胞受体（TCR）的基因发生异常改变, 导致 T、B 淋巴细胞的分化被阻止在前体细胞阶段。已知有少量 SCID 小鼠在青年期可恢复免疫功能, 这种现象称为渗漏, 其机制是否与 DNA 修复恢复有关还不清楚, 但有人认为与后天抗原刺激有关。

由于 SCID 小鼠在细胞与体液免疫方面的缺陷, 现已广泛用于免疫细胞分化和功能的研究, 以及异种免疫功能重建、人自身免疫性病、免疫缺陷病、病毒学与免疫学等方面的研究, 成为一种较理想的免疫缺陷动物模型。如用 SCID 小鼠接种人体肿瘤, 其成功率远远高于裸鼠。

SCID 小鼠外观与普通小鼠无异, 体重发育正常, 但极易死于感染, 因而必须饲养在 SPF 环境, 正常情况下寿命可达 1 年以上。两性均具有生育能力, 繁殖一般用纯合子进行, 每窝产仔约 3~5 个。

2. Motheaten 小鼠　1965 年在 Jackson 实验室的 C57BL/6J 小鼠生产群中发现, 为一常染色体隐性突变系, 其基因称为 me, 位于第 6 号染色体上。这种小鼠在出生 2d 后即可出现皮肤脓肿, 有严重的免疫缺陷, 对胸腺依赖和不依赖抗原均无反应, 对 T 和 B 细胞分裂素的增殖反应严重受损, 细胞毒 T 细胞（CTL）和 NK 细胞活性减低。纯合型（me/me）小鼠还伴有自身免疫倾向, 免疫复合物可沉积在肾、肺、皮肤。该小鼠对判别生命早期免疫功能缺陷和某些自身免疫性疾病的发生都是十分有用的动物模型。

3. 人工培育的先天性联合免疫缺陷型小鼠　如 CBA/N-nu 系小鼠是将裸小鼠基因（nu）导入 CBA/N 小鼠, 该系小鼠 T 细胞、B 细胞功能均缺陷。国外已将分布于 3 种小鼠的 3 个隐性突变基因, 即致 NK 细胞缺陷的 bg 基因、T 细胞缺陷的 nu 基因和 B 细胞缺陷的 xid 基因, 经过杂交、筛选及导入, 育成了 T、B、NK 细胞三联免疫缺陷的 Beige-nude-xid 小鼠。我国孙靖等利用自行培育的单一 T 细胞功能缺陷的 PBI/1 裸小鼠（615/PBI 裸鼠）, 采用杂交 - 回交和回交 - 互交系统育种技术, 先将 C57BL/6J-beige 小鼠的 bg 基因导入 PBI/1 裸小鼠, 获得 T、NK 细胞双缺陷的 PBI/2-beige 裸小鼠, 然后又以 PBI/2-beige 小鼠为供体, B 细胞功能低下的 CBA/N 小鼠为受体, 将具有 PBI/2 遗传背景的 bg 和 nu 基因导入 CBA/N 小鼠, 育成了 PBI/3-xid·beige 裸小鼠（CB·615/PBI-xid·beige 裸鼠）。免疫学特性研究表明, PBI/3-xid·beige 裸小鼠为 T、B、NK 细胞功能均低下的一种新型免疫缺陷动物。此外, 我国陈桦等将 Beige 小鼠致 NK 细胞缺陷基因导入 SCID 小鼠体内, 也得到了 T、B、NK 细胞功能三联免疫缺陷小鼠（B·C·B-17SCID-beige 小鼠）。

（五）获得性免疫缺陷病模型

1. 猴获得性免疫缺陷综合征（simian acquired immune deficiency syndrome, SAIDS）模

型　1969年美国加利福尼亚、华盛顿和英国新英格兰等地灵长类研究中心在猴群中相继发现了SAIDS。其临床症状为全身性淋巴腺病、贫血、反复腹泻、消瘦和体液及细胞免疫功能降低、淋巴细胞减少、循环性T4（辅助/诱导性）淋巴细胞和T8（抑制/细胞毒）淋巴细胞的比例显著下降等免疫学特征，与人类获得性免疫缺陷综合征（AIDS）十分相似，可用来研究人类AIDS的预防、治疗和发病机制。现已明确SAIDS是由逆转录病毒即人T淋巴细胞白血病病毒Ⅲ（HTLV-Ⅲ）进入猴体内后感染T淋巴细胞，使猴免疫功能抑制而引起。

2. 兔恶性纤维瘤综合征模型　兔恶性纤维瘤病毒（MV）是一种与肖普纤维瘤病毒（SFV）和Moses兔粘液瘤病毒（MYV）有关的痘病毒。在兔真皮内注射20个空斑形成单位（PFU）的MV（LD100≤20PFU）即可引起发病。恶性纤维瘤综合征兔的免疫学特征表现为：严重的免疫功能抑制，淋巴细胞对有丝分裂原的增殖反应低下，其临床症状如免疫功能缺陷、条件致病微生物感染和播散性肿瘤等，与人类AIDS病有不少相似之处，是人AIDS病研究的有用的动物模型。

第五节　转基因动物模型

所谓转基因动物（transgenic animal）是指染色体基因组中整合有人工导入的外源基因或特定DNA片段并能将其遗传给后代的一类动物。由于转基因（transgene）既可整合到动物所有组织细胞（体细胞和生殖细胞）的基因组中，也可只整合到部分组织细胞的基因组，后者即称嵌合体动物（chimeric animal）。随着转基因动物技术的出现和人类对疾病的认识逐渐深入到基因水平，应用转基因动物作为人类疾病动物模型已成为当前的主流。据不完全统计，迄今为止，已建立的转基因动物达数千种之多，经鉴定可作为人类疾病动物模型的转基因动物有数百种，其中又以小鼠模型占绝大多数。本节主要以小鼠为例，介绍人类各系统疾病的转基因动物模型。

一、神经系统疾病的转基因小鼠模型

小鼠至少有150个不同突变位点引起神经系统病变，这些位点中有许多被用于构建人类疾病模型。其中包括神经元变性疾病和神经肌肉性疾病模型等。

1. 阿尔茨海默病模型　在发达国家引起死亡的第四位原因是阿尔茨海默病（Alzheimer disease，AD），一种进行性痴呆症，由至少4个基因突变引起。在AD病人中枢神经系统，脑特异性区域神经元变性导致记忆和识别能力丧失。AD的两个组织病理学标记是细胞外老年斑积聚和细胞内神经纤维的缠结，它们分别由Aβ蛋白和异常磷酸化的tau蛋白引起。Aβ蛋白来源于淀粉样β前体蛋白（APP），APP基因的剂量增加和基因内突变都与AD有关。AD第二个主要的危险性因子是载脂蛋白E（APOE），在已发现的三种不同的人类APOE异构体中，APOE * E4与AD发作的危险性增加和发病年龄降低有关。迄今已建立了几种能呈现许多与AD相关的病理学改变的转基因小鼠，如表达高水平野生型Aβ或具有AD病人样点突变的APP小鼠，这两个模型都与AD病人有明显的相似性，但老年斑仅在后一种模型中发现，且两种模型均不形成神经纤维的缠结，小鼠的这些研究结果表明老年斑和神经纤维缠结可能是神经元变性的结果而不是其病因。小鼠模型在阐明APOE在AD中的作用方面也已证明是有用的。尽管Popko等（1993年）最初报道APOE无效突变（null mutation）在神经病学方面是正常的，但近来Maslian等（1995年）的研究已证实APOE无效突变小鼠的中

枢神经系统有突触改变和神经元变性。另外已建立了表达不同的人 APOE 异构体的转基因小鼠，这将为研究不同 APOE 异构体与突变的 APP 肽之间的相互作用提供很好的基础。

2. 神经肌肉性病变的模型　神经肌肉性异常是由于骨骼肌的刺激-收缩失偶联、肌肉代谢缺陷和肌肉变性或弱化引起的。这里只讨论后一种异常的小鼠模型。

在人类有两种 X-连锁的性状，即 Duchenne 和 Becker 肌营养不良（简称 DMD 和 BMD），都是由于一种位于正常骨骼肌纤维膜上的细胞骨架蛋白 dystrophin 突变引起的。比较作图和表型的相似性提示小鼠的 DMD 同源基因也位于 X-连锁的肌营养不良（mdx）位点。在 DMD 病人和 mdx 小鼠都发生骨骼肌纤维的广泛性坏死。在 DMD 病人，肌肉的缺损是由于肌肉组织被纤维组织和脂肪细胞所取代，但在 mdx 小鼠，较快的肌肉再生使小鼠直至 1 岁龄仍呈现出相对的无症状，惟一的例外是在小鼠膈膜，其表现出严重的肌病。可不管怎样，mdx 小鼠已作为 DMD 和 BMD 重要的模型在几个实验室用于基因治疗的研究。近来 Megeney 等（1996 年）又建立了一种更近似于 DMD 病人肌肉病理改变的小鼠模型。在这种模型中，小鼠带有 mdx 和 Myod（一种肌原性转录因子）两种基因的突变，并由于缺乏肌肉再生而呈现出更显著的肌肉病。

二、听觉和视觉疾病的转基因小鼠模型

小鼠与人类在耳、眼的功能和解剖上有许多相似之处，这就使小鼠成为人类这些组织疾病的极好模型，而且已知影响小鼠耳或眼的不同突变位点超过 150 个，这也为构建潜在的这些组织的人类疾病模型提供了大量的遗传资源。

1. 视网膜变性疾病模型　视网膜上光受体在光刺激下产生电信号并传递至脑，这一光传导系统的三种成分发生突变都可以引起光受体细胞的变性，最终导致失明：①视紫质（Rho）是一种 G 蛋白偶联的光受体，其主要在低光时介导视觉。②外周蛋白（peripherin，Prph）是一种跨膜的糖蛋白，其对光受体外段膜盘的装配和稳定起重要作用。③杆状细胞 cGMP 磷酸二酯酶的 β 亚基（Pdeb）是受 cGMP 调控的与光传导有关的阳离子通道的关键调节因子组分之一。

人视网膜变性疾病——视网膜炎色素沉积（RP）是一类遗传异质性疾患，常引起中年人失明，已报道有 X-连锁的常染色体隐性（ar）和常染色体显性（ad）型 RP。视紫质（RHO）突变既引起 ad RP 又引起 ar RP，因为 RHO 无效等位基因引起 ar RP，点突变引起 ad RP，所以有人认为后一种突变是引起功能获得（gain of function，GOF），从而以某种方式诱导光受体细胞变性。各种表达突变型 RHO 蛋白的转基因小鼠模型能引起相似的光受体变性表型，从而支持这一假说。这些小鼠模型也已用于研究光受体变性的机制和环境对其可能的影响。

外周蛋白 2（Prph2）突变首先在视网膜变性Ⅱ型（Rd2）小鼠中发现。Rd2 是一种半显性性状，引起杆状和锥状光受体同时变性。在人类，PRPH2 突变与多种表型有关，每一种表型可由不同类型的突变引起，由于 ad RP 与无效 PRPH2 等位基因有关，所以 Rd2 小鼠也是 RP 这种视网膜病变的极好模型。

Pdeb 基因突变则首先在视网膜变性Ⅰ型（Rd1）小鼠中确定。随后在人 ar RP 和显性夜盲症患者中也发现存在。已知 Rd1 小鼠有两种 Pdeb 基因突变：一种是无义突变产生截短的蛋白质；另一种是内源性小鼠白血病病毒 Xmv28 插入引起的转录缺陷。Rd1 小鼠也是研究 RP 最主要的模型之一，这种小鼠的纯合子到 4 周龄时所有光受体细胞都已变性。

Tsang 等（1996 年）通过破坏小鼠的杆状细胞 cGMP 磷酸二酯酶 γ 亚基（Pdeg）基因发现，纯合子小鼠出现与 Rd1 小鼠和人 ar RP 相同的视网膜变性表型。但与其他小鼠模型不同的是，将 Pdeg 突变引入到不同遗传背景后不影响其突变表型，这一基因在人类视网膜病变中的可能作用应当进行研究。

2. 听力疾患模型　耳聋依据听力系统缺损的原发位点可以分为几类。在人类，最常见的听力异常是由于感觉性神经上皮，特别是负责正常听力传递的耳蜗神经上皮的缺损引起。长期以来，由于耳聋是隐性和无症状的，而且涉及许多基因，在人类对这种听力缺陷进行连锁分析很困难。比较作图和表型相似性提示小鼠的 Shaker1（sh1）突变所致耳聋与人最常见的聋盲症——Usher 综合征 1B 型（USH1B）十分相似。因此，当 1995 年 Gibson 发现小鼠 sh1 位点编码一种不常见的肌浆球蛋白（Myo7a）后，Weil 等（1995 年）很快就在 USH1B 病人中对 Myo7a 基因进行了分析并找到了突变。此外，在 Snell's waltzer 小鼠中也发现，另一种不常见的肌浆球蛋白（Myo6）突变同样使耳感觉性神经上皮缺损。这表明不常见的肌浆球蛋白及与这些细胞骨架蛋白相互作用的许多相关蛋白可能是致其他神经上皮性耳聋的候选基因。

三、骨、软骨和皮肤疾病的转基因小鼠模型

小鼠有 100 多个影响骨骼发育的遗传学上明确的位点和转基因模型。在人和小鼠都发现了广泛的骨骼异常，这种骨骼异常是由于胚胎发生过程发育模式缺陷不能建立正确的骨骼生长比例和骨骼生物机械成分改变而引起的。这里仅介绍两种骨骼疾病的小鼠模型，皮肤病的模型大都是用角蛋白转基因小鼠或基因剔除(knock out)小鼠建立的,可以参考相关的文献。

1. 成纤维细胞生长因子受体突变引起的骨骼异常模型　研究表明，通过成纤维细胞生长因子受体（FGFR）进行的细胞间信号传递参与了软骨内骨和膜内骨的协同生长。破坏软骨内骨的长轴和横径的生长比例会导致骨骼发育异常。在颅骨中，骨沉积和膜内骨的生长同时与骨缝闭合相关，而众所周知，称为颅缝早闭的各种异常是由于骨缝过早闭合所致。

FGFR1 和 FGFR2 的点突变与 Pfeiffer、Jackson-Weiss 和 Grouzon 综合征有关，这三种综合征都是常染色体显性的颅缝早闭综合征，这些综合征还呈现不同程度的肢骨异常。因为小鼠 Fgfr1 无效突变杂合子呈现正常表型，而纯合子引起早期胚胎死亡，人类该基因的突变被推测为表达功能获得性（GOF）基因产物。

虽然 FGFR1 和 FGFR2 突变影响膜内骨，但 FGFR3 突变通常影响软骨内骨的发育。已知三种显性骨发育异常与 FGFR3 突变有关，其中最严重的是致死性发育异常(thanatophoric dysplasia，TD)，在杂合子引起严重的侏儒症和新生儿死亡。而软骨发育异常症引起不严重的侏儒症但非致死性，低软骨生成症则呈最轻微的骨缺损。这些疾病的每一种，相对于骨周生长都缺乏骨骼生长而引起异常的短且宽的骨，分别由 FGFR3 特定的结构域点突变所致。所有人类 FGFR3 突变引起 FGFR3 活化的遗传学证据都来自小鼠的研究。小鼠 Fgfr3 无效突变的杂合子表型正常，而纯合子表型与人类 FGFR3 突变相反，即 Fgfr3 缺陷小鼠呈现长骨的过度生长，而不是减少生长，这提示 Fgfr3 是骨生长的负性调节因子；而且 Fgfr3 缺陷小鼠由于耳蜗异常而有明显的耳聋症状，这进一步提示人类 FGFR3 突变可能在致骨骼异常的同时引起听力丧失。

2. 胶原突变引起的骨骼异常模型　胶原（collagen）是结缔组织中主要的纤维蛋白和细胞外基质中最丰富的蛋白质。已发现至少 19 种胶原蛋白，这些胶原蛋白都是由三种 α-多肽

链前体形成的三螺旋体结构，其中有些胶原是由三股同样的 α-多肽链前体组成，而另一些胶原是异三聚体，由两种或两种以上不同的 α-多肽链前体构成。因此，不同的胶原基因突变可破坏同一种胶原纤维。在人类已知有 13 种不同的胶原基因突变引起疾病表型，不同的人类疾病也可能由相同的胶原基因突变引起，例如至少有 5 种不同的软骨发育异常和软骨变性由 Col2a1 基因突变引起。

在某些情况下，小鼠胶原突变可作为确定人类相应基因的工具。譬如，Li 等（1995 年）的研究表明，11，α1 型原胶原基因（Col11a1）突变引起软骨发育不育（cho）小鼠的骨骼缺陷。而 cho 小鼠与某些人类软骨发育异常疾病（如 Stickler 综合征）表型相似，以及 Col11A2 基因和常染色体显性 Stickler 综合征紧密连锁，导致了对 Stickler 综合征病人 Col11A2 突变的识别。除 cho 小鼠外，还报道了其他 6 种胶原基因突变的小鼠模型。这些模型是用各种方法包括逆转录病毒插入（Col1a1 基因）、自发性突变（Col1a2 基因）、转基因和/或基因剔除（Col1a1、Col2a1、Col5a2、Col9a1 及 Col10a1 基因）等构建的。

四、癌症的转基因小鼠模型

20 世纪初，小鼠近交系的建立很大程度上是为了提供癌症研究的更好模型。早期用这些近交系小鼠进行的实验清楚地表明，癌症的易感性作为孟德尔性状可能受遗传背景的影响。随后发现人类肿瘤易感性的家族聚集现象，则进一步提示：人类癌症易感性也能作用孟德尔性而状被遗传。这些癌家族综合征是以显性方式进行遗传的，受累个体常常形成范围广泛但种类明确的癌谱。我们已知许多这样的遗传性肿瘤易感综合征是由于肿瘤抑制基因（tumor suppressor gene）或癌基因（oncogene）种系突变所致。大多数人类遗传性肿瘤综合征的动物模型是通过制备基因剔除或转基因小鼠来建立的。这些模型与人类原发性肿瘤或肿瘤细胞系相比有许多优点，因为利用这些模型可以在同一遗传背景和无其他体细胞突变的情况下研究特定基因的突变效应。

1. Li-Fraumeni 综合征模型　Li-Fraumeni 综合征（LFS）是一种罕见的呈常染色体显性遗传的癌家族综合征，由 p53 抑癌基因种系突变所致。LFS 病人发生多种肿瘤，如软组织肉瘤、乳腺癌、脑瘤、骨肉瘤、白血病等。p53 基因在约半数的散发性人类肿瘤中也发生突变，是最常见的在人类肿瘤突变的基因之一。表达突变型 p53 基因的转基因小鼠发生多种肿瘤，其类型有很大一部分与 LFS 病人常见的肿瘤类型相重叠。与 LFS 病人一样，p53 无效突变的杂合子小鼠也发生肿瘤，但比纯合子突变小鼠潜伏期要长。有意思的是，这些 p53 缺陷小鼠发生肿瘤的类型受品系遗传背景的影响，说明可以从中鉴定影响肿瘤发生的修饰基因。

2. 结直肠癌小鼠模型　大多数人类癌症的遗传易感性可能不止与单个基因突变有关，而是由许多不同基因突变复杂的相互作用引起，在多发性肠肿瘤（min）小鼠识别出引起肠腺瘤形成的修饰因子的候选基因为这一观点提供了极好的例子。Min 小鼠因腺瘤样多发性息肉病（APC）基因突变而发生肠腺瘤和腺癌。人类的这种肿瘤抑制基因同源物突变可引起相似的疾病。在 Min 小鼠，肠腺瘤的数目明显受到由各种近交系小鼠带来的一种 Min 的修饰因子（简称 Moml）的影响。Macphee 等（1995 年）确定 Moml 的一个极好的候选者为分泌性磷酸酯酶 A2（PLA2S）基因。所有腺瘤高发品系小鼠都表达很低水平的 PLA2S mRNA 并在 PLA2S 基因有移码突变。虽然在肠肿瘤或对这些肿瘤易感的病人中尚未鉴定出 PLA2S 突变，但可能在 PLA2S 生化途径中这种或其他基因的突变影响人类多发性息肉形成。

五、免疫和血液系统疾病转基因小鼠模型

已知有许多遗传性人类血细胞疾病，如 X-连锁的血友病和免疫缺陷病以及由成年型 α、β 珠蛋白基因缺陷引起的贫血等。这些疾病有不少已构成小鼠模型，所构建的小鼠模型绝大部分与人类相应疾病的表型类似。由于造血系统组织相对容易获得且从这些组织可分离干细胞，所以许多工作集中在基因治疗的研究上。此外，有关这些基因产物的生理学意义也正在获得新的认识。这里举两个例子。

1. 镰状细胞贫血的模型 当 Pauling 及其同事的研究表明，一种改变了的 β 珠蛋白以一种可以与疾病共分离的孟德尔方式进行遗传时，镰状细胞贫血症就成为最早被证实为分子病的疾病之一。镰状细胞贫血症小鼠模型的构建提供了一个通过高水平操纵小鼠生殖细胞而创建小鼠疾病模型的极好例子。大多数既表达镰状细胞突变型人 β 珠蛋白基因又表达正常人 α 珠蛋白基因的转基因小鼠，由于小鼠内源性 β maj 珠蛋白多肽干扰人 α 和 β 珠蛋白的聚合，并不像预期的那样形成镰状细胞贫血。这一问题可通过将 α 和 β 珠蛋白转基因导入后经化学诱发产生的小鼠内源性 β maj 珠蛋白基因种系突变的半合子小鼠而得到部分解决。除了经典的人 βs(6val)镰状细胞突变外，其他能加重镰状表型的突变也与 βs(6val)突变一起引入人β 珠蛋白转基因。这些研究的净结果是，研究者现在拥有了各种表型从轻微到严重的镰状细胞病的小鼠模型。这些模型对临床使用的抗镰状贫血的制剂起反应，可用于测试新的治疗方法。

2. 免疫缺陷病模型 已知小鼠存在许多人类免疫缺陷病的模型，这些模型通常与人类疾病有很好的相关性。在某些情况下，甚至先构建剔除（knock out）突变小鼠，然后才鉴定出人类疾病的突变基因产物。譬如，影响人 Chediak-Higashi 综合征（CHS）基因的鉴定就依赖于小鼠 beige（bg）基因的克隆。比较作图、体细胞互补分析和表型的相似性都提示 bg 小鼠和 CHS 病人可能有同源基因的突变。研究表明，bg 基因可能编码一种大分子蛋白，这种蛋白是溶酶体运输调节因子（Lyst），羧基端含有异戊二烯化基序（motif）、多个磷酸化位点和伸展的尾-尾相连结构域。随后，这一基因的人同源类似物被证实在 CHS 病人也存在突变。bg 或称 Lyst 基因的克隆揭示了一个新的溶酶体功能的重要组成部分，即其对人类和小鼠许多造血细胞和黑色素细胞的正常功能而言是必需的。

六、代谢和激素疾病的转基因小鼠模型

迄今，已建立了由 24 种不同基因突变引起的**代谢和激素疾病**的**小鼠模型**。尽管大多数模型复现了人类相应基因突变引起的许多表型，但也有已糖激酶 A（HexA）、次黄嘌呤鸟嘌呤磷酸核糖转移酶（Hprt）和尿酸盐氧化酶（Uox）基因突变的小鼠未能复现相应的表型，这表明人与小鼠虽然大多数代谢途径相似，但也存在一定的差异。

1. 嘌呤代谢疾病模型 已知嘌呤核苷酸从嘌呤碱基再循环是通过两种磷酸核糖转移酶的作用，即腺嘌呤磷酸核糖转移酶（APRT）催化腺嘌呤，变成腺嘌呤核苷单磷酸（AMP）；次黄嘌呤鸟嘌呤磷酸核糖转移酶（HPRT）分别催化次黄嘌呤或鸟嘌呤，变成次黄嘌呤核苷单磷酸（IMP）或鸟嘌呤核苷单磷酸（GMP）。缺乏 APRT，腺嘌呤转变成 2,8-二羟基腺嘌呤，这种不溶性的产物积聚引起肾结石的形成，并可能导致肾衰竭。Engle 等（1996 年）制备了 Aprt 无效突变型小鼠，这种小鼠的表型与人类相应疾病的表型相同，这对于了解肾结石形成及其引起肾脏病的机制是一种很有用的模型。由于在不同遗传背景下，APRT 突变表型的严重性是不同的，Engle 等（1996 年）认为影响腺嘌呤代谢、结石形成或肾功能的其他

因素可能是这些表型差异的基础。进一步分析这些可能的修饰因子对于了解 APRT 缺陷病人的表型变异是有用的。

人类 HPRT 缺陷引起 Lesch-Nyhan 综合征（LNS），这是一种 X-连锁的隐性疾病，以高尿酸血症、智力障碍和强迫性自残为特征。几个研究小组都曾试图通过构建 Hprt 基因打靶突变来建立 LNS 小鼠模型。虽然已有小鼠 Hprt 打靶突变在种系传递的成功报道，但 Hprt 突变小鼠并不呈现出任何明显的异常。对此有两种可能的解释：第一种可能性是，与人类相比，在小鼠嘌呤再循环中 Aprt 可能比 Hprt 更重要，Wu 和 Melton（1993 年）通过对 Hprt 小鼠运用 Aprt 抑制剂已证实了这一点，并发现这些小鼠由于过度修饰产生了自我损伤。这样，突变小鼠代谢途径的改变，拓宽了这些小鼠作为 LNS 模型的用途。但这些结果与 Engle 等（1996 年）的结果不一致。Engle 等的研究表明，Hprt 和 Aprt 双突变的小鼠并无 LNS 病人常见的行为异常。第二种对 Hprt 突变小鼠无明显表型可能的解释是，小鼠因催化尿酸转变为尿素的尿酸盐氧化酶（Uox）活性而使尿酸不积聚；而在人类，Uox 是一种无功能的酶。Uox 被剔除的纯合子小鼠引起明显的高尿酸血症和肾病。这种小鼠的获得使在遗传学上检测尿酸积聚是否改变小鼠 Hprt 表型成为可能。

2. 高血压转基因小鼠模型　临床和流行病学调查以及动物实验研究都表明，高血压是一种有遗传倾向的疾病。其中占大多数的原发性高血压涉及多个基因改变，是一种多基因遗传病，其病因和发病机制尚不十分清楚。转基因动物技术为验证高血压的候选基因，探讨基因异常和高血压的关系提供了新手段。利用转基因技术可建立遗传背景单纯、仅有单基因或少数几个基因异常的动物模型，而传统的高血压动物模型遗传背景复杂。同时通过转基因的组织特异性表达，可以研究局部组织的肾素-血管紧张素系统（renin-angiotensin system，RAS）。已知高血压的危险因素之一是血浆中的脂蛋白水平，血浆脂蛋白分为极低、低、中、高密度脂蛋白等。低密度脂蛋白（low density lipoprotein，LDL）是转运肝脏合成的内源性胆固醇的主要载体。LDL 受体缺陷可引起人家族性高胆固醇血症（FH），患者很早就发生典型的冠心病和高血压的症状。目前利用同源重组的方法对 ES 细胞进行基因剔除，已成功地建立了 LDL 受体基因缺失的小鼠。缺失 LDL 受体的纯合子小鼠能存活并可育，IDL（中密度脂蛋白）和 LDL 升高 7～9 倍，血浆总胆固醇水平比野生型小鼠高 2 倍。利用该模型从整体水平研究 LDL 代谢和调控，证实 LDL 受体有清除 LDL 的作用，提示野生型小鼠中 VLDL（极低密度脂蛋白）、LDL 和 IDL 的低水平与 LDL 受体有关；当静脉注射重组有人 LDL 受体基因的腺病毒载体，使其转移至 LDL 受体缺陷小鼠时，能逆转小鼠的高胆固醇血症，从基因治疗的角度证明 LDL 受体基因能调节血浆胆固醇水平。

引起高血压的另一危险因子是肾素-血管紧张素系统（RAS）异常。目前建立 RAS 引起的高血压转基因动物模型的策略主要有两种：一是转单基因，即转不同种属的肾素或血管紧张素原基因；二是转双基因，先分别转一种不同种属的肾素或血管紧张素原基因至小鼠，将检出的两种单基因子代动物交配后，再筛选出转双基因的动物，用此法已获得高血压的转基因小鼠模型。这些模型已在下述方面的研究中起到重要作用：①证实了其他种属的肾素-2（Ren-2）在转基因动物体内有活性，且影响血压。②发现 RAS 具有高度的肾外活性，因此通过选择控制内源性 RAS，可以确定肾外 RAS 功能。③使人们开始以新的方式（遗传性转基因动物模型）研究高血压病。

七、病毒性疾病转基因小鼠模型

病毒是人类主要的致病原之一，许多人类病毒对常用的实验动物（如小鼠）是不感染的，因此长期以来病毒性疾病研究缺乏合适的动物模型。转基因动物技术的出现，为解决这一难题开辟了新的途径。将病毒基因导入动物，制成转基因动物模型，可研究病毒基因在动物身上引起的病理变化，从而探讨人类相应疾病的发生机制和治疗方法。

1. 乙肝病毒模型　乙型肝炎是严重危害人类健康的传染性疾病，乙肝病毒（HBV）是乙型肝炎和肝癌发病的重要原因。由于 HBV 一般不感染培养细胞，也不感染常用的实验动物，因而在一定程度上限制了其致病机制的研究。建立乙肝病毒转基因小鼠极大地促进了人们对 HBV 致病机制的认识。

研究表明，虽然含 HBV 基因或其他片段的转基因小鼠不一定发生肝细胞损伤，但也确有一些 HBV 转基因小鼠存在肝病变并最终导致肝癌。例如 HBV 的 x 基因产物作为病毒基因转录的反式激活因子，可能协助 HBV 其他基因的表达而导致肝细胞癌的发生。Lee（1990 年）等建立的 HBx 转基因小鼠在其肝组织中通过免疫印迹分析检测出 X 蛋白，并发现其表达水平在出生后第一个月最高，对来自该品系的 80 多只转基因小鼠进行组织学检查，发现有些鼠肝内有轻度病灶性肝炎、多形核、病灶坏死以及结节增生，大多数转基因小鼠则保持正常状态。而 Kim 等（1991 年）建立的另一 HBx 转基因小鼠肝内发生了进行性组织病理改变，首先肝细胞产生多病灶区，接着出现良性肿瘤，最后发展成为恶性肿瘤。

2. 人嗜 T 淋巴细胞病毒模型　转基因动物模型也已应用于人嗜 T 淋巴细胞病毒 I 型（HTLV-1）和 III 型（又称人免疫缺陷病毒，HIV）的研究，成为人们了解 T 淋巴细胞白血病和艾滋病（AIDS）的工具之一。

HIV 反式转录激活因子（tax）的转基因小鼠出现了类似于艾滋病人的卡波氏肉瘤样皮肤病变，表明 HIV tax 基因可以直接引起肿瘤（Vogel，1988 年）。tax 转基因小鼠在长潜伏期后还发生肝癌（Vogel，1991 年）。整合有 HIV 前病毒（provirus）的转基因小鼠子代中有的出现综合征，其特征为：表皮增生、淋巴腺病、肺部淋巴浸润，至 25d 时死亡（Leonard，1988 年）。

HTLV-1 tax 转基因小鼠有神经性纤维瘤症状（Green，1989 年）。HTLV-1 tat 还可在转基因鼠的肌肉和外周神经中表达，在氧化肌纤维中的表达可导致严重的进行性肌萎缩（Nerenberg，1989 年）。另外 HTLV-1 转基因小鼠在 2～3 月龄时，多出现与人类风湿性关节炎病相似的慢性关节炎症状，提示 HTLV-1 可能是人类慢性关节炎的病因之一（Iwakura，1991 年）。对 HTLV-1 转基因小鼠与非转基因小鼠的 IgG 结构分析表明，两者存在很大差异，转基因小鼠的 IgG 非半乳糖苷形式占 45%，非转基因小鼠则占 28%。这种现象与类风湿关节炎中的发现一致（Eudo，1993 年）。

总之，转基因动物在建立人类疾病动物模型方面已取得了很大的进展。但值得注意的是，转基因动物的病变不完全等同于人体疾病情况。如人的次黄嘌呤磷酸核糖转移酶（HPRT）基因缺陷可引起 lesch-Nyhan 综合征（其临床特征是自毁容貌），但小鼠 HPRT 基因被剔除后，则并不表现出人类所发生的自毁容貌特征。这种情况的出现被认为是小鼠和人类的嘌呤补救途径的重要性有所不同的结果。又如强直性肌营养不良蛋白激酶（Dmpk）基因剔除小鼠和过度表达小鼠所出现的表型，与人类相应疾病的表型不同。因此，正确评估转基因动物模型是非常必要的。

（关勇军　陈主初　杨锡平　胡一江）

主要参考文献

1 施新猷主编. 现代医学实验动物学. 北京：人民军医出版社，2000

2 方喜业主编. 医学实验动物学. 北京：人民卫生出版社，1995

3 邹移海，黄韧，连至诚，等主编. 中医实验动物学. 广州：暨南大学出版社，1999

4 田小利，陈兰英，扈荣良主编. 转基因动物原理、技术与应用. 长春：吉林科学技术出版社，1995

5 陈小野主编. 实用中医证候动物模型学. 北京：中国协和医科大学北京医科大学联合出版社，1993

6 Bedell MA, Jankins NA, Copeland NG. Mouse models of human disease Part Ⅱ: Recent Progress and Future Directions. Gene & Development, 1997, 11 (1): 11~43

7 Nomura, T. Practical development of genetically engineered animals as human disease models. Lab. Ani. Sci. 1997, 47 (2): 113~117

8 Roths JB, Foxworth WB, McArthur MJ, et al. Spontaneous and engineered mutant mice as models for exprerimental and comparative pathology. Lab. Ani. Sci. 1999, 49 (1): 12~34

9 Doetschman T. Interpretation of phenotype in genetically engineered mice. Lab. Ani. Sci. 1999, 49 (2): 137~143

第十章　动物实验的基本操作方法

本章介绍动物实验的基本操作方法,包括实验动物的抓取、固定、编号、标记、麻醉、去毛、给药、采血、采集体液、常见手术、处死等操作方法。这些基本操作方法,在生命科学各研究领域中都会不同程度地得到应用,已成为生命科学实验工作者必须熟练掌握的一门基本功。

第一节　实验动物的抓取、固定、编号、标记方法

实验人员在进行动物实验时,必须正确抓取动物,以免被动物抓咬伤,或造成动物的伤亡和应激反应。抓取固定动物必须对各种动物的一般习性有所了解,抓取动作应大胆、准确、迅速、熟练,不可恐吓动物。

一、小鼠的抓取与固定

小鼠性情较温顺,一般不会主动咬人,但抓取不当也易被其咬伤。待小鼠在笼内安静以后,用右手拇指和示指捏住尾部中央提起来。如果只想移动动物,就用两手捧起来。如果需要灌胃,以及肌肉、腹腔和皮下注射,则将提起来的小鼠放在笼盖(或较糙的台面)上,轻轻向后拉鼠尾,当其向前挣脱时用左手(熟练者也可用一只手)拇指和示指抓住小鼠两耳和头颈部皮肤,将鼠体置于左手心中,翻转抓住颈背部皮肤,右手拉住小鼠尾部,将后肢拉直,并用左手环指和小指压紧尾巴和后肢,以手掌心夹住背部皮肤(图 10-1、图 10-2)。

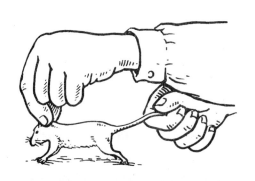

图 10-1　小鼠抓取方法

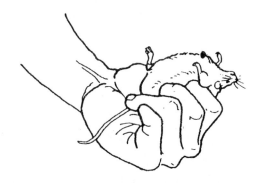

图 10-2　小鼠徒手固定

小鼠固定除了上面所述左手徒手抓取固定法以外,如若进行尾静脉注射或取尾血,则将小鼠固定在鼠尾固定器上。若进行心脏采血或外科手术等实验则将小鼠固定在固定板上(图 10-3、图 10-4)。

二、大鼠的抓取与固定

大鼠不像小鼠那样性情温顺,大鼠牙齿很尖锐,在抓取时要小心被咬,操作者最好戴上防护手套。4~5周以内的大鼠,同小鼠一样抓住尾部提起来。周龄较大的大鼠需抓住大鼠

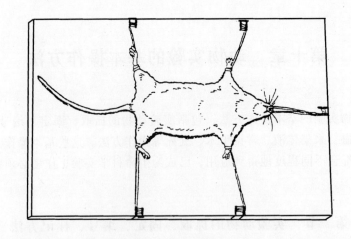

图 10-3　小鼠固定板固定

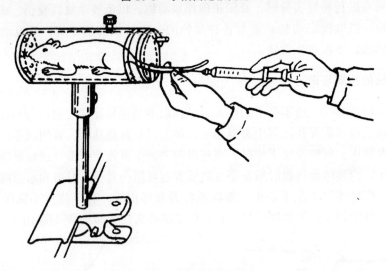

图 10-4　小鼠固定架固定

尾巴的基部。

　　另一种方法是徒手抓取固定法，即张开左手虎口，迅速将拇、示指插入大鼠的腹下，虎口向前，其余三指及掌心握住大鼠身体中段，并将其保持仰卧位，然后调整左手拇指位置，紧抵在下颌骨上即可。

　　除以上所述的徒手抓取固定法外，在进行尾静脉注射或取尾血时，可将大鼠固定在鼠尾固定器内。若要心脏采血、解剖或进行外科手术，则将鼠固定在固定板上。

三、豚鼠的抓取与固定

　　豚鼠性情温顺，一般不伤人。抓取幼年的豚鼠时，可用两手捧起来。抓取较大的豚鼠时，先用手掌迅速扣住豚鼠背部，抓住其肩胛上方，以拇指、示指捏住颈部，其余手指握持住躯干，即可轻轻提起。对怀孕或体重较大的豚鼠，应以左手托其臀部（图 10-5）。

　　豚鼠的固定方法基本同大鼠。

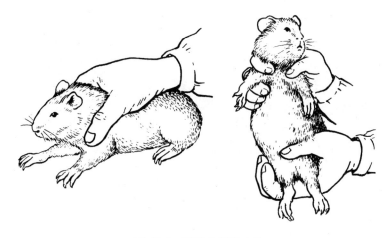

图 10-5　豚鼠的抓取方法

四、兔的抓取与固定

轻轻打开笼门，当兔在笼内安静下来时，右手从兔头前部把两耳轻轻压于手掌内，兔便匍匐不动，将颈部的被毛连同皮肤一起抓住，轻轻提起，然后迅速用左手托起臀部（图 10-6）。不应采取抓提兔的双耳、腰部或四肢的方法，以免造成双耳、颈椎或双肾的损害。

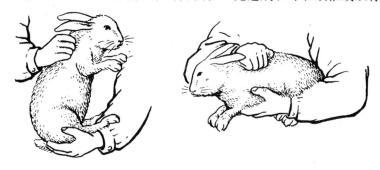

图 10-6　兔的抓取方法

作兔耳血管注射、采血或观察兔耳血管变化、兔脑内接种时，可采用兔头固定盒固定（图 10-7）。作兔血压、呼吸测量或进行手术操作，则采用兔解剖台固定（图 10-8）。

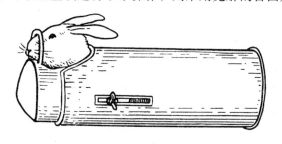

图 10-7　兔头固定盒固定方法

作头部手术，采用马蹄形固定器固定头部。做热原试验，可用目前市售的兔用固定器固定。

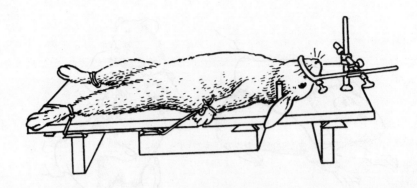

图 10-8　兔解剖台固定方法

五、犬的抓取与固定

抓取未经驯服的犬时，用特制的长柄犬钳夹住犬的颈部，将其按倒在地，再套上犬链。

为防止在固定时被犬咬伤，应对犬的头部进行固定。固定的方法是用长约 1m 左右的绷带，打一空结圈，从犬背面或侧面将绳圈套在犬嘴面部，迅速拉紧结，将结打在颌上，然后绕到下颌打第二个结，再将绷带绳引至头后在颈背侧部打第三个结（图 10-9）。如果需要麻醉，麻醉后应及时将嘴上的绳子解去。麻醉后的犬固定在手术台或实验台上，固定姿势有仰卧或腹卧位，依手术或实验的种类而定。

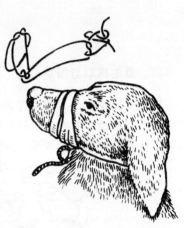

图 10-9　犬嘴捆绑法

六、实验动物的编号与标记方法

在动物实验中，必须对实验动物进行编号、标记以示区别。根据动物的种类、数量和观察时间长短等因素来选择合适的标记方法。较大的实验动物，如犬和猫，一般在实验中用量少，只记录它们的外表特征即可；而小鼠、大鼠等小动物，用量较多，外表又不易区别，故需采用特殊的标记方法。标记方法应满足标号清晰、耐久、简便、易认和适用的要求，现介绍几种常用的标记方法。

（一）染色法

染色法是用毛笔或棉签蘸取有色化学染液，在实验动物体表不同部位涂上斑点，以示不同编号。常用的染液有：

(1) 3%～5%苦味酸溶液　　　　　　　　　染成黄色

(2) 2%硝酸银溶液　　　　　　　　　　　染成咖啡色（涂后需光照 10min）

(3) 0.5%中性红或品红溶液　　　　　　　染成红色

(4) 煤焦油酒精溶液　　　　　　　　　　染成黑色

(5) 龙胆紫溶液　　　　　　　　　　　　染成紫色

编号的一般原则是："先左后右，先上后下。"左前腿涂有斑点的记 1 号，左侧腰部记为 2 号，左后腿记为 3 号，头部记为 4 号，腰背部记为 5 号，尾部记为 6 号，右前腿记为 7 号，右侧腰部记为 8 号，右后腿记为 9 号，不标色记为 10 号。若动物编号超过 10 或更大数字时，可用两种颜色的染液配合使用，其中一种颜色代表个位数，另一种代表十位数，可编到

99 号。

（二）耳缘剪孔法

耳缘剪孔标记是在鼠耳边缘剪出不同的缺口或打成不同的小孔进行编号的。由孔（或缺口）的位置和孔(或缺口)的数量来标记。为防止孔口愈合,可使用滑石粉涂抹在打孔部位。

（三）烙印法

烙印法是用刺数钳将号码烙印在动物身上，如兔耳（注意避开血管），然后用棉签蘸溶在酒精中的黑墨在刺号上涂抹。有时，用烧红的铁把编号烙印在动物（多半用于大、中型动物）体表明显的部位。此方法应预防烙印部位的感染。

（四）挂牌法

将编号烙压在金属牌上，挂在动物身上或笼门上以示区别。

第二节　实验动物的麻醉方法

实验动物麻醉就是用物理的或化学的方法，消除实验动物在实验过程中所致的疼痛和不适感觉，保障实验动物的安全，使动物在实验中服从操作，确保动物实验顺利进行。

一、全身麻醉方法

（一）麻醉前的准备

在实施全身麻醉时，应注意以下几个问题：①猫、犬、猪或非人灵长类大动物禁食 10～12h，不能少于 8h。家兔或啮齿类动物无呕吐反射，术前无须禁食。被手术的动物在麻醉前可给予一定量饮水。②麻醉前不能使用泻剂。因为泻剂可导致血液的碱储降低，从而增加血流和组织的酸度，在麻醉和失血情况下，易发生酸中毒，并能降低损伤组织的抗感染能力。③麻醉后的动物必须保持气道的通畅和组织（眼球、舌、肠等器官）的营养。④犬做长时间实验前 1h 应灌肠排除积粪。⑤应检查麻醉剂质量、数量是否满足要求，麻醉固定器具是否有破损（漏气或堵塞），有关麻醉中毒急救品和器材是否准备齐妥，以应急需。

（二）麻醉的方法

全身麻醉的常用方法主要有吸入麻醉和非吸入麻醉。

1. 吸入麻醉　吸入麻醉是将挥发性麻醉剂或气体麻醉剂经呼吸道吸入动物体内，从而产生麻醉效果的方法。吸入麻醉常用的挥发性麻醉剂有乙醚、氯仿、氟烷、甲氧氟烷等。气体麻醉剂常用氧化亚氮、环丙烷等。

乙醚的麻醉作用主要是抑制中枢神经系统，适用于中、小型实验动物全身麻醉。先将浸润了乙醚的棉球（或海绵）放入小烧杯，再将小烧杯放入相应大小密封的麻醉盒内（可用大烧杯代替），再将动物放入，通过透明的麻醉盒观察动物的行为。开始时，动物出现兴奋，进而出现抑制，自行倒下，呼吸由快变慢，当角膜反射迟钝，肌张力下降，即可取出动物。实验过程中，应注意动物的反应，适时追加乙醚吸入量，维持其麻醉深度和时间。

2. 非吸入麻醉　非吸入麻醉的给药常用注射方法，如静脉注射、肌内注射、皮下注射、腹腔内注射等。常用的麻醉药有戊巴比妥钠、硫喷妥钠、氨基甲酸乙酯等。

戊巴比妥钠是常用的一种动物麻醉剂，白色粉末，安全范围大，毒性小，麻醉潜伏期短，维持时间较长。一般用生理盐水配制。大鼠、小鼠和豚鼠常采用腹腔注射；犬、猫、兔等动物既可腹腔注射，又可静脉注射。操作时，一般先推入麻醉药总量的 2/3，密切观察动物生命体征的变化，若已达到所需麻醉的深度，余下的麻醉药则不用。以避免麻醉过深抑制延脑呼吸中枢导致动物死亡。在实验过程中，若动物出现苏醒行为时，可追加麻醉药，或吸入乙醚辅助麻醉。

常用实验动物全身麻醉药及用法和剂量见附录18。

二、局部麻醉方法

局部麻醉操作方法很多，可分为表面麻醉、局部浸润麻醉、区域阻滞麻醉以及神经干（丛）阻滞麻醉等。

1. 表面麻醉：利用局部麻醉药的组织穿透作用，透过粘膜，阻滞浅表的神经末梢。常用麻醉药为利多卡因等。眼部用药点滴，鼻内用药涂敷，咽喉气管用药喷雾，尿道灌注给药。

2. 区域阻滞麻醉：在手术区四周和底部注射麻醉药阻断疼痛的向心性传导。常用药为普鲁卡因。

3. 神经干（丛）阻滞麻醉：在神经干（丛）的周围注射麻醉药，阻滞其传导，使其所支配的区域无疼痛。常用药为利多卡因。

4. 局部浸润麻醉：沿手术切口逐层注射局部麻醉药，阻滞组织中的神经末梢。常用药为普鲁卡因。

5. 椎管内麻醉：在椎管内注射麻醉药，阻滞脊神经的传导，使其支配的区域无疼痛。常适用于大型动物（如猪、马、牛、羊等），常用药为普鲁卡因、可卡因等。

三、动物麻醉的注意事项

1. 有些麻醉药物，如乙醚，是挥发性很强的液体，易燃易爆，使用时应远离火源。平时应装在棕色玻璃瓶中，储存阴凉处，不宜放在冰箱中，以免遇电火花而引起爆炸。

2. 所有麻醉药使用过量均可引起中毒，应特别注意各种麻醉药的剂量和给药途径，应准确按体重计算麻醉剂量。由于动物存在个体差异，文献介绍的剂量仅能作参考使用。

3. 注射时，一般要求缓慢，并随时观察动物的肌张力、角膜反射、呼吸频率、夹痛反射等指标。

4. 动物麻醉后，体温下降，要注意保温。

5. 万一麻醉过量，应根据不同情况，积极采取措施，如施行人工呼吸，给予苏醒剂，或注射强心剂、咖啡因、肾上腺素、可拉明，也可静脉注射5%温热葡萄糖溶液。

第三节　实验动物被毛的去除方法

一、剪毛法

将动物固定后，用弯头手术剪紧贴术区，用左手指绷紧动物的皮肤，依次将所需实验部位的被毛剪去，可先粗剪，然后再细剪。不可用手提起被毛，以免剪破皮肤，剪下的毛应集中放在一装有水的容器内，防止到处飞扬。

二、拔毛法

拔毛法是用拇指和示指拔去被毛的方法，在兔耳缘静脉注射和鼠尾静脉注射时常用此法。

三、剃毛法

剃毛法是用剃毛刀剃去动物被毛的方法。如果动物被毛较长，先要用剪刀剪短，再用刷子蘸温肥皂水将剃毛部位浸透，然后用手绷紧皮肤，用剃毛刀除毛，此法适用于暴露外科手术区。

四、脱毛法

脱毛法是用化学药品将实验动物被毛脱去的方法。首先将被毛剪短，然后用镊子夹棉球或纱布团蘸脱毛剂，在已剪去被毛的部位涂一薄层，2~3min后用温水轻轻洗去脱落的被毛和脱毛剂，自然晾干备用。

常用脱毛剂配方如下：①硫化钠10g，生石灰15g，溶于100mL水中。②硫化钠3g，肥皂粉1g，淀粉7g，加适量水调成糊状。③硫化钠8g，淀粉7g，糖4g，甘油5g，硼砂1g，加水75mL。④硫化钠8g溶于100mL水中。配方①适用于犬等大动物，配方②、③、④适用于兔、啮齿类动物。

第四节　实验动物的给药途径和方法

在动物实验中，给药的途径和方法是多种多样的，可根据实验目的、实验动物种类和药物剂型、剂量等情况确定。

一、经口给药

1. 口服法　把药物放入饲料或溶于饮水中让动物自动摄取，此法的优点是简单方便，缺点是不能保证剂量准确。一般适用于动物疾病的防治、药物的毒性观察，制造某些与食物有关的人类疾病动物模型。

2. 喂服法　实验者用左手从背部向头部夹紧动物（如豚鼠、兔、犬等），并用拇指和示指分别捏紧左、右口角处，让它开口，右手（或助手）用镊子夹住药物送入舌根，关闭嘴唇，让其咽下。

3. 灌胃法　灌胃法是用灌胃器将所应投给动物的药灌到动物胃内，此法剂量准确，但每天强制性操作和定时给药会对动物造成一定程度的机械性损伤和心理上的影响，要减少这些不良影响，必须熟练掌握灌胃技术。

操作前，用灌胃针或灌胃管大致测一下从口腔至胃内的位置（最后一根肋骨后）的长度，根据此距离估计灌胃针（或灌胃管）插入的深度。成年动物插入的深度一般是：小鼠3cm，大鼠或豚鼠5cm，兔约15cm，犬约20cm。

大鼠、小鼠的灌胃法：用左手固定鼠，右手持灌胃器（安好灌胃针并已吸好药物），将灌胃针从鼠的嘴角插入口腔，压迫鼠的头部，使口腔和食管成一直线（图10-10、图10-11），轻轻转动针头刺激鼠的吞咽，将灌胃针沿咽后壁慢慢插入食管，如动物挣扎厉害，退出灌胃针，待动物安静下来，重新插入，灌胃针前端达到膈肌水平，即可慢慢推灌药液，如很通畅，则说明已进入胃内。如不通畅，且动物挣扎厉害，须拔出重新操作。常用灌胃量：小鼠0.2~1mL，大鼠1~4mL，豚鼠1~5mL。

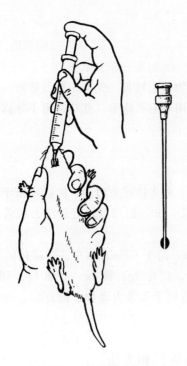

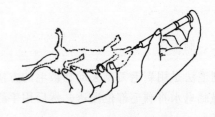

图 10-11　小鼠灌胃方法

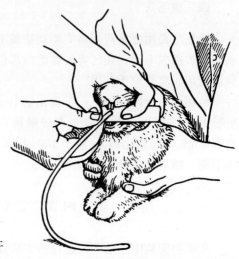

图 10-10　大鼠灌胃方法

　　犬、兔和猫的灌胃法：先将动物固定，再将开口器固定于动物口中，压住舌头，然后将灌胃管（常用导尿管代替）从开口器的小孔插入动物口中，再沿上腭壁顺食管方向送入胃内，插入动作要轻、慢，边插边密切注意动物的反应（图 10-12、图 10-13）。事先将灌胃管在水或生理盐水中泡一下，这样容易插入而不损伤食管。将灌胃管的外端浸入水中，如有气泡逸出，则说明灌胃管误入气管，需拔出重新插，插好后将注射器连于灌胃管慢慢将药液推入。在正式推药之前，亦可先用温水试灌一次，如果水不从嘴角流出，灌注很通畅，动物不挣扎，则说明进入胃内，为避免灌胃管内残留药液，需再注入 5mL 生理盐水，然后拔出胃管，取下开口器。常用灌胃量：豚鼠 1～5mL，兔80～150mL，犬 200～500mL。

图 10-12　兔灌胃方法

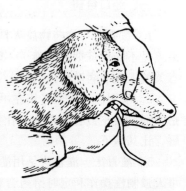

图 10-13　犬灌胃方法

二、注射给药

（一）皮内注射

　　局部去除被毛，消毒后，用皮试针头紧贴皮肤皮层刺入皮内，然后再向上挑起再稍刺入，即可注射药物，注射时会感到有很大阻力。注射后可见皮肤表面鼓起一白色小丘，停留片刻再拔出针头，以免药液漏出。

（二）皮下注射

　　注射时，用左手拇指和示指轻轻提起动物皮肤，右手持注射器，将注射针刺入皮下，若针头容易摆动则证明针头已在皮下，推送药液，缓慢拔出注射针，稍微用手指压片刻针刺部位，以防止药物外漏。

皮下注射部位：小鼠选颈背部皮肤；大鼠选背部或侧下腹部；豚鼠选大腿内侧、背部或肩部等皮下脂肪少的部位；兔选背部或耳根部；猫、犬选大腿外侧。

（三）肌内注射

肌内注射比皮下和腹腔注射用得较少，但当给动物注射不溶于水而混悬于油或其他溶剂中的药物时，常采用肌内注射。动物肌内注射时，应选用肌肉发达，无大血管经过的部位，如兔、猫、犬、猴的两侧臀部或股部。

（四）腹腔注射

大鼠、小鼠腹腔注射时，左手抓取并固定好动物，将腹部朝上。右手持注射器将针头在下腹部腹白线稍左或偏右的位置，从下腹部朝头方向几乎平行地刺入皮下（图 10-14），进针 3～5mm，再使针头与皮肤呈 45°角斜穿过腹肌，当针尖穿过腹肌进入腹腔时，有落空感，然后固定针头，保持针尖不动，回抽，无回血，无肠液、尿液，便可缓缓推入药液。小鼠的一次注射量为：0.1～0.2mL/10g 体重。大鼠一次注射量为：1～2mL/100g 体重。兔的注射部位在腹部近腹白线 1cm 处，犬在脐后腹白线侧边 1～2cm 处。

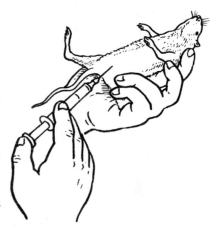

图 10-14　小鼠腹腔注射方法

（五）静脉注射

1．大鼠、小鼠静脉注射　常采用尾静脉注射。大鼠、小鼠尾静脉共有 3 根（左、中、右），一般常选用两侧的静脉。注射前，先把动物固定在暴露尾部的鼠尾固定器内（可用烧杯、铁丝罩或粗试管等物代替），拔去尾部静脉走向的毛，置鼠尾于 45～50℃ 的温水中浸泡几分钟或用 75% 酒精棉球反复擦拭，以达到消毒、血管扩张及软化表皮角质的目的。注射时，先以左手拇指和示指捏住尾根部，转动尾部使其侧面朝上，并使血管更加扩张，尾静脉显得更清楚，再以环指和小指夹住尾端部，以中指从下面托起尾巴，使尾巴固定。一般选用尾基端尾的 1/3 处，采用 4 号针头，对准血管中央以 30°角左右进针，再将针头抬起，尽量与尾部平行的角度刺入，当针头在尾静脉平行推进少许后，左手的三指捏住尾巴，并连针头和鼠尾一起捏住，不要晃动。开始注药时宜少量且缓慢，仔细观察，如无阻力，表示针头已进入静脉，同时可见静脉血液被注射进去的药液向前推进。如出现白色皮丘说明未刺入血管，应拔出针头重新穿刺。注射完毕，取一棉球或纱布用力按压住注射部位并轻轻揉动。如需反复注射，应尽量从尾的末端开始。另外，左右两根血管可交换选择使用。

2．兔的静脉注射　一般采用外耳缘静脉。给兔注射前，先将兔放入固定盒内固定好，拔去注射部位的毛，用 75% 的酒精消毒，手指轻弹兔耳，使静脉充盈。左手示指和中指夹住静脉的近心端，拇指绷紧静脉的远心端，环指及小指垫在下面，右手持注射器（图 10-15），尽量从静脉的远心端刺入血管，回一下血，放松对耳根处血管的压迫，移动拇指于针头上以固定，放开示、中指，将药液注入。注射完毕，用棉球压住针

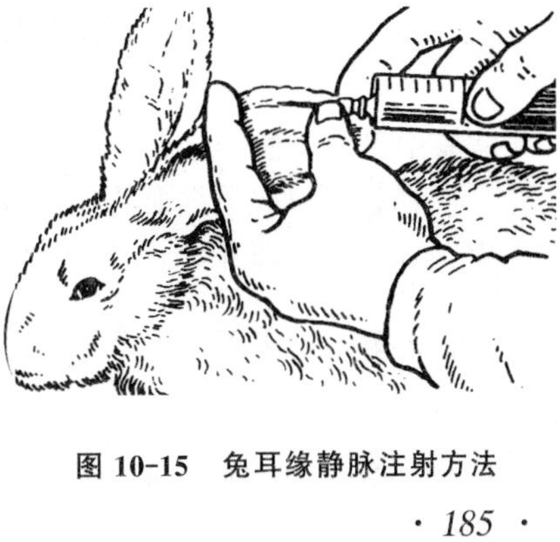

图 10-15　兔耳缘静脉注射方法

眼，拔去针头，继续压迫数分钟。如需反复注射，应尽量从耳的末端开始。

3．豚鼠的静脉注射　一般采用前肢皮下头静脉或后肢小隐静脉或者浅背侧足中静脉注射，此外，豚鼠的耳缘静脉也可注射。豚鼠的静脉管壁较脆，注射时应特别小心。

4．犬的静脉注射　犬的静脉注射多采用前肢内侧皮下头静脉或后肢小隐静脉。注射部位剪毛后，用碘酒和酒精消毒皮肤，在静脉血管的近心端用橡皮带扎紧，使血管充盈，从静脉的远心端将注射针头平行血管刺入，回抽注射器针栓，如有回血，即可松开橡皮带，将药缓缓地注入（图 10-16、图 10-17）。

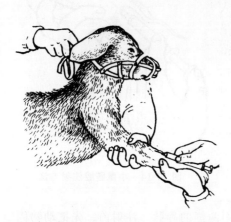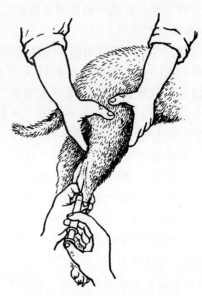

图 10-16　犬前肢内侧皮下头静脉注射方法　　　图 10-17　犬后肢外侧小隐静脉注射方法

三、其他途径给药

1．呼吸道给药　呈粉尘、气体等状态的药物，均需要通过呼吸道给药。如给动物乙醚作吸入麻醉，用锯末烟雾制作慢性支气管炎动物模型等。

2．皮肤给药　常用于鉴定药物或毒物经皮肤的吸收作用、致敏作用等。对兔和豚鼠，常采用背部一定面积的皮肤脱毛后，将一定的药液涂在皮肤上，药液经皮肤吸收。

3．直肠给药　常用于动物麻醉。兔直肠内给药时，常采用灌肠用的胶皮管或 114 号导尿管进行给药。

4．脑内给药　常用于微生物学动物实验，将病原体等接种于被检动物脑内。

第五节　实验动物的采血方法

实验中采血方法的选择，主要决定于实验的目的和所需血量以及动物种类。凡血量少的实验，可刺破组织取毛细血管中的血。当需血量较多时可作静脉采血。静脉采血时，若需反复多次，应自远心端开始。

一、大鼠、小鼠的采血方法

（一）尾部采血

1．剪尾采血　需血量很少时常用本法。用手轻揉，或浸入 45℃水中数分钟，亦可用二甲苯涂擦鼠尾，使尾部血管充盈。消毒后，用无菌纱布擦干，将尾尖剪去约 5mm，从尾根向尾尖推挤，即可收集到少量血液。用此法每只鼠一般可采血 10 余次。小鼠每次可采血 0.1mL，大鼠约 0.4mL。

2. 切割尾动脉或尾静脉　用锋利刀在尾静脉或尾动脉切开一小口，血液自行流出，几条血管可从尾尖交替切割。此法主要适用于大鼠。

3. 尾静脉穿刺　方法同大鼠、小鼠的尾静脉注射给药。只是用空注射器往外抽血。此法亦主要适用于大鼠。

（二）眼眶后静脉丛采血

用 7～10cm 长的玻璃取血管，其前端内径为 1～1.5mm，另一端逐渐扩大，细端长约 1cm 即可，将其尖端折断，使其锋利。将取血管浸入 1% 肝素溶液，干燥后使用。采血时，左手拇指及示指抓住鼠两耳之间的皮肤使鼠固定，并轻轻压迫颈部两侧，阻碍静脉回流，使眼球充分外突，提示眼眶后静脉丛充血。右手持取血管，将其尖端插入内眼角与眼球之间（图 10-18），轻轻向眼底方向刺入，小鼠刺入约 2～3mm 深，大鼠刺入 4～5mm 深，当感到有阻力时即停止刺入，旋转取血管以切开静脉丛，血液即流入取血管中。采血结束后，拔出取血管，放松左手，出血即停止，亦可同时用消毒纱布轻压眼部片刻，同一动物可反复交替穿刺双眼多次。间隔 3～7d 采血部位大致可以修复。小鼠一次可采血 0.2～0.3mL，大鼠一次可采血 0.5～1.0mL。

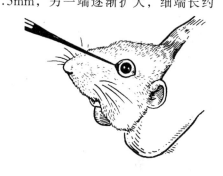

图 10-18　大鼠眼眶后静脉丛采血方法

（三）心脏采血

1. 穿刺法　先给动物行乙醚吸入麻醉，然后仰卧位固定，剪去心前区毛，消毒皮肤。在左胸 3～4 肋间用左手示指摸到心搏最强处，右手持注射器垂直胸壁由此进针，当感到有落空感时，仔细体会，可注意到针尖随心搏而动，这时已插入心脏，可见血液随心搏的力量自然进入注射器，采血完毕，缓慢抽针，压迫止血。心脏采血时，动作要迅速，缩短留针时间，以防止血液凝固。

2. 开胸法　打开胸腔，直接从见到的心脏内抽血。亦可剪破心脏，直接用注射器或吸管吸血。

（四）大血管采血

把麻醉的动物固定好，分离暴露颈静脉、颈动脉或股动脉、股静脉，用注射器穿刺抽出所需血量。也可插入导管，反复采血。

（五）摘除眼球采血

此法常用于鼠类大量采血。采血时，用左手固定动物，压迫眼球，尽量使眼球突出，右手用眼科弯镊迅速夹住眼球根部，将眼球摘除，将动物头朝下，提起动物，血液很快从眼眶内流入已准备好的容器中。此法一般只适用于一次性采血。

（六）断头采血

用剪刀迅速剪掉动物头部，立即将动物头颈朝下，提起动物，血液可流入已准备好的容器中。

二、豚鼠的采血方法

1. **耳缘剪口采血** 消毒耳缘后，用刀片或剪刀割（剪）破耳缘，在切口边缘涂上20%的柠檬酸钠溶液，防止血液凝固，则血可自切口处流出。此法每次可采血0.5mL左右。

2. **足背正中静脉采血** 固定豚鼠，将其左肢或右肢膝关节伸直，脚背消毒，找出足背正中静脉，左手拇指和示指拉住豚鼠的趾端，右手将注射针刺入静脉，拔针后立即出血。

3. **心脏采血** 具体方法同大鼠、小鼠的心脏采血。

三、兔的采血方法

1. **耳缘静脉采血** 将兔固定，拔去耳缘静脉局部的被毛，消毒，用手指轻弹兔耳，使静脉扩张，用针头刺耳缘静脉末端，血液即流出。本方法为兔最常用的采血方法，一次可采血5～10mL，可多次重复使用。

2. **耳中央动脉采血** 在兔耳中央有一条较粗的，颜色较鲜红的中央动脉，用左手固定兔耳，右手持注射器，在中央动脉的末端，沿着与动脉平行的向心方向刺入动脉，即可见血液进入针管。由于兔耳中央动脉容易痉挛，故抽血前必须让兔耳充分充血，采血动作要迅速，采血针头一般用6号，针刺部位从中央动脉末端开始，不要在近耳根部采血。采血后应立即压迫止血，此法一次可采血10～15mL。

3. **心脏采血** 具体方法与大鼠、小鼠的心脏采血方法类似，经左侧3～4肋间垂直胸壁穿刺，约3cm即可。经6～7d后，可以重复进行心脏采血。

四、犬的采血方法

1. **前肢背侧皮下头静脉采血** 前肢背侧皮下头静脉位于前肢背侧，固定犬后，局部剪毛、消毒，助手从犬的后侧握住肘部，向上牵拉皮肤使静脉怒张，也可用橡皮管结扎使静脉怒张。操作者位于犬的前面，注射器针头由前肢的上1/3处刺入静脉，直接抽取血液，抽时速度要稍慢。抽取血液时，应解除静脉上端加压的手或胶皮管，采血后注意止血。

2. **后肢外侧小隐静脉采血** 后肢外侧小隐静脉位于后肢胫部下1/3的外侧浅表皮下。采血时，将犬固定，局部剪毛、消毒。采血者左手紧握剪毛区上部或扎紧止血带，使下部静脉充血。右手用连有6号或7号针头的注射器刺入静脉，左手放松，以适当速度抽血即可。

3. **颈静脉采血** 将犬麻醉后固定，取侧卧位，剪去颈部被毛，用碘酒、酒精消毒皮肤。将犬颈部拉直，头尽量后仰。用左手拇指压住颈静脉入胸部的皮肤，使颈静脉怒张，右手持注射器，针头沿血管平行方向向心端刺入血管（图10-19）。采血后注意止血，这种方法可取较多量的血。

4. **股动脉采血** 本法为采取动脉血最常用的方法。将犬卧位固定于解剖台上。伸展后肢，暴露腹股沟三角动脉搏动的部位，剪毛、消毒，左手中指、示指探摸股动脉跳动部位，并固定好血管，右手取连有 $5\frac{1}{2}$ 号针头的注射器，针头由动脉跳动处直接刺入血管（图10-20），可

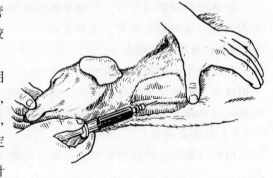

图 10-19　犬颈静脉采血方法

见鲜红血液流入注射器，抽血完毕，迅速拔出针头，用干药棉压迫止血2～3min。

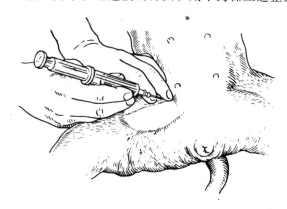

图10-20　犬股动脉采血方法

第六节　实验动物各种体液的采集方法

实验动物的体液主要包括血液、淋巴液、消化液、脑脊液、尿液、精液、阴道内液等，其采集方法各不相同。其中血液的采集前面已叙述。

一、淋巴液的采集

分离暴露实验动物胸导管或右淋巴管。在左颈静脉与左锁骨下静脉交界处，靠左锁骨下静脉的背面即可找到胸导管。右淋巴管在实验动物右颈静脉与右锁骨下静脉交界处很容易找到。

插管收集淋巴液时，在暴露的胸导管或右淋巴管下作标记（穿根线）。不要把淋巴管与周围组织分离得太彻底，以增加淋巴管的张力，使插管容易插入。左手将淋巴管提起，右手持1mm左右粗细的塑料管，小心插入胸导管或右淋巴管，即可收集到呈白色的淋巴液。

二、消化液的采集

（一）唾液

1. 直接抽吸法　在急性实验中，可用吸管直接插入动物口腔或唾液腺导管抽吸唾液，此法非常简单，但从口腔抽吸唾液会有杂质混入。

2. 制备腮腺瘘法　在慢性实验中，收集犬的唾液，要用外科手术方法将腮腺导管开口移向体外，即以腮腺导管开口为中心，切成一直径约2～3cm的圆形粘膜片，将此粘膜片与周围组织分开，穿过皮肤切口引到颊外，将带有导管开口的粘膜片与周围的皮肤缝合，腮腺分泌的唾液就流出颊外。这种方法可以收集到比较纯净的唾液。

（二）胃液

1. 直接收集胃液法　急性实验时，先将动物麻醉，对于犬，可以用插胃管法收集胃液，胃液自行流出，或用注射器连在灌胃管的出口端，轻轻抽吸，采集胃液；对于大鼠，需手术剖腹，从幽门端向胃内插入一塑料管，再由口腔经食管将一塑料管插入前胃，用pH7.0、35℃左右的生理盐水，以12mL/h的流速灌胃，收集流出液，进行分析。

2. 制备胃瘘法　在慢性实验中，收集胃液多用胃瘘法，如全胃瘘法、巴氏小胃瘘法、海氏小胃瘘法等。将动物的胃分离出一小部分，缝合起来形成小胃，主胃与小胃互不相通，主胃进行正常消化，从小胃可收集到纯净的胃液。用该法，可以待动物恢复健康后，在动物清醒状态下反复采集胃液。

（三）胰液

仔细分离胰大管或胰小管，在胰大管上插入适当粗细的塑料管，就可采集到胰液。大鼠的胰管与胆管汇集于一个总管，在其入肠处插管，并在近肝门处结扎和另行插管，可分别收集到胰液和胆汁。有时也可通过制备胰瘘来获得胰液。

（四）胆汁

手术使胆囊完全暴露，然后分离出胆总管。由胆总管向胆囊方向插入一根细塑料管，轻轻压迫胆囊，胆汁就会自然流出。也可做胆囊瘘管，长期地采集胆汁。

（五）肠液

采用无菌手术，在实验动物的小肠上作造瘘手术，把肠瘘管缝到腹壁肌上，瘘管口伸出到动物腹部的皮肤外面。待伤口愈合后，即可从肠瘘管中采集肠液。

三、尿液的采集

尿液采集的方法较多，一般均在采集前给动物灌服一定量的水。

1. 代谢笼集尿法　此法适用于大鼠、小鼠。代谢笼有专门的生产厂家生产。将实验动物放在特制的笼内饲养，动物排便时，可通过笼子底部的大小便分离漏斗，将尿液与粪便分开，达到采集尿液的目的。由于大鼠、小鼠尿量较少，操作中的损失和蒸发，各鼠膀胱排空不一致等原因，都可造成较大的误差，因此一般需收集 5h 以上的尿液，最后取平均值。

2. 膀胱导尿法　常用于雄性兔、犬。动物轻度麻醉后，固定手术台上。取一根粗细适当的导尿管，用液体石蜡湿润其头端，然后由尿道口徐徐插入，当导尿管插入膀胱时，尿液立即可从管中流出。然后将导尿管固定好，就可采集尿液。

3. 压迫膀胱法　动物轻度麻醉后，实验人员用手在动物下腹部加压，手要轻柔而有力。当压力足以使动物膀胱括约肌松弛时，尿液会自动由尿道排出。此法适用于兔、猫、犬等较大动物。

4. 穿刺膀胱法　动物麻醉后固定于手术台上，在耻骨联合之上腹正中线剪毛，消毒后进行穿刺，入皮后针头应稍改变一下角度，以避免穿刺后漏尿。

5. 输尿管插管法　此法常用于犬。将动物麻醉后，仰卧固定在手术台上。腹部剃毛、消毒后，于耻骨联合上缘向上偏正中线 2cm 作一切口（公犬应避开阴茎），先切开皮肤，再剪开腹壁及腹膜。找出膀胱，将其翻出腹外，在膀胱底两侧找到输尿管。在输尿管靠近膀胱处穿线结扎。在离此结扎点约 2cm 处的输尿管近肾端下方穿一根丝线，并扣一松结。以有钩小镊提起输尿管管壁，于输尿管上剪一斜向肾侧的小口，从小口插入一根适当大小的充满生理盐水的细导管（插入端剪成斜面），并将松结打紧以固定插管，尿液慢慢由导管流出（头几滴是生理盐水）。

6. 膀胱插管法　腹部手术同输尿管插管。将膀胱翻出腹腔外后，用丝线结扎膀胱颈部，阻断它同尿道的通路。然后在膀胱顶部避开血管剪一小口，插入膀胱漏斗，用丝线做以荷包缝合结扎固定。漏斗最好正对着输尿管在膀胱的入口处。注意不要紧贴膀胱后壁而堵塞输尿管。下端接橡皮管插入带刻度的容器内以收集尿液。

7. 剖腹采尿法　剖腹暴露膀胱，操作者的左手用无齿小平镊夹住一小部分膀胱壁，右手持针在小镊夹住的膀胱部位直接穿刺抽取尿液。

8．反射排尿法　适用于小鼠。小鼠被人抓住尾巴提起时排便反射比较明显，当采取少量尿液时，可提起小鼠，将排出的尿液接到带刻度的容器内。

四、脑脊液的采集

1．犬、兔脑脊液的采集　通常采取脊髓穿刺法，穿刺部位在两髂连线中点稍下方第7腰椎间隙。动物轻度麻醉后，侧卧位固定，使头部及尾部向腰部尽量屈曲，用左手拇、示指固定穿刺部位的皮肤，右手持腰穿刺针垂直刺入，当有落空感及动物的后肢跳动时，表明针已达椎管内（蛛网膜下腔），抽去针芯，即见脑脊液流出。

2．大鼠脑脊液的采集　可采用枕大孔直接穿刺法，在大鼠麻醉后，头部固定于定向仪上。用手术刀沿颈部纵轴切一纵行切口（约2cm），用剪刀钝性分离颈部背侧肌肉，暴露出枕骨大孔。由枕骨大孔进针直接抽取脑脊液。

五、胸水的采集

收集胸水常采用穿刺法。如果实验不要求动物继续存活，也可以处死动物剖胸取胸水。

穿刺部位在动物脊侧腋后线胸壁第11～12肋间隙，也可在腹侧胸壁近胸骨左侧缘第4～5肋间隙。操作者左手拇、示指绷紧肋间穿刺部位的皮肤，用带夹的橡皮管套上12～14号针头，沿肋骨前缘小心地垂直刺入。当有阻力消失或落空感时，表示已穿入胸腔。再接上针管，去除夹子，缓缓抽取胸水。

六、腹水的采集

动物取自然站立位固定。穿刺部位在耻骨前缘与脐之间，腹中线两侧。操作者左手拇指、示指绷紧穿刺部位的皮肤，右手控制穿刺深度做垂直穿刺。穿刺针进入腹腔后，腹水多时可见腹水因腹压高而自动流出。腹水少可轻轻回抽，并同时稍稍转动一下针头，一旦有腹水流出，立即固定好针头及注射器的位置连续抽吸。

七、精液的采集

1．人工阴道采集精液　体型较大的实验动物，如犬、猪、羊等，可用一专门的人工阴道套在发情的雄性动物阴茎上，采集精液。也可将人工阴道置入雌性动物阴道内，待动物交配完毕后，取出人工阴道采集精液。还可将人工阴道固定在雌性动物外生殖器附近，雄性动物阴茎开始插入时，立即将阴茎移入人工阴道口，待其射精完毕后，采集人工阴道内的精液。

2．阴道栓采集精液　大鼠、小鼠雌雄交配后，取阴道栓涂片染色可观察到凝固的精液。

3．其他采集精液法　将发情的雌性动物放在雄性动物一起，当雄性动物被刺激发情后，立即将雄性动物分开，再用人工法刺激其射精。也可按摩雄性动物的生殖器或用电刺激其发情中枢或性敏感区，使其射精。

八、阴道内液体的采集

1．刮取法　将光滑的玻璃小勺或牛角制成的小刮片慢慢插入阴道内，在阴道壁上轻轻刮取一点阴道内含物，作涂片镜检或其他检查。

2．冲洗法　用装有橡皮球的滴管，吸取灭菌生理盐水，轻轻插入实验动物的阴道内，反复冲吸数次后吸出，采集阴道内冲洗液。

3. 沾取法　将消毒的细棉签用灭菌生理盐水润湿，轻轻插入实验动物阴道内，慢慢转动几下沾取出阴道内含物。

九、骨髓的采集

大动物骨髓采集法与人的骨髓采集法很相近，都是采取活体穿刺取骨髓的办法。一般取胸骨、肋骨、髂骨、胫骨和股骨的骨髓。小动物因体型小，骨骼小，不易穿刺，一般采用处死后由胸骨或股骨采集骨髓的办法。

1. 大鼠、小鼠骨髓的采集　用颈椎脱臼法处死动物，剥离出胸骨或股骨，用注射器吸取一定量的 Hank's 液，冲洗出胸骨或股骨中的全部骨髓液。如果是取少量的骨髓作检查，可将胸骨或股骨剪断，将其断面的骨髓挤在有稀释液的玻片上，混匀后涂片晾干即可染色检查。

2. 大动物骨髓的采集　犬等大动物骨髓的采集都可采取活体穿刺方法。操作人员用左手把穿刺点周围的皮肤绷紧，右手将穿刺针在穿刺点垂直刺入，穿入牢固后，轻轻左右旋转将穿刺针钻入，当穿刺针进入骨髓腔时常有落空感。犬骨髓的采集，一般采用髂骨穿刺。穿刺部位是髂上棘后 2～3cm 的崤部。

第七节　实验动物的处死方法

实验动物的处死，应采用所谓安乐死法。

一、颈椎脱臼法

本法常用于大鼠、小鼠。先将动物放在笼盖或粗糙台面上，左手用镊子或用左手拇指、示指用力往下按住头后部，右手抓住鼠尾，用力稍向后上方一拉，使其颈椎脱臼，造成脊髓与脑髓脱离，动物立即死亡。

二、空气栓塞法

主要用于大动物的处死，用注射器向动物静脉内急速注入一定量的空气，随心脏的跳动，空气与血液相混呈泡沫状，随着血液循环到全身，阻塞血管。动物因发生严重的血液循环障碍而很快死亡。一般兔、猫需注入空气 10～20mL，犬需注入空气 70～150mL。

三、急性大失血法

用粗针头一次采取大量心脏血液，可使动物致死。豚鼠与猴等皆可采用此法。大鼠、小鼠可采用摘除眼球大量失血致死。犬和猴等在麻醉状态下，可暴露颈动脉或股动脉放血致死。

四、过量麻醉药麻醉法

按深麻醉剂量的 25 倍左右给药，豚鼠常用静脉和心脏内给药。

五、二氧化碳吸入法

把装动物的笼盒放入透明塑料袋（或专用容器），将输送二氧化碳用的胶管末端放入塑料袋内，将塑料袋包紧、封好。然后慢慢放入二氧化碳，当塑料袋内充满气体后，动物很快就会被麻醉而倒下，继续充气15s左右，将胶管拔出，封好袋口，放置一段时间后确认动物是否死亡。

六、击打法

此法适用于较小的动物，抓住动物尾部，提起，用力摔击其头部或用木锤打击头部，都可将动物处死。

七、化学药物致死法

动物静脉内注入一定量的10%氯化钾溶液或甲醛溶液均可使动物致死。

八、断头法

断头虽然残酷，但只是一瞬间，且脏器含血量少，便于取样检查，此法适用鼠类等小动物。可用直剪刀，亦可用断头器。

第八节　动物实验常用手术方法

一、手术基本操作

（一）手术准备

1. 常用器械准备　手术常用器械，包括：手术刀、手术剪、手术镊、止血钳、注射器、持针钳、缝针、缝线等，均有不同的种类或型号。根据手术部位和性质的不同，选择性地作好准备。注意要有足够的数量。

2. 消毒　为防止手术感染和保证创口愈合，要做好手术环境、手术器械、手术部位、手术人员手臂的消毒工作。

（1）手术环境的消毒　参照实验动物洁净设施的消毒方法（见第六章）对手术室进行消毒。

（2）手术器械的消毒　①煮沸法：适用于金属、玻璃器械、缝合材料或橡皮手套等的灭菌。一般煮沸20~30min即可。②高压蒸汽法：适用于布类、敷料、手术衣帽及器械的灭菌。通常用0.14Mp压力，温度121℃，维持30min。橡胶制品高压灭菌时一般不超过15min。③化学药品消毒法：例如由甲醛20mL、碳酸钠15g、碳酸3g，加蒸馏水1000mL配成的"三合液"，用于器械消毒，一般浸泡30min即可。

（3）手术部位的消毒　一般消毒顺序为：除毛→2%媒酚皂洗刷手术部位及周围皮肤→灭菌纱布擦干→70%乙醇脱脂→涂擦5%碘酊→75%乙醇脱碘→手术部位隔离→手术。

（4）手术人员手臂的消毒，先将指甲剪短磨平，然后用肥皂水将手臂彻底洗干净，再用0.1%苯扎溴铵或1%媒酚皂溶液浸泡3~5min，擦干后戴上无菌乳胶手套。

（二）切开

切口应选择于病变部位或其附近，应与局部重要血管、神经走向接近平行，并确保创液及分泌物的引流通畅，两次手术时，应避免在疤痕上切开。切口大小要适当，便于操作即可。切开皮时，手术刀与皮肤垂直刺入，后呈45°角运刀，最后垂直止刀，力求一刀完成皮肤切口。切开肌肉时，一般尽量沿肌纤维方向作钝性分离。应按解剖层次分层进行切开，从外至内切口大小相同。切开肠管时，事先做好隔离，严防污染。

（三）分离

组织分离的方法有两种：①锐性分离：用手术刀、手术剪等锐性器械作直接切割。该方法适用于皮肤、粘膜、各种组织的精细解剖和紧密粘连的分离。②钝性分离：用刀柄、止血钳、手指等进行。该方法适用于分离肌肉、筋膜间隙的疏松结缔组织。

1. 结缔组织的分离　用止血钳插入撑开，作钝性分离。对薄层筋膜，确认没有血管时可使用刀、剪。对厚层筋膜，因其内含血管不易透视，不要轻易使用刀剪。分离时，应慢慢地分层，由浅入深，避开血管。

2. 肌肉组织的分离　在肌肉与其他组织之间、一块与另一块肌肉分界处，顺肌纤维方向作钝性分离。肌肉组织内含小血管，若需切断，应事先用止血钳作双重钳夹，结扎后才可剪断。

3. 血管神经的分离　顺其直行方向，用玻璃分针小心分离，切忌横向拉扯。

（四）止血

1. 压迫止血　手术中出血一般可先用无菌纱布或拧干的温热盐水纱布按压片刻，切勿用纱布擦拭，以减少组织损伤。

2. 钳夹止血　用止血钳与血流方向垂直夹住血管断端，停留一段时间后取下止血钳。

3. 结扎止血　常用于压迫无效或较大血管的出血。当血管已被剪断出血，先用纱布暂时压迫止血，继将纱布移去，立即用止血钳迅速而准确地夹住血管断端，然后用丝线结扎。结扎时，先竖起止血钳，将结扎线绕过钳夹点之下，再将止血钳放平，钳尖稍翘起，打第1个结，边扎紧边轻轻松开止血钳，再打第2个结。

4. 药物止血　当内脏出血时，可用纱布吸净积血，然后将止血粉、云南白药等药物涂撒在创面上，稍后压5～10s即可止血。

（五）缝合

1. 缝合材料　有肠线、丝线、尼龙线等。肠线：系用小肠粘膜下层制成，常用于尿道、胃肠道、子宫、膀胱的缝合。丝线：常用于各种无菌切口的缝合。尼龙线：常用于血管缝合。用尼龙线缝合，应采用三重结打结。

2. 缝合方法

（1）单纯缝合　常用的有间断缝合和连续缝合两种。前者多用于皮肤、皮下组织、筋膜、肌腱等组织的缝合。后者常用于腹膜、胃肠等缝合。单纯缝合虽然操作简单，但缝合组织的边缘对合不够正确、整齐。

（2）内翻缝合　是将缝合的组织边缘向内翻入，使缝合组织的表面光平而有良好对合。该方法多用于胃肠、膀胱的缝合。

（3）外翻缝合　是将缝合的组织边缘向外翻出，使缝合处的内面保持光滑。该方法常用于皮肤、腹膜、血管等的缝合。

3. 缝合操作的注意事项

（1）应以组织的解剖层次分层进行缝合，并使针线与组织呈垂直刺入，也要按针的弧度的方向拔出针。

（2）每一层的缝合线，在切口两侧所包含组织的多少要相等，并应为同一组织。

（3）缝线的针数不宜过多，针距也应整齐相等，按不同组织使用不同的针距。皮肤针距为 1～1.5cm，肌肉针距为 2～3cm，腹膜针距为 0.3～0.7cm。

（4）结扎线的松紧度，应以切口边缘紧密相接为准，不要过紧或过松。

（5）缝合前，应彻底止血，并清除腔内异物、凝血块及坏死组织。

二、颈部手术

颈部手术的目的在于暴露气管、颈部血管并作相应的插管以及分离神经等。将实验动物仰卧固定，剪去颈部毛。在颈部正中线皮下注射普鲁卡因，进行局部浸润麻醉，亦可进行全身麻醉。用手术刀沿颈部正中线从甲状软骨与胸骨之间作一切口（犬的切口约 10cm，兔、猫为 5～7cm，大鼠、豚鼠为 2.5～4cm）。因兔颈部皮肤松弛亦可用手术剪沿正中线剪开。用止血钳沿着血管神经的方向作钝性分离。分离细小神经或血管时，先用玻璃探针将神经或血管周围的结缔组织层层分开，用力方向与神经、血管的走行方向一致，然后再用玻璃探针将神经或血管完好地分离出来。用眼科镊在分离出的气管、神经、血管的下面穿过两条浸润生理盐水的细线。分离手术后，可用一块浸有温热生理盐水的纱布盖在切口组织上，保持组织湿润。

（一）气管分离术和插管术

气管位于颈部正中部位，被胸骨舌骨肌与胸骨甲状肌所覆盖，分开左右胸骨舌骨肌，在正中线的连合处，用止血钳沿其中线插入并向前后两端扩张创口。也可用两示指沿左、右胸骨舌骨肌中缝轻轻向下、向上拉开，然后将左、右胸骨舌骨肌向两侧拉开，即可见气管。在喉头以下气管处，分离一段气管与食管之间的结缔组织，穿线备用。

在暴露的气管中段（即穿线备用处），两软骨环之间，用剪刀将气管前壁横向剪开，再在向头端作一小纵切口，使之成"T"形。用镊子夹住 T 形切口的一角，将适当口径的气管套管由切口向心端插入气管腔内（图 10-21），用备用线扎紧，再将结扎线固定于"Y"形气管插管分叉处。插入后要检查管内有无出血。

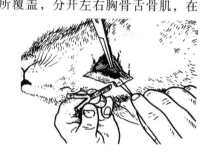

图 10-21　兔气管切开和插管方法

（二）颈总动脉分离术和插管术

颈总动脉位于气管外侧，其腹面被胸骨舌骨肌和胸骨甲状肌所覆盖，用镊子轻轻夹住一侧的胸锁乳突肌，用止血钳在两层肌肉的交接处（即 Y 形沟内）将它分开，在肌线下找到呈粉红色较粗大的血管，手触之有搏动感，就是颈总动脉（图 10-22），用眼科镊子细心剥开鞘膜（注意避开鞘膜内神经），用玻璃针顺血管神经束内神经和血管行走方向分离出颈总动脉，分离长度约 3～4cm，其下穿两根线备用。手术过程中要使手术部位保持湿润，擦拭去血液。

在分离出的颈总动脉的远心端（尽可能靠近头端），用线将动脉结扎，在颈总动脉之近心端（尽可能靠近心端），用动脉夹将动脉夹住，于两者之间，将另一备用线打一个结，在靠近结扎处的稍下方用锐利的眼科剪将动脉剪一与血管呈 45°角的向心切口（注意：不可只剪开外膜，也勿将整个动脉剪断，切口的大小约为管径的一半），将准备好的动脉套管由切口向心脏方向插入动脉内，用备用线扎紧，并将余线在套管分叉处打结固定。

（三）颈外静脉分离术和插管术

颈外静脉浅，位于颈部皮下，颈部正中切开后，用手指从皮肤外将一侧组织顶起，在胸锁乳突肌外缘，即可见明显的颈外静脉（图 10-22），用玻璃针或钝头止血钳沿血管走向仔细分离 3～4cm 长的颈外静脉，穿两线备用。颈外静脉的血管套管插入方法与动脉插管相似。

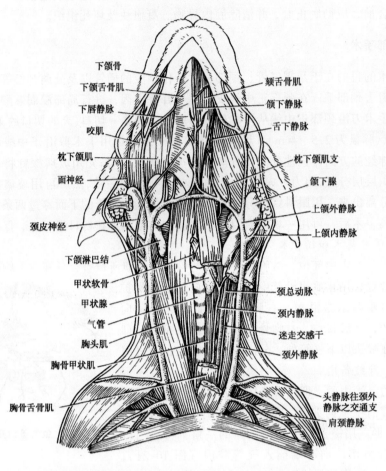

图 10-22　犬下颌部和颈部解剖

（四）颈部迷走、交感、减压神经的分离术

犬的颈总动脉背侧有一较粗大的神经干，称为迷走交感神经干。迷走神经的结状神经节与交感神经相邻，迷走神经于第一颈椎下部进入颈部，与交感神经干由鞘膜包在一起。但进入胸腔后，迷走神经与交感神经即分开。

兔血管神经束中有三根粗细不同的神经，最粗者白色，为迷走神经；较细者呈灰白色，为交感神经干；最细者为减压神经，位于迷走神经和交感神经之间，属于传入性神经，其神经末梢分布在主动脉弓血管壁内（图 10-23）。

分离时，先找到颈总动脉神经束后，将颈总动脉附近的结缔组织薄膜镊住，并轻轻拉向外侧，使薄膜张开，即可见到薄膜上的数条神经，根据各条神经的形态、位置和行走方向等特点来辨认。迷走神经和交感神经很容易辨别。减压神经在家兔为一条独立的神经，沿交感神经外侧向后行走，确实辨清后，用玻璃针细心进行分离，因减压神经易受损伤，故应先分离，然后再分离其他神经。神经由周围组织中分离出 2cm 即可穿线，并打一个结备用。不同的神经最好用不同颜色的缚线，以便识别。

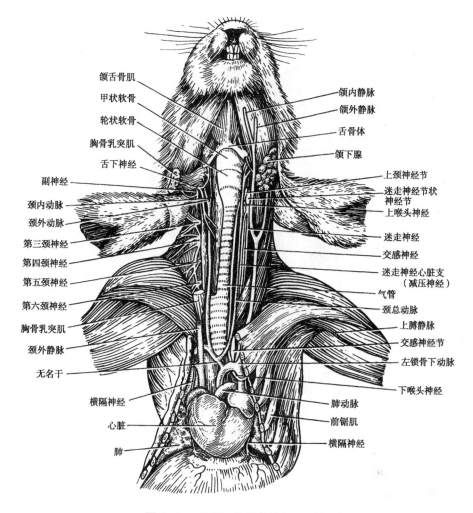

图 10-23 兔颈、胸部的神经和血管

颌舌骨肌
甲状软骨
轮状软骨
胸骨乳突肌
舌下神经
副神经
颈内动脉
颈外动脉
第三颈神经
第四颈神经
第五颈神经
第六颈神经
胸骨乳突肌
颈外静脉
无名干
横隔神经
心脏
肺

颌内静脉
颌外静脉
舌骨体
颌下腺
上颈神经节
迷走神经节状神经节
上喉头神经
迷走神经
交感神经
迷走神经心脏支（减压神经）
气管
颈总动脉
上膊静脉
交感神经节
左锁骨下动脉
下喉头神经
肺动脉
前锯肌
横隔神经

三、股部手术

股部手术目的在于分离股神经、股动脉、股静脉及进行股动、静脉插管，以备放血、输血、输液、注射药物等用。

（一）股动脉、静脉的分离术及插管术和股神经的分离术

将动物固定好，腹股沟剪毛，用手指触摸股动脉搏动，辨明动脉走向，在该处作局部麻醉，并作方向一致、长约 4～5cm 的切口，用止血钳分离皮下结缔组织，并将切开的皮肤向外侧拉开，再用止血钳小心分离肌肉及深部筋膜，便清楚地暴露出股三角区。血管神经束即由此三角区通过，股神经位于外侧，股静脉位于内侧，股动脉位于中间偏后（图 10-24，图 10-25）。用玻璃针细心地将股神经分离，然后分离股动、静脉之间的

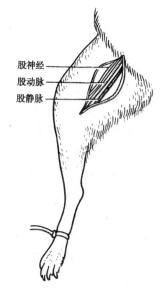

股神经
股动脉
股静脉

图 10-24 兔股部神经、血管暴露方法

结缔组织，清楚地暴露股静脉，分离出 2～2.5cm 左右，穿两线备用。再仔细分离股动脉，将股动脉与其他组织分离开，长约 2～2.5cm，动脉下方穿两线备用。

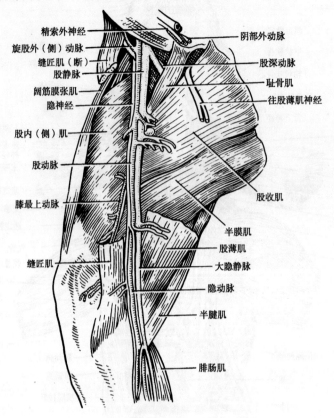

精索外神经
旋股外（侧）动脉
缝匠肌（断）
股静脉
阔筋膜张肌
隐神经
股内（侧）肌
股动脉
膝最上动脉
缝匠肌

阴部外动脉
股深动脉
耻骨肌
往股薄肌神经
股收肌
半膜肌
股薄肌
大隐静脉
隐动脉
半腱肌
腓肠肌

图 10-25　犬股部外侧深层

在暴露的股动脉近心端用动脉夹夹住，远心端用线结扎，牵引此线在贴近远心端结扎处剪开血管，向心插入动物套管或塑料管，固定好，备用放血或注射药物。

股静脉插管术，除不需用动脉夹外，基本与股动脉插管相同。

（二）股部坐骨神经分离术

将实验动物猫、兔背卧固定，左手抓住动物后肢，使膝部稍弯曲，以右手沿大腿外侧面正中线摸到股二头肌与半膜肌之间的深隙，剪毛后作一皮肤切口，长度 3～4cm，用钝剥离法分开肌肉，在切口深处可见一条白色粗大的神经即为坐骨神经。仔细分离周围结缔组织，并于坐骨神经下方穿线备用。

犬取侧卧固定，剪去外侧被毛，沿大腿后外侧正中线的中部作一长约 4cm 左右的纵切口，切开皮肤，分离皮下组织及深筋膜，在股二头肌与半腱肌间进行分离，用小单爪拉钩向两侧牵开肌肉，即可找到较粗大的坐骨神经（白色），分离其周围组织，神经下穿线备用（图 10-26）。

蛙坐骨神经的分离，用镊子提起泄殖孔部组织（蛙经破坏脑和脊髓），以粗剪刀由泄殖孔处向上剪去尾杆骨，暴露左右两束坐骨神经，再在其下肢股部背侧的二头肌和半腹肌之间，用玻璃针分离出坐骨神经，神经完全暴露后以粗剪刀剪下一小段与神经相连的脊柱。用镊子轻轻提起该小块脊柱，以细剪刀逐步沿神经剪去其分支，分离神经至膝关节处，神经分

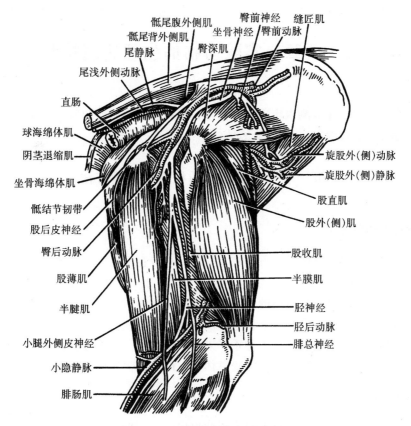

图 10-26 犬臀部及股部外侧深层

离出来后要用任氏液湿润，避免干燥。

（李玉章　吴端生　姚　峰）

主要参考文献

1　施新猷主编．医学动物实验方法．第 1 版．北京：人民卫生出版社，1980
2　施新猷编著．医用实验动物学．第 1 版．西安：陕西科学技术出版社，1989
3　施新猷主编．现代医学实验动物学．第 1 版．北京：人民军医出版社，2000
4　费恩阁，李代杰主编．兽医防疫与诊疗技术常规．第 1 版．长春：吉林科学技术出版社，1991
5　方喜业主编．医学实验动物学．第 1 版．北京：人民卫生出版社，1995

第十一章　实验动物的生理病理检测

实验动物的生理病理检测内容广、方法多，可根据研究目的和要求选择。本章重点介绍动物实验中最常用的检测方法和指标。

第一节　一般体征的检查与测量方法

一、体重的测量方法

动物体重借助称量仪器测量，方法较为简单。一般在早晨未进食前称重。进行长期慢性实验时，应每隔7~10d称重1次，实验周期不长时可2~3d称重1次。

小鼠、大鼠：称重可用带游码的普通天平或电子秤称重。

兔、豚鼠：可直接放在婴儿秤上称重，从婴儿秤圆形刻度盘上读取动物体重。

犬：经训练后可直接放在磅秤上称重。未经驯服的犬，先将犬嘴绑好，由实验员把犬抱起站在磅秤上称重，记下读数，减去实验员体重，即为动物体重。

二、体温的测定方法

动物体温测定是动物实验中最常用的检测指标之一，为防止测定过程中动物挣扎，以致挫伤肠壁或折断体温计，在测定前应先固定好动物。一般测大鼠或小鼠体温时，左手带上布手套，将鼠抓起，并将鼠固定于实验者手心，同时用环指和小指把鼠尾固定；兔则可用左臂夹住兔体，左手提起尾巴，犬可固定在台上，然后右手持头端涂上少许凡士林的肛表，由肛门插入直肠一定深度。

测定体温除了用肛表外，还可用半导体点温度计。肛表测温可由实验者右手固定体温计，3min后取出观察读数。半导体点温度计在测定时可立即从温度表上读取温度数。

测定温度时应注意如下几点：

(1) 检查肛表水银柱是否已甩下来，半导体点温度计的指针是否指在零位。

(2) 每1动物要固定用同1只体温计，测小鼠体温最好用口表，因为小鼠肛门口较小。

(3) 每次插入直肠的深度要一致，深度取决于动物的大小，如犬、猫、兔3.5~5cm，豚鼠3.5cm，大鼠、小鼠1.5~2.0cm。为了使插入深度一致，可用胶皮管套在温度计上，作为"限止环"。

(4) 每次测定时间要一致。一般体温计放入直肠内固定时间为3min，而每天测定的时间也大致一样，如第1次在上午测定，以后均应在上午测定。

(5) 每次体温计插入直肠后，要闭住肛门，否则不易测准，对小动物更应注意。

(6) 防止有大便阻塞和动物挣扎造成直肠损伤及出血现象。

(7) 注意外界温度对动物体温的影响。冬天气温较低，体温计较冷，在测大鼠、小鼠体温时，最好先放在手中温暖一下再测。

(8) 测定时尽可能使动物处于自然状态，勿使其过于紧张、恐惧。

各种成年动物的正常体温见表11-1。

表 11-1   **各种成年动物的正常直肠体温**

动物种类	体温变动范围（℃）	平均体温（℃）	动物种类	体温变动范围（℃）	平均体温（℃）
猿、猴	38.3～38.9	38.6	大鼠	38.5～39.5	39.0
犬	38.5～39.5	39.0	小鼠	37.0～39.0	38.0
猫	38.0～39.5	38.7	鸡	41.6～41.8	41.7
兔	38.5～39.5	39.0	鸽	41.5～42.5	42.0
豚鼠	37.8～39.5	38.6	猪	38.0～40.0	39.0

三、脉搏的检查方法

检查脉搏较为重要，可以根据脉搏频率和性质，判断动物心脏和血液循环状态，甚至可以诊断动物的疾病及判定其预后。

检查犬、猫、兔等较大动物的脉搏时，先将动物略加固定，待其安静后，用右手伸入动物股部内侧，其示指和中指压于血管上左右滑动，可感觉到血管像富有弹性的橡皮管在指下滑动。按脉的大小、强弱和软硬，分别施以轻压、中压和重压，体会脉搏的性质和节律。

小动物的脉搏不易摸测，可直接在动物左侧胸部用手触及心跳最明显处，计数一定时间，算出每分钟心跳次数。

四、呼吸频率的测定方法

动物呼吸频率和呼吸深度的改变是实验时常见的症状之一，对阐明药物作用的机制具有重要意义。因此在实验前后必须注意检查动物的呼吸节律、频率、深度的变化。呼吸频率和深度的变化可以呈现各种形式，有时频而表浅，或少而深，这些变化可标志出呼吸器官的功能状态。频而表浅的呼吸是肺通气量不足的症状。

动物呼吸频率的测定方法十分简单。首先使动物处于相对安静状态，以肉眼观察并记录呼吸的次数，一般要求记录 1min 的呼吸次数。

第二节   血液及造血功能常用指标的检查方法

一、血液常用指标的检查

（一）红细胞计数

动物红细胞计数可用普通的血细胞计数器。这种方法的重复性误差为±8%，对操作技术熟练的人员来说，操作简单，比较方便，测定误差在许可范围之内。也可用光电比浊法。

1. 计数方法（试管法）

（1）用血红蛋白吸管吸取动物静脉血（采血方法可参考动物取血法）至20mm^{3}处，擦净尖端的血。

（2）迅速挤入盛有 4mL 红细胞稀释液的华氏小试管中摇匀，此时血液的稀释倍数为1/200。

（3）将稀释液滴入计数池，静置 3min，在高倍镜下数中央大方格中的 5 个中方格，将 5个中方格计数的红细胞数相加。

（4）计算：5 格的总和 × 1/50mm³（5 个中格的体积）× 1/200（稀释倍数）= 1/10 000mm³。

故 5 格的总和 × 10 000 即为每 1/2mm³ 内的红细胞数。

2. 红细胞稀释液的配制

配方1：

氯化钠	0.8g
蒸馏水	1 000mL

配方2：

氯化钠	9g
重碳酸钠	1g
蒸馏水加至	1 000mL

（二）白细胞计数

1. 计数方法　与红细胞计数一样，可用普通的血细胞计数器，也可用电子血细胞计数机计数。

（1）用血红蛋白吸管吸取动物静脉血至 20mm³ 处，擦净尖端的血。

（2）立即挤入盛有 0.4mL 白细胞稀释液的小试管内，充分摇匀。

（3）将混悬液滴 1 小滴入计数池。

（4）静置 3min，在低倍镜下数四角 4 个大方格的白细胞数。

（5）计算：4 个大方格的体积为 4/10mm³，血液稀释倍数为 20 倍。故 4 格白细胞数的总和 × 4/10 × 1/20 = 1/50mm³，4 格白细胞总数 × 50 = 1mm³ 的白细胞总数。

2. 白细胞稀释液的配方

冰醋酸（纯）	200mL
蒸馏水加至	1 000mL

稀释液内加入少许结晶紫或美蓝，呈浅紫色，以资识别，并可使白细胞更明显。

（三）白细胞分类计数

1. 采血：取动物血米粒大小 1 滴滴于载玻片的 1 端。

2. 取 1 片边缘光滑平整的玻片作推片，先放血滴前方，两者成 30～35°角，将推片稍向后拉，并左右移动使血滴形成一线，粘着推片边缘。

3. 将推片由 1 端向另 1 端平稳地推进，用力须均匀，直至血液推尽为止。推片角度的大小可控制血片的厚薄，角度大、移动快则血片厚，相反则血片薄。应移动稍快不加压力将血液推成薄膜。

4. 将推好的血片置于空气中完全干燥。一般良好的血片应有头、体、尾 3 部分，血膜开始端较厚，末端较薄，玻片两侧及两端都有适当空余部位。

5. 染色：将血片需染的部分两端用蜡或蜡笔画一线，防止染液流出。把血片放在染色架上或平台上，滴瑞氏染液 5～7 滴，盖满整个血膜，1min 后加等量磷酸缓冲液。在常温下染色 10min，用水冲洗。将染好的血片直立于空气中，待镜检。

6. 计数：先在低倍镜下全面观察已染血片，可略知细胞分布情况、染色好坏，以及对白细胞总数作出初步估计。选择血片厚薄均匀，在血片体、尾部之间，转换油镜下数满 100～200 个白细胞。一般白细胞总数在 10 000 左右数 100 个，10 000 以上数 200 个。将中性粒细胞、嗜酸性粒细胞、嗜碱性粒细胞、淋巴细胞、单核细胞分别记录在血细胞分类计数器上，求出百分率。

1 张染色好的血片，在显微镜下红细胞呈橘红色，中央色淡；白细胞核呈紫红色，嗜中性粒细胞呈浅红紫色或粉红色；嗜酸性粒细胞呈亮红色；嗜碱性粒细胞呈暗紫色；淋巴细胞浆呈浅蓝色；单核细胞浆呈极浅蓝色。

7．白细胞形态鉴别

（1）嗜中性粒细胞：10～12μm，有嗜中性颗粒。

（2）嗜酸性粒细胞：略大于嗜中性粒细胞，颗粒大，位于核外，粉红色，核明显，常分两叶。

（3）嗜碱性粒细胞：略大于嗜中性粒细胞，颗粒粗大压在核上，呈紫色，核不明显。

（4）淋巴细胞：8～15μm，一般圆的多，核偏一边，核染色质排列成斑块状，较致密。核与胞浆比例为9：1或8：2。胞浆呈浅蓝色，有时有灰青颗粒。核的形状以圆形最多。

（5）单核细胞：15～20μm，胞浆浅淡，核肾形多有压迹，核染色质疏松，核两端常切断胞浆。

8．染液和缓冲液的配制

（1）染液的配制：

瑞氏染粉	0.1g
中性甘油	3mL
甲醇	60mL

配法：准确称取瑞氏染粉，放入洁净研钵中研细。加入中性甘油再研，加入少量甲醇再研。将上层溶解的染料倒入棕色瓶中，再加少量甲醇研磨，如此直至染料全部溶解，加甲醇至需配制容量。混匀后置棕色瓶中保存，用前过滤。一般配制后在常温下保存 1 周即可使用。

（2）缓冲液配制（pH6.4）

10％无水磷酸二氢钾	30mL
10％无水磷酸氢二钠	20mL
蒸馏水加至	1 000mL

（四）血小板计数

计数方法：

（1）小试管内加血小板稀释液 0.4mL。取动物静脉血 20mm³，迅速挤于稀释液内，立即充分摇匀。

（2）放置 4～10min，待溶液呈透明红色，说明红细胞已经充分溶解，充分摇匀，取 1 小滴加入计数池。

（3）放置 10～15min，待血小板完全下沉后，先将中央大方格移至低倍镜视野内，再转以高倍镜，数 5 个中方格内的血小板数。

（4）血小板大小形态不一致，但均呈折光的发亮淡蓝色小点，大小约红细胞的 1/7～1/2，呈不规则圆形或长圆形。在计数时必须来回扭动显微镜微调，不要遗漏计数。

（5）计算：5 个中方格血小板总和×1/50mm³（5 个中方格的体积）×1/20（稀释倍数）= 1/1 000mm³。

故 5 个中方格的总和×1 000 = 1mm³ 血液的血小板数。

（6）血小板稀释液的配制

配方 1：尿素稀释液：

尿素	13g
枸橼酸钠	0.5g
甲醛	0.1mL
蒸馏水加至	100mL

将尿素、枸橼酸钠溶于蒸馏水中，然后加入甲醛。为观察方便，可加入少许美蓝，放冰箱保存，用前必须过滤。

配方 2：1%草酸铵稀释液：

草酸铵	1g
蒸馏水加至	100mL

（五）血细胞比容容量及红细胞沉降率（血沉）测定

1. 血细胞比容容量测定　常用 Wintrobe 测定法：所用的 Wintrobe 管，口径为 3mm，有 10 个大刻度，每个大刻度的距离为 1cm，自下而上标有 0-10，每个大刻度又分 10 个小刻度，每个小刻度距离为 1mm。测定时，以 EDTA 二钠作为抗凝剂，5mL 静脉血加 1 滴 EDTA 二钠，以细而长的吸管吸取抗凝血，插入 Wintrobe 管底部，自上而下轻轻地把血液注入至刻度 10 处，不能夹有气泡，在校准过的离心机内以 3000r/min 的速度离心 30min，压紧的红细胞柱的高度（mm）即为血细胞比容容量数值，常以百分率表示。使用此法平均误差为 ±1.13%，是目前各种方法中最好的一种。

2. 红细胞沉降率的测定　以干燥草酸钾和草酸铵或 EDTA 二钠作为抗凝剂，将抗凝血加入 Wintrobe 管内到刻度 10 处，垂直放置，记录 1h 红细胞沉降的毫米数。测定时应在 22～27℃之间的室温下进行。

二、造血功能常用指标的检查

1. 骨髓细胞计数　将小鼠颈椎脱位处死，取 1 根股骨，用 10mL 3%醋酸溶液冲出骨髓细胞，在血细胞计数器上计数 4 个大方格的细胞数，所得细胞数乘以 2.5×100 000，即为 1 根股骨中骨髓有核细胞数。2.5×100 000 表示稀释倍数。4 个大方格的体积为 0.4mm^3，而 1000mm^3 =1mL，现稀释成 10mL，所以乘 2.5×100 000。

2. 骨髓细胞分类　将小鼠解剖后，取 1 或 2 节胸骨作骨髓涂片，经甲醇固定后，用瑞氏或姬姆染液染色。分类计数 500 个骨髓有核细胞。如将 1 节胸骨髓用镊夹压挤出，蘸 1 小滴鼠血清混匀涂片，效果更好。

3. 骨髓粒细胞分裂指数　小鼠腹腔注射 0.1mL（50 μg）秋水仙碱溶液，5h 后，取出胸骨作骨髓涂片，经甲醇固定，用瑞氏或姬姆染液染色，计数每 1 000 个粒细胞中分裂的粒细胞数。

4. 白细胞计数和分类　切开小鼠腹股沟，切断股动脉，取 0.02mL 全血加在 15.9mL 的生理盐水中，加入 0.1mL 1%皂素溶解红细胞，利用电子血细胞计计数白细胞。同时取 1 滴全血作涂片，经甲醇固定后，用瑞氏或姬姆染液染色，分类计数 100 个白细胞。

5. 白体在脾脏和骨髓中的掺入试验　每只小鼠腹腔注射含有 ^{59}Fe 的枸橼酸盐缓冲液 0.2mL（pH6.1），6h 后取出脾脏和两根股骨，分别置于玻璃胶布内，应用 Fricarb 1700 型定标器测定放射性强度。

6. 白体在周围血细胞中的掺入试验　每只小鼠腹腔注入含有 ^{59}Fe 的枸橼酸盐缓冲液

0.2mL（pH6.1），3d后切开股动脉，取全血0.2mL滴入脱脂棉球内，用玻璃胶布包好后，测放射性强度。

7. ³H-胸腺嘧啶核苷的掺入试验　小鼠腹腔注入1mL ³H-TdR，2h后取出脾脏，用生理盐水冲出股骨和胫骨中的骨髓细胞，分别测定DNA含量和放射性强度。

8. 胸腺和脾脏重量测定　动物活杀后取出脾脏和胸腺，用扭力天平称重，分别计算出占动物体重的百分比。脾脏占体重的百分比反映动物骨髓外造血功能，正常小鼠脾脏占体重的1.81%左右。

第三节　血压的测定与记录方法

一、直接描记法

动物血压直接描记法是动物实验中最常用的方法，将套管直接插入动物动脉或静脉内，套管的另一端连接血压换能器，血压换能器并与生理记录仪相连。动物动脉血压测定常采用颈总动脉或股动脉。分离出一侧颈总动脉后，用缝线将动脉离心端扎紧，再用动脉夹在近心端夹住。在近扎线处下方，用眼科剪向心端将动脉剪一小口。将预先充满抗凝剂的换能器插管从剪口向心方向插入颈总动脉，然后用预先备好的缝线连同套管及动脉一起扎牢，并固定于动物体上。松开动脉夹，动脉压力信号由换能器转换变为电信号后输入生理记录仪，描记出动脉血压曲线。

动物静脉血压的测定方法与动物动脉血压测定大致相同。

二、间接测压法

动物血压间接测压方法又称非出血性测压法。在慢性实验进行长期反复的血压观察时，多采用此种方法。

（一）犬

1. 股动脉测压法　测量方法基本同一般人体血压测量，但血压计的压力袋规格不同。此时所用的压力袋是按狗大腿的圆锥形状制成的橡皮袋，皮袋宽6cm，外弧长44cm，内弧长38cm。股动脉多半用融诊法来测量（只测得收缩压，因为听诊时常不易听到声音）。这种方法精确度较差，数值常偏高20～30mmHg（2.67～4.00kPa）。

2. 颈部皮桥测压法　狗的间接测压法多按Von Leesum法将颈动脉引至皮瓣内，然后测量该动脉血压。皮桥手术后10～12d，皮桥变柔软，试诊时脉搏良好，即可进行测压。用的压力袋规格为2.5cm×6.0cm或4cm×8cm，此时用一般听诊器可测知收缩压和舒张压。

（二）兔

1. 颈部皮桥测压法　基本和狗一样。但兔皮瓣必须保留较多的皮下组织，以防止手术后皮瓣干枯。

2. 腹主动脉测压法　将兔背卧固定在手术台上，然后把血压计的橡皮压力袋（特制细长形的）缠于兔的下腹部，松紧要适当。压力袋一端接打气球，另一端接血压计。其他方法与测人血压同。

（三）大鼠

一般多用鼠尾动脉测压，亦有用下肢动脉测压。目前多采用压尾器、尾容积器和尾保暖器等测血压仪（详情参考上海市高血压研究所研制的电脑控制自动测试大鼠心率血压仪）。

第四节　尿液与粪便的检查方法

一、尿液的检查方法

尿液的性状与组成，可反应机体的代谢情况。特别是泌尿系统本身的疾病，对尿液成分影响更大。尿液检查是泌尿系统疾病的诊断和观察疗效的重要方法。

尿液的采集，参照实验动物各种体液收集方法。一般用清洁容器收集新鲜尿液，以晨尿为好，因晨尿浓度较高，易发现病理成分。作细菌培养时，应消毒外阴后留中段尿，必要时进行导尿。化学定量检查时，应收集24h全部尿液，并加入适当的防腐剂（按尿量的0.5%～1%加入甲苯）。

1．尿量检查　常用实验动物的尿量见表11-2。

表11-2　　　　　　　　　常用实验动物一昼夜排尿量

动物种类	尿量（mL）	动物种类	尿量（mL）
猕　猴	110～550	犬（4.5kg）	65～400
马	1 900～11 400	猫（2～4kg）	40～120
牛	1 1400～19 400	兔（1.5～2.5kg）	60～250
猪	1 900～3 800	豚鼠	15～75
山羊	700～2 000	大鼠	10～15
绵羊	900～1 900	小鼠	1～3

（1）尿量增多　一昼夜尿量超过正常值范围，称为多尿。生理性尿量增多见于大量饮水或食含水分过多的蔬菜所致。病理性尿量增多，见于糖尿病、尿崩症等。

（2）尿量减少　一昼夜尿量少于正常值范围称少尿。见于急性肾炎、急性肾功能衰竭等。

2．尿色检查　正常新鲜尿液多为黄色或淡黄色，尿的颜色多受食物或药物的影响。病理情况下可有以下变化：

（1）血尿　呈洗肉水样或混有血凝块。

（2）血红蛋白尿　呈浓茶色或酱油色，镜检无红细胞，隐血试验为阳性。

（3）胆红素尿　呈深黄色，振荡后泡沫亦呈黄色。

（4）乳糜尿　为乳白色尿液，有时混有少量血液。

3．尿酸碱反应　正常一昼夜混合尿液呈弱酸性，pH值为5.4～8.4。食肉类动物尿液多呈酸性；素食类动物尿液可呈中性或弱碱性。在酸中毒、发热时，尿液可呈较强酸性，可用pH试纸测定。

4．尿比密　尿液比密与其中所含溶质的浓度成正比，一般用尿比密计进行测定，比密计上的刻度是以尿温在15℃时制定的，当被检尿温每增加3℃加0.001，每减少3℃减0.001。大量饮水时尿量增加，其比密降低；体内缺水时，尿量减少，比密增高。

5．尿蛋白定性试验　加热醋酸法：取小试管一支，加尿液至2/3高度，手持试管下端，将上部尿液以火焰加热，煮沸后加5%醋酸2～4滴，再加热至沸即可观察结果。如混浊不消失，为尿蛋白阳性；若混浊消失则是磷酸盐所致。结果判断应以试管下部尿液为对照，观察上部尿液的变化，判定结果见表 11-3。

表 11-3　　　　　　　　　　　　尿蛋白含量判定标准

结　果	符　号	含蛋白量（g/L）
无混浊	−	无
微混浊		0.1 以下
混　浊	+	0.1～0.5
颗粒状混浊	＋＋	0.5～2.0
絮状混浊	＋＋＋	2.0～5.0
凝聚成块	＋＋＋＋	5.0 以上

6. 尿糖定性试验　取试管一支，加入班氏尿糖定性试剂 2mL，加热至沸；加尿液 0.2mL，再煮沸 2min，判定结果标准见表 11-4。

表 11-4　　　　　　　　　　　　尿葡萄糖含量判定标准

结　果	符　号	含葡萄糖量（g/L）
蓝色不变	−	无
绿色	+	5.0 以下
黄绿色	＋＋	5.0～10.0
土绿色	＋＋＋	10.0～20.0
砖红色	＋＋＋＋	20.0 以上

班氏尿糖定性试剂配制：

硫酸铜	20g
柠檬酸钠	8.5g
无水碳酸钠	50g
蒸馏水加至	1 000mL

先将柠檬酸钠和无水碳酸钠一起加蒸馏水 700mL，不断搅拌加热溶解，冷却后将 200mL 蒸馏水溶解的硫酸铜溶液慢慢加入，最后用蒸馏水稀释至 1 000mL。

二、粪便的检查方法

粪便检查是了解和诊断消化系统疾病的重要方法。粪便检查常用于了解粪便中有无炎性产物、血液、寄生虫卵或虫体等病理成分，并可判断胃肠、胰腺、肝、胆功能状态及粪便中有无致病菌。

1．一般性状检查

（1）颜色：黄褐、黑色、灰白、鲜红等。

（2）性状：水样或粥样、粘液、脓样、血样。

（3）气味：特殊臭味、酸臭、腐败臭。

2．显微镜检查　在洁净的载玻片上滴 1 滴生理盐水，用木签挑取少许粪便与生理盐水混合，涂匀，厚度适中。先用低倍镜将全片检视一遍，再用高倍镜仔细观察各种细胞、阿米巴包囊及滋养体等。注意下面各种物体的种类和数量。

（1）细胞：红细胞、白细胞、巨噬细胞等。

（2）原虫及滋养体：阿米巴、鞭毛虫的滋养体及包囊。

（3）寄生虫卵：各种寄生虫卵的量，一般以低镜视野下的数量表示。

3．隐血检查　当上消化道少量出血时，粪便外观无异常改变。凡疑有上消化道少量出血，应进行隐血检查。

隐血检查时，将少许粪便涂于洁净玻片或滤纸条上，加 1％联苯胺冰醋酸液及 3％过氧化氢液各一滴。如无颜色改变为阴性反应；出现蓝颜色变化为阳性反应。根据颜色出现的快慢和深度，将阳性结果分为四级：立即出现深蓝色为（＋＋＋＋）；30s 内出现为（＋＋＋）；1min 内出现为（＋＋）；2min 内出现为（＋）。

正常为阴性，上消化道出血为阳性。

第五节　胸、腹腔及脑脊液的检查方法

一、胃液的检查

胃液检查的目的在于了解胃的分泌、运动功能和胃液中有无病理成分，以及与胃液成分改变有关的疾病。

胃液收集在清晨空腹插入胃管，抽出全部胃液。

1．一般性状检查

（1）量：当十二指肠溃疡或幽门梗阻时，空腹胃液量常增多。

（2）色：正常胃液无色，如胆汁反流时呈黄色或草绿色。如有红色表示有新出血；咖啡色，证明血液在胃内存留时间较长，多为慢性溃疡病。

（3）味：正常胃液有轻度酸味，无特殊臭味。腐败气味或恶臭味均为病理改变。

2．化学检查

（1）游离盐酸和总酸度检查：给实验餐后 1h，游离盐酸和总酸度明显增多，如给组胺 20min 后增多可达最高峰。患溃疡性病变，其胃液酸度增多；萎缩性胃炎、肿瘤时，胃液酸度明显减少。

（2）乳酸定性检查：正常胃液内仅有少量乳酸，一般定性检查为阴性。当胃酸缺乏时，胃内容物发酵，乳酸含量增多，乳酸试验呈阳性反应。

3．显微镜检查：正常胃液内无红细胞，可有少数白细胞及扁平上皮细胞。当胃受损出血时，胃液内可见红细胞，胃炎时白细胞数增多。

二、十二指肠引流液检查

十二指肠引流液是指用导管引流的十二指肠、胆总管、胆囊和肝胆管内的液体。通过引流检查，可了解实验动物胆汁分泌情况、胆管和胰腺功能状态，对肝脏和胆道疾病有重要诊断意义。

1．引流液的收集　引流液的收集方法，参考十二指肠、胰腺导管、胆总管或胆囊引流术。

2．一般性状检查

注意各部分胆汁的分段是否明显；十二指肠液、胆总管胆汁（A）、胆囊胆汁（B）、肝胆汁（C）各部分胆汁的量、色、性状等。将四种引流液分别收集于无菌试管内及时送检。

病理情况下，无 B 胆汁排出时，灌胃 33% 硫酸镁后，仍无 B 胆汁排出则应考虑为胆总管梗阻或胆囊收缩不良。在灌入 33% 硫酸镁前已有绿色或黑褐色 B 胆汁流出，则多见于胆管扩张，并伴有感染、胆汁淤积。

3．显微镜检查　正常胆汁中可有少量白细胞，偶见上皮细胞、胆固醇结晶、胆红素结晶、胆红素钙结晶。胆管炎症时可见大量脓细胞。

4．细胞学检查　十二指肠的引流液的细菌学检查，可发现胆道炎症的病原菌，作为治疗的参考。

三、胸、腹腔积液的检查

穿刺取出标本分为两份。一份加 3.8% 枸橼酸钠（1/10 量）抗凝；另一份不加抗凝剂，以观察能否自凝。标本采集后应立即送检。

1．一般性状检查

（1）相对密度：应在标本采取后立即测定，方法同尿液相对密度测定。

（2）外观：漏出液多为淡黄色，透明或微浊，不自凝。渗出液可呈深浅不同的黄色，混浊而凝结。

2．化学检查

（1）粘蛋白定性（Rivalta）试验：粘蛋白在稀醋酸溶液中可产生沉淀。

取 100mL 量筒一个，加 100mL 清水，然后滴入冰醋酸 2 滴，混匀。再加入标本 1～2 滴，立即观察结果。如有明显白云雾状混浊，下降很快，沉淀能拖长 20cm 左右，为阳性反应；如混浊不明显，下降缓慢，中途消失者，为阴性反应。漏出液为阴性反应，渗出液为阳性反应。

（2）蛋白定量测定：漏出液蛋白含量在 25g/L 以下，渗出液在 25g/L 以上。

3．显微镜检查　漏出液细胞计数常少于 1×10^5 个/mL，分类以淋巴细胞和间皮细胞为主。渗出液常多于 5×10^5 个/mL，出现大量中性粒细胞。

4．细菌学检查　标本采集后经离心沉淀，取沉渣涂片，作革兰染色及抗酸染色，油镜观察。结果漏出液无细菌；渗出液中常可找到致病菌。

四、脑脊液的检查

当脑组织与脑膜有病变时，脑脊液可发生变化。样本采集常用腰椎穿刺法以收取脑脊液。穿刺后有脑脊液流出时，应先作压力测定，然后分别作细菌检查、化学检查、细胞计数。标本采取后应立即送检，以免影响结果。

1．一般性状检查

（1）压力测定：根据脑脊液自穿刺针流出的滴速来推测压力的高低。如每分钟 60 滴以下，表示颅内压大致正常；每分钟 60 滴以上即表示颅内压增高。

（2）颜色：正常脑脊液为无色液体。如蛛网膜下腔出血、脑出血，则脑脊液呈均匀血性，离心后上清液呈淡红色或黄色；当蛛网膜下腔陈旧性出血或脊椎管阻塞时，脑脊液的蛋白质含量增高而呈黄色。

（3）透明度：正常清晰透明。

（4）凝结：正常脑脊液静置 2h 亦不会凝结。当脑膜炎症时，脑脊液静置 12h 后即可出现凝结。

2．化学检查

（1）蛋白定性试验：本试验为脑脊液中蛋白质与石炭酸结合，形成不溶性蛋白而析出沉淀。正常脑脊液为阴性。当脑膜或脑实质炎症时，脑脊液蛋白质含量增加，定性试验呈不同程度的阳性反应。

（2）蛋白定量试验：在脑膜或脑实质炎症、脑出血时，脑脊液蛋白质含量增加。

（3）葡萄糖定量试验：脑脊液葡萄糖含量与血糖浓度关系密切，约为血糖的60%。细菌感染时，脑脊液中糖含量减少；病毒感染却增加。

3．显微镜检查

（1）红细胞：正常脑脊液中无红细胞。如脑出血或穿刺损伤血管时，可有大量红细胞出现，若为陈旧性出血，可见多数皱缩的红细胞。

（2）白细胞计数及分类：正常脑脊液中细胞数极少，平均为 $0\sim8$ 个 $/\mu L$，多为淋巴细胞，偶见内皮细胞。病毒感染以淋巴细胞增多为主；化脓性炎症，以中性粒细胞增多为主。

第六节 肝、肾功能的检查方法

一、肝功能检查

肝脏是重要的贮存库之一，但又是重要的解毒脏器。

（一）肝脏解毒功能的测定

可采用马尿酸测定法测定。

1．原理 苯甲酸及甘氨酸在动物肝脏内能合成马尿酸而随尿排出体外。当肝脏受到损害时，其合成马尿酸的功能障碍，出现马尿酸合成减少。

2．试剂 20% $CuSO_4$，5% 苯酸生理盐水，2.7%甘氨酸生理盐水，1N NaOH，1N H_2SO_4，结晶 NaCl，30%NaCl 溶液，0.5%酚酞酒精溶液，0.1N KOH，刚果红试纸。

3．器材 5mL 注射器，代谢笼，10mL 刻度离心管，离心机，25mL 量筒，50mL 三角烧瓶，吸管、微量滴管、烧杯、酒精灯。

4．操作步骤

（1）当晚取预先喂饱的大鼠，于两大腿内侧腹股沟部皮下各注射苯甲酸及甘氨酸生理盐水溶液 3mL。

（2）然后经口灌服 2mL 水，将动物置于代谢笼，收集 24h 的尿量，如尿量少于 4mL 者应重复一次。

（3）1mL 尿量加入 20% $CuSO_4$ 及 1N NaOH 溶液各 0.05mL，搅匀静置 5min。

（4）把上述混合尿液注入刻度离心管内，以 1 500～2 000r/min，离心 35min。

（5）取出离心管，计上层清液的量，并将上层清液移入三角烧瓶内。为了使马尿酸成结晶状析出，向瓶内按 1mL 上层清液加 0.3g 结晶 NaCl，并加热至第一个气泡出现为止。

（6）放入刚果红试纸，用 1N H_2SO_4 滴定，直到刚果红试纸变蓝为止，此时马尿酸更不溶解。促使马尿酸充分沉淀，将三角烧瓶置冰箱内冷却 40～60min。

（7）冷却后的溶液倒入离心管内离心 35min，弃去上清液。用冰冻的 30% NaCl 溶液 45mL，洗涤烧瓶后将洗涤液倒入离心管内，搅匀后离心。反复洗涤 3～5 次，在最后一次洗液加酚酞二滴，用 0.1N KOH 滴定，出现微红色时为止，KOH 用量不超过 0.2～0.25mL。

（8）用热水将沉淀在离心管内的马尿酸溶解，并倒入烧瓶内，继续加热至完全溶解。

（9）加酚酞二滴，用 0.1N KOH 滴定至出现微红色为止。

（10）记录 KOH 的用量，根据 1mL 0.1N KOH 相当于 14.4g 马尿酸，按下列公式计算每毫升尿中马尿酸的量。

$$C = \frac{A \times 14.4 + k}{B}$$

C 为 1mL 尿中的马尿酸量（mg）。A 为滴定马尿酸所消耗的 0.1N KOH 量（mL）。B 为尿总量（mL），总量在 7.5mL 以上时仍按 7.5mL 计算。k 为修正系数，1mL 尿液在操作过程中均损失 1mL 马尿酸，尿总量少于 4mL 则不能做。

大鼠正常马尿酸量为 9～12mg/mL 尿。

（二）肝脏排泄功能的测定

肝脏受损时，其排泄功能下降。可采用酚四溴钠（BSP）测定法测定。

1．原理　BSP 静脉注射后，大部分被肝实质细胞所吸收而经胆管排出体外。肝细胞受损，其排泄功能下降，BSP 的滞留量增加。BSP 在碱性溶液中引起结构的改变而显紫红色。

2．试剂　0.5N NaOH 溶液，0.005N NaOH 溶液，0.5N 盐酸溶液。

3．操作步骤

（1）称取 50mgBSP，放入 50mL 容量瓶内，加少许蒸馏水溶解，加入 0.005N NaOH 溶液 0.5mL，然后加蒸馏水至 50mL 处，混匀。

（2）取上述溶液 1mL，放入 100mL 容量瓶内，加 0.005N NaOH 溶液 1mL，再将蒸馏水加至 100mL 刻度处，混匀。

（3）血清 BSP 滞留量百分率的测定方法：

①给兔、犬一侧前肢或后肢静脉注射 BSP 溶液 1.5mL/kg 体重，记录注射时间。

②注后 45min，从对侧前肢或后肢静脉采血 3～5mL，放入干燥试管内。

③待血液完全凝固后，仔细分离血凝块与管壁粘连处，然后离心 7～10min。

④用刻度吸管吸取上层血清 1mL，平均放入 2 支试管内。

⑤一管中加入 0.5N 盐酸溶液 0.5mL，另一管中加入 0.5N NaOH 溶液。

⑥两管中分别加蒸馏水各 4mL，摇匀。

⑦加盐酸溶液管作为对照，校正零点，在 524 毫微米或绿色滤光板下进行比色测定氢氧化钠溶液管的光密度（实验管），然后从标准曲线上查出 BSP 滞留量的百分率。

⑧肝功能正常时，兔、犬血液中酚四溴钠滞留量不超过 10%，如在 10% 以上为不正常，表示肝脏有损伤。

4．注意事项

（1）注射器、针头、试管必须洁净与干燥，以免发生溶血，造成颜色的干扰，影响比色的准确性。

（2）动物出现各种类型黄疸时，不宜用本法。

（三）丙氨酸氨基转移酶（ALT）测定

1．原理　血清中丙氨酸氨基转移酶（ALT）能使丙氨酸与 α－酮戊二酸转氨基和酮基，生成丙酮酸和谷氨酸，丙酮酸与 2，4－二硝基苯肼作用生成丙酮酸二硝基苯腙，在碱性溶液中显红棕色。根据色泽深浅，计算出丙酮酸含量，再换算转氨酶的活性单位。

2．试剂

(1) 0.1N 磷酸盐缓冲液(pH7.4)：称取无水磷酸二氢钾 2.69g 和磷酸氢二钾($K_2HPO_4 \cdot 3H_2O$) 13.97g，加蒸馏水溶解后移至 1L 容量瓶中校正 pH 值到 7.4，再用 0.1N 磷酸盐缓冲液稀释到 100mL，充分混合，分装在小瓶中冰冻保存。

(2) 2,4-二硝基苯肼溶液（1mL）：精确称取 2,4-二硝基苯肼 19.8mg，溶于 10N 盐酸 10mL 中，溶解后再加蒸馏水至 100mL。

(3) 0.4N 氢氧化钠：取标定的 1N 氢氧化钠 400mL，加蒸馏水至 1 000mL 混合。

(4) 丙酮酸标准液（2μmol/mL）：准确称取丙酮酸钠（AR）22mg，置于 100mL 容量瓶中，以 0.1N 硫酸溶解并稀释至刻度，混匀后，置冰箱保存。

3．操作步骤

(1) 将所用测定试剂除氢氧化钠溶液外，全部置于 37℃ 水浴箱内，预温至 37℃ 然后使用。

(2) 取试管两只，标明测定管及试剂空白管，在测定管内加血清标本 0.1mL，试剂空白管内加 0.1N 磷酸盐缓冲液 0.1mL，放入 37℃ 水浴箱内预温 5min。

(3) 在测定管及试剂空白管中各加入 ALT 基质液 0.5mL，混匀并立即计时。

(4) 30min 后，在测定管及试剂空白管中各加入 2,4-二硝基苯肼 0.5mL 混匀。

(5) 20min 后，在测定管及试剂空白管中各加入 0.4N 氢氧化钠溶液 5mL，混匀 10min 后将试管从水浴箱中取出，冷却至室温。

(6) 用 520nm 或绿色滤光板进行比色，以蒸馏水校正光密度到 0 点，读取试剂空白管及测定管读数。

如果试剂空白管的光密度在绘制标准曲线时测得的试剂空白管光密度均值 ±0.015 范围内，说明这次正常，则将测定管光密度减去绘制标准曲线时的试剂空白管光密度均值，基线，即得血清标本的酶单位值。如果试剂空白管光密度超出了绘制标准曲线时测得的试剂空白管光密度均值 ±0.015 范围，则须检查试剂及其他方面的原因，找出问题（一般是 2,4-二硝基苯肼由于结晶析出浓度减低或基质中 α-酮戊二酸量不准引起），纠正以后，进行测定，标准曲线绘制见表 11-5。

上列各管各作三份，在 37℃ 水浴箱内预温 5min，再在各试管中加 2,4-二硝基苯肼溶液 0.5mL，混匀，以下步骤同酶测定操作法，最后以蒸馏水校正光密度至 0 点，读取各管光密度读数，并计算出各管的三个重复测定的光密度均值，所得差值与其对应的酶活力单位数作图，连接各点，画成平滑曲线即成标准曲线，并将 0 号管读数的均值标在标准曲线图上，供标本测定中校验试剂空白管用。

表 11-5　　　　　GPT 比色测定法标准曲线绘制操作步骤（赖氏法）

	管	号				
	0	1	2	3	4	5
0.1N 磷酸盐缓冲液（mL）	0.10	0.10	0.10	0.10	0.10	0.10
基质液（mL）	0.50	0.45	0.40	0.35	0.30	25
丙酮酸标准液 2μmol/mL（mL）	0	0.05	0.10	0.15	0.20	0.25
相当于丙酮酸实际含量 μmol（mL）	0	0.1	0.2	0.3	0.4	0.5
相当于酶活力（mL）	0	28	57	97	150	200

（四）肝脏糖原合成测定

糖原是葡萄糖的高分子聚合物。机体摄入或自身合成的葡萄糖除氧化供能和转化成其他化合物以满足机体的正常需要外，多余的葡萄糖首先聚合成糖原，储存于肝脏、肌肉及其他组织。当血糖下降时，机体将动用糖原维持血糖的相对稳定。当肝脏损伤时则糖代谢紊乱，从而不能维持正常血糖。

1. 蒽酮法测定肝糖原的含量

（1）原理：提取后的糖原经酸解后与蒽酮反应，在620nm处有最大吸收峰。

（2）试剂：

①葡萄糖标准液1mg/mL。

②蒽酮试剂：蒽酮50mg，硫脲1g，溶于72%（V：V）H_2SO_4 100mL。当天配制。

③磷酸缓冲液（PBS）：0.1mol/L，pH7.4。

④4%磺基水杨酸。

（3）肝糖原的提取：处死动物，取肝脏，尽量冲掉血液，称重，按重量：体积＝1g：50mL，用PBS制备匀浆。取匀浆0.5mL，加4%磺基水杨酸0.5mL，混匀，离心（1000r/min），20min。

（4）肝糖原的测定：见表11-6。

表11-6　　　　　　　　　　　　肝糖原的测定方法

试　剂	空白管（mL）	标准管（mL）	样品管（mL）
H_2O	0.2	—	—
标准液	—	0.2	—
提取液	—	—	0.2
蒽酮试剂	4	4	4

注：沸水浴，15min，冷却，测定 OD_{620nm}。

（5）计算：

$$肝糖原(mg/g 肝重) = \frac{OD 样品}{OD 标准} \times 50$$

（6）方法评价：本方法为比较经典的测定糖原的方法，操作简单，重复性好，但精确度不高。所测定的值为非蛋白糖的总和。

2. 肝细胞糖原合成的测定

（1）原理：在原代肝细胞培养液中加入 ^{14}C-葡萄糖，经一段时间的培养，细胞经糖原合成的作用将 ^{14}C-葡萄糖掺入糖原，测定糖原的放射性，即可得出糖原合成量，以 cpm/（1×10^6 个细胞·h）表示。

（2）试剂：

①细胞培养液：含 NaCl 110mmol/L，工业 KCl 14.4 mmol/L，KH_2PO_4 1.1mmol/L，Mg_2SO_4 1.1mmol/L，$NaHCO_3$ 25mmol/L，$CaCl_2$ 2.4mmol/L，丙酮酸钠 5mmol/L，葡萄糖 5～10mmol/L，1.5%明胶。

②0.03mol/L HCl。

③66%乙醇。

④丙酮。

⑤乙酸缓冲液：0.2mol/L，pH4.8。

⑥ 淀粉-α-1，4-α-1，6-葡萄糖苷酶（amylo-α-1，4-α-1，6-glucosidase，grade Ⅲ，

Sigma)。

⑦三硝基四苯闪烁液。

（3）实验过程：小鼠，雄性，体重 $20 \sim 25g$，禁食 5h，分离肝细胞，于 $37℃$、CO_2 培养箱中至少培养 30min。用细胞培养液洗细胞一次。调整细胞浓度约为 1×10^6 个/mL，在培养液中加入（U-^{14}C）葡萄糖 $0.028\mu Ci/\mu mol$，于 $37℃$、CO_2 培养箱中培养 1h。取培养的肝细胞悬液 1mL，离心（50g，1min）。弃上清。用细胞培养液洗细胞 3 次。加 0.03mol/L HCl $300\mu L$，制成匀浆。取匀浆 $100\mu L$ 吸附在 $2.5cm \times 2.5cm$ 的层析滤纸上，将滤纸置 66% 乙醇中轻轻搅拌 40min。如此，洗 3 次。取出滤纸，滴丙酮，用热空气吹干。

将干燥的滤纸分成 4 份，放入 0.4mL 乙酸缓冲液中，内含 0.2mg 淀粉-α-1，4-α-1，6-葡萄糖苷酶（对照管不含酶），加双蒸水至 2mL，于 $37℃$ 轻轻振荡 90min。取温孵液 1mL，加闪烁液 9mL，测定其放射含量。并根据所测得的放射量、培养的细胞的浓度、实验过程中反应体系的体积变化、以及细胞培养的时间，计算其糖原合成量。

（4）方法评价：本方法测定范围广，精度高，操作简单，特异性强，可用于研究肝细胞糖原的代谢情况。

二、肾功能检查

肾功能检查方法中，通常测定血液及尿中非蛋白氮（NPN）。测定血液中 NPN 含量，可反映肾小球滤过功能。

（一）原理

肾功能发生障碍时，血液中的 NPN 排出受阻，则在血液中堆积。经比色，可从标准曲线上求得标本内每 100mL 血液中 NPN 含量。

（二）试剂

10% 钨酸钠溶液，2/3N 硫酸溶液，奈氏试剂贮存液和应用液，强酸消化液，硫酸铵标准贮存液和应用液。

（三）操作

1. 标准曲线的绘制，用 10mL 试管 5 支，各管试剂所加容量见表 11-7。

表 11-7　　　　　　　　　　　　各管试剂所加容量

管号	硫酸铵标准应用液（mL）	已稀释的消化液（mL）	蒸馏水（mL）	奈氏试剂应用液（mL）	相当 100mL 血中 NPN 的毫克数
1	0	0.2	4.8	3.0	空白
2	0.5	0.2	4.3	3.0	10
3	1.0	0.2	3.8	3.0	20
4	2.0	0.2	2.8	3.0	20
5	3.0	0.2	1.8	3.0	6.0

各管摇匀，以空白管校正零点，440nm 波长或蓝色滤光板光电比色。所测各管的光密度为纵坐标，各管中相当于 100mL 血中 NPN 的毫克数为横坐标，绘制一标准曲线，此线必须通过零点。

2. 血液 NPN 的测定方法

（1）取抗凝血样 0.2mL，擦去吸管外血渍，缓慢挤入盛有 3.2mL 蒸馏水的试管内，用管内蒸馏水吸管一次，混匀。

（2）加入 10％钨酸钠 0.3 mL。

（3）加入 2/3N 硫酸 0.3mL。

（4）静止 5～10min，离心。

（5）取上层无蛋白血滤液 1mL 加入 15mL 干燥试管内。

（6）加已稀释的强酸消化液 0.2mL。

（7）用试管夹夹住试管在酒精灯或电炉上煮沸，待水分蒸发后继续加热。

（8）3～5min，管内所余溶液开始变黑，继续微火加热，管内冒白烟。

（9）随着白烟的出现，管内液体由黑变棕，由棕转为透明淡黄色，立即停止加热。

（10）冷却后加蒸馏水至 5mL。

（11）加奈氏试剂应用液 3mL，混匀。

（12）第一试管加 5mL 蒸馏水和 3mL 奈氏试剂应用液作空白对照。在光电比色计上用空白管校正零点，在 440nm 液波长或蓝色滤光板下比色。

（13）测得光密度，从标准曲线上求出 100mL 血液中 NPN 的毫克数。

3．测定过程中，加奈氏试剂后，如溶液变混浊，原因如下：

（1）奈氏试剂的酸碱度不准。

（2）消化不足，或消化过度。

（3）加蒸馏水稀释时间过早或过迟。

（4）显色后到比色的时间间隔过久。

（5）加样标本内 NPN 含量过高。

第七节　病理解剖学检查

实验动物病理解剖学是一门形态学科。其研究方法是通过肉眼和显微镜进行观察。观察内容：一是全身性尸体解剖检查；二是局部活组织检查（活检），后者是在活体的局部组织，即病变部位切取一小块组织进行病理检查。在应用实验动物进行科学研究之前，首先应了解其主要病变部位的好发区，并检查其他脏器、组织，或进行全身检查。脏器病变，有些为弥漫性，有的为局灶性，取材时应加以注意。总之，在尸体解剖检查时，首先必须进行全面的肉眼观察，然后有选择性的切取病灶区组织和周围正常组织交界处的组织送检，切忌任意切取一块组织送检。在尸体解剖检查时，还应根据课题设计的要求，有的需要做电子显微镜、免疫病理、组织化学等检查；有的需要切取新鲜组织（不需固定），有的应放在不同的固定液中进行固定。如放在 10％甲醛中固定，只能作 HE 或某些特别染色，如网状纤维染色，而不能做脂肪染色（苏丹Ⅲ）、组化及电子显微镜等检查。还有许多染色需要特殊的固定液，取材前必须了解。

现就一般尸体解剖检查步骤与方法简要叙述如下：

（一）实验动物的处死方法

处死动物的方法很多，参阅第十章有关内容。处死动物应根据实验目的，择优选用。

（二）体表检查

在尸体解剖检查之前，首先应检查动物皮毛、皮肤、乳腺、四肢和尾巴是否有缺损、溃烂、疤痕或其他异常现象。眼、耳、鼻、口腔、肛门和外生殖器是否有异常分泌物、出血、损伤和其他改变。

（三）腹腔检查

剖开腹腔时，首先应检查腹腔是否有积液，包括漏出液、渗出液、出血或积脓，必要时作涂片和细菌培养检查。化学中毒性疾病应取胃内容物作毒物分析。检查各脏器的位置是否正常，有无畸形。肠袢之间是否粘连。胃、大肠、小肠及盲肠是否有扭转、出血、穿孔或坏死，淋巴结是否肿大。

检查腹腔各脏器表面完毕后，依次将各脏器取出，先摘出脾脏，其次取出小肠和大肠，再取出肝、胃、十二指肠和胰腺，最后取出肾上腺、肾和骨盆内器官。然后在十二指肠与空肠交界处切断，结扎两切口，提起空肠，以长刀剥离肠系膜，将小肠、大肠取出，沿着肠系膜附着线剪开肠腔。检查粪便是否有粘液、出血或寄生虫。检查肠粘膜是否有充血、出血、穿孔、肿块或炎性渗出物。注意检查回肠集合淋巴结是否有增生或溃疡等。

胃：沿大弯剪开，检查同上。

肝：在检查肝脏之前，首先检查胆囊是否有结石，并挤压胆囊，观察胆汁是否从十二指肠壶腹部溢出。肝脏主要检查有无肿大、硬化、肿瘤、寄生虫，并注意检查门静脉有无血栓，切开肝脏第一刀应自上向下切一最大切面，再连续切开检查。

肾脏表面检查：应注意检查颜色，是否肿大或缩小，以及有无炎症反应、硬化、肿块及结核等。并注意肾盂有无结石。肾切开应从肾外缘向肾门方向剖开。

（四）胸部检查

剪下胸骨，先取出胸腺，然后检查两侧胸腔是否有积液，胸膜是否有出血点、炎症或粘连。剖开心包，观察心包液的量、颜色、性质等。并观察心脏的形状，各室是否扩大。心尖是否变圆，心外膜是否光滑或有出血点。

心脏的取出与剖验：取出心脏之前，先在体内剖开右心和肺动脉，检查肺动脉内是否有栓塞，然后以左手将心脏提起，剪断肺动脉和主动脉。剖开心脏的步骤：①剪（切）开上、下腔静脉，自右心房向下至心尖部作直线剖开。②从心尖向肺动脉方向作一切口。(3)剪开肺静脉，向心尖部作一切口，再向主动脉方向作一切口。记录各瓣膜的周径，左、右心肌厚度，检查各瓣膜是否有赘生物或增厚。心内膜是否有附壁血栓，心肌是否有梗死灶。主动脉和冠状动脉内壁是否有粥样斑块。注意各部位是否有先天性异常现象。

（五）脑与脊髓的检查

脑：剖开颅骨取脑时，首先检查蛛网膜下腔是否有炎性渗出物，脑表面是否有出血或肿块等。取出脑组织后应先固定，然后剖开检查。固定方法是在脑底较大动脉下方穿一根线，悬空吊在瓶中固定，以免沉底后变偏。切脑时，先将小脑取下（左右各一切，做 V 字型切口）。再将大脑放在一块木板上，自前额叶做冠状切面，根据脑大小做数切面，并逐层检查。

脊髓：取脊髓的方法是先切开背部皮肤，再剥离棘突上的软组织，以骨钳将棘突和椎板一一钳去，便可露出脊髓的硬脊膜，剪开后即可取出固定。

（六）注意事项

切取组织块的大小一般为 $1.0cm \times 1.5cm$，厚为 0.3cm，但也可根据需要确定切取大小及厚度。

固定液一般为 10% 甲醛，某些特殊染色应与病理室联系。

动物组织学结构，有些与人相似，有的动物差异较大。如鼠肺动脉壁较厚，富含淋巴组织，在镜检前应熟悉其正常的组织结构，以免诊断错误。

取样要全面且具有代表性，能显示病变的发展过程。在一块组织中要包括病灶及其周围正常组织。器官应包括重要结构部分，如胃、肠应包括从浆膜到粘膜各层组织，并能看到淋巴滤泡。肾脏应包括皮质、髓质和肾盂。

（杨锡平　胡一江）

主要参考文献

1　汪谦主编．现代医学实验方法．北京：人民卫生出版社，1997

2　施新猷主编．医学动物实验方法．北京：人民卫生出版社，1980

3　张均田主编．现代药理实验方法（上册）．北京：北京医科大学中国协和医科大学联合出版社，1998

4　李仪奎主编．中药药理实验方法学．上海：上海科学技术出版社，1991

5　方喜业主编．医学实验动物学．北京：人民卫生出版社，1995

6　魏泓主编．医学实验动物学．成都：四川科学技术出版社，1998

7　陈奇主编．中药药理研究方法学．北京：人民卫生出版社，1993

第十二章　现代实验动物学技术

自 20 世纪中叶以来，实验动物学博采众长，从发育生物学（含胚胎学）、遗传学、细胞生物学、分子生物学、畜牧学等学科广泛吸收研究成果，充实和发展自己，从而形成了一整套现代实验动物学技术。如超数排卵、体外受精、胚胎移植、核移植、嵌合体、雌核发育、胚胎冷冻保存、转基因动物技术等。先后成功培育出试管动物、嵌合体动物、转基因动物、基因剔除或替换动物等，为胚胎发育机制研究、人类疾病研究、基因功能分析等，提供了极有价值的动物模型。在实验动物质量检测方面，也建立了极其有效的分子生物学检测技术，如 PCR 技术、RFLP 技术、SSLP 技术等。特别是小鼠基因组研究，已成为当今实验动物学的前沿领域。本章将扼要介绍试管动物、转基因动物、克隆动物的培育技术和胚胎冷冻保存技术以及小鼠基因组研究，包括它们的应用。

第一节　试管动物培育技术

试管动物（test tube animal）是指经体外受精获得的早期胚胎并被移植到假孕动物子宫发育而产生的动物。试管动物的培育首先是张明觉等于 1959 年在兔获得成功后，继而在小鼠、牛、羊、猪、猴等多种动物也获得成功。试管动物培育除本身的发育生物学研究意义外，还具有克服动物生殖缺陷、提高动物繁殖力、定向培育动物新品种（系）等重要意义。试管动物培育技术涉及到超数排卵、体外受精、胚胎培养与移植等技术。

一、试管动物培育程序

试管动物培育程序如图 12-1。

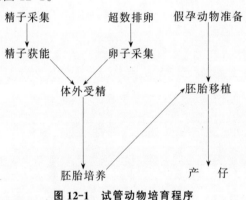

图 12-1　试管动物培育程序

二、超数排卵

哺乳动物卵巢每次成熟的卵子数量很少，其中单胎动物每次 1 枚，多胎动物如 KM 小鼠平均每次 8 枚左右。但是经过外源性激素处理，卵巢一次可以排出超常数几倍到十几倍成熟的卵子，这叫超数排卵（superovulation）。例如：兔通过超数排卵处理，一次可排出 111

枚成熟卵子。

常用于超数排卵的激素主要是促卵泡激素（FSH）、孕马血清促性腺激素（PMSG）、人绒毛膜促性腺激素（HCG）、促黄体激素（LH）、促性腺激素释放激素（GnRH）等。对于小鼠，可在第 1d 腹腔注射 PMSG，10～20 U/只，第 4d 再注射 HCG 10～20 U/只；对于家兔以 FSH 总剂量为 30～60 U 分 3d6 次皮下注射，第 4d 注射 30～60 U，均可得到满意的超排效果。

超排过程中，在小鼠注射 HCG 15h 左右解剖取出输卵管取卵。

三、体外受精

在人工创造的受精条件下，使精子与卵子在体外结合成受精卵的过程，称体外受精（in vitro fertilization）。体外受精可以突破种属繁殖屏障而取得受精，从而可培育出全新物种。但实验动物体外受精的意义主要在于提高动物的繁殖力或为治疗不育症、防止遗传性疾病的垂直传播等研究提供动物模型。

大、中型实验动物，一般通过人工按摩采精，小型实验动物一般通过手术从贮精囊和输精管内采精。卵子则通过超数排卵的办法获取。

受精的方法，可以在卵子培育液中直接加入精液使精卵结合；也可以用显微操作仪将单个精子或精核注入卵周隙或卵质中，使之受精。

四、胚胎移植

胚胎移植（embryo transfer）是用人工方法将受精卵或早期胚胎移植到假孕动物（称受体动物）的输卵管或子宫的过程。胚胎移植首先从家兔开始，现已在小鼠、兔、猫、牛、羊、猪、马等 20 多种哺乳动物获得成功。胚胎移植不仅在培育试管动物、转基因动物、嵌合体动物、克隆动物等中是一项重要的技术，也为生殖基础理论研究、避孕药物研制及避孕工具作用原理分析及解决某些不育症等，提供了有效的方法，尤其是对遗传工程和胚胎学以及计划生育工作提供了重要手段。

胚胎移植首先要解决受体动物发情问题。为了得到胚胎移植的最佳效果，受体动物的发情应与供体动物的发情相差在几小时之内，至多不超过 24h，受体小鼠假孕，常以与结扎的雄性小鼠交配来诱发。

家兔以桑椹期胚胎移植效果最好，成功率达 76.9%。小鼠桑椹胚移植的产仔率也比 2～8 细胞胚的高得多。而小鼠则将受精卵到 2 细胞胚移植到假妊娠第 1d（以确认有阴道栓时为第 1d）的输卵管内，将桑椹胚移植到假妊娠第 3d 的子宫内。

第二节　转基因动物培育技术

转基因动物（transgenic animal）是指染色体基因组中整合有外源基因并能表达和稳定遗传的一类动物。1974 年，Jaenish 和 Mintz 应用显微注射法，在世界上首次成功地获得了 SV40 DNA 转基因小鼠。1980 年，Gordon 等人首先育成带有人胸苷激酶基因的转基因小鼠。尤其是 1982 年 Palmiter 等人将大鼠的生长激素基因导入小鼠受精卵的雄原核中，获得比普通小鼠生长速度快 2～4 倍，体型大一倍的转基因"硕鼠"后，转基因动物技术轰动了整个生命科学界。随后的十几年里，转基因动物技术飞速发展，转基因兔、转基因羊、转基因猪、转基因牛、转基因鸡、转基因鱼等陆续育成。转基因动物技术已广泛应用于生物学、医学、药学、畜牧学等研究领域，并取得了许多有价值的研究成果。本节将扼要介绍这一技术的原理与方法及其应用。

一、转基因动物培育的原理与方法

转基因动物培育的基本原理是借助分子生物学和胚胎工程的技术，将外源的目的基因在体外扩增和加工，再导入动物的早期胚胎细胞中，使其整合到染色体上，当胚胎被移植到代孕动物的输卵管或子宫中后，发育成携带有外源基因的转基因动物。

培育转基因动物的关键技术包括：外源目的基因的制备，外源目的基因的有效导入，胚胎培养与移植，外源目的基因表达的检测等。

根据目的基因导入的方法与对象不同，培育转基因动物的主要方法有基因显微注射法、逆转录病毒感染法、胚胎干细胞介导法、精子载体导入法等（图12-2）。

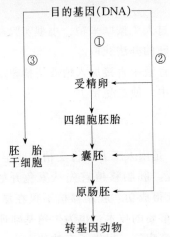

①为显微注射法，②为逆转录病毒感染法，③为胚胎干细胞介导法

图 12-2 培育转基因动物的三种方法示意图

（一）基因显微注射法

以培育转基因小鼠为例，其培育程序如图12-3。包括以下基本步骤：

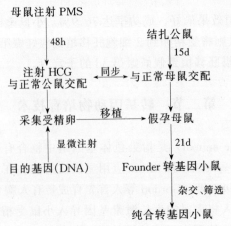

图 12-3 基因显微注射法培育转基因小鼠示意图

1. 目的基因的制备与纯化 目的基因可以来源于：①通过限制性内切酶预先分离的某一基因。②逆转录法得到的 cDNA。③人工合成的 DNA 片段。④聚合酶链式反应（PCR）扩增的特定基因片段。目的基因的克隆可以通过载体方式进行，通常选择质粒作为载体。将目的基因与质粒结合形成重组因子，然后转化至大肠杆菌，扩增质粒，再分离纯化重组质粒 DNA，用适当的限制性内切酶消化，制备成线状基因片段备用。目的基因的克隆也可以通过 PCR 来实现。

2. 卵供体母鼠和假孕母鼠的准备 定期准备相当数量的卵供体母鼠和假孕母鼠以及一批相对稳定的正常公鼠与结扎公鼠。这些鼠的有关要求如表 12-1。

表 12-1　　　　　　　　培育转基因鼠所用各类鼠的要求

鼠类	鼠龄（周）	体重（g）	作　用	更换频率	饲养管理	备注
供体母鼠	4~6		受精卵供体	每次	每笼 5~6 只	
公鼠	>6		与供体母鼠交配	6~8 个月	每笼 1 只	
受体母鼠	>6	>20	受精卵受体	每次	与结扎公鼠按♂:♀为 1:2~1:3 同居	产过仔更好
结扎公鼠	>6		与受体母鼠交配	6~8 个月	每笼 1 只	结扎后 2 周使用

3. 超排卵与取卵 选择 4~6 周龄母鼠，注射孕马血清促性腺激素（PMSG）后，隔 42~48h 再注射人绒毛膜促性腺激素（HCG），注射 HCG 后 10~13h 剖腹取卵，用培养液保存，置 CO_2 培养箱备用。

4. 基因显微注射 用专门的持卵管和注射针，在显微注射仪上操作，将纯化的目的基因（DNA）注射到受精卵的雄性原核内（雄性原核较雌性原核大）。

5. 受精卵移植 转基因受精卵在单细胞至桑椹胚阶段移植到受孕后 0.5d 的假孕母鼠的输卵管，在囊胚期则移植到受孕后 2.5d 的假孕母鼠子宫。每只假孕母鼠移植 20~30 个转基因卵为宜。

6. 目的基因的表达整合鉴定和检测 从假孕母鼠产下的幼鼠尾尖提取 DNA，用 PCR、Southern bolt（DNA 印迹）、FISH（荧光原位杂交）等方法在染色体及基因水平上进行整合鉴定，并通过 Northern blot（RNA 印迹）和 Western blot（蛋白质印迹）等方法在转录及蛋白质水平上进行表达检测。经检测获得阳性 Founder 小鼠（首建鼠）。

7. 建系 将阳性 Founder 小鼠与同一品系的正常小鼠交配，检测 F1 代仔鼠的阳性率，当繁殖到阳性率为 50% 左右时，即基本上可以判断出外源目的基因为单一位点的整合。经扩大繁殖，从中选择外源目的基因表达效果好、适应性好的转基因小鼠进行近亲繁殖。然后从子代中选择理想的纯合子个体进行全同胞兄妹交配，建立遗传稳定的转基因小鼠近交系。

（二）逆转录病毒感染法

逆转录病毒具有高效感染和在宿主细胞 DNA 上高度整合的特性。因此，利用逆转录病毒作为目的基因载体，通过感染早期胚胎细胞实现基因转移，产生嵌合体动物（chimeric animal），再经过杂交、筛选即可获得转基因动物。下面介绍其中几项关键步骤。

1. 逆转录病毒载体的构建 常以禽类和鼠类的逆转录病毒为载体。其构建步骤包括：①提取病毒未整合的环状 DNA。②将环状 DNA 克隆到适当的载体中。③选择适当的酶将病毒结构蛋白编码区切除，如构建可复制型载体，则切除其他部分非结构蛋白基因，如致癌基因等。④将外源目的基因克隆到载体中。⑤转染细胞，测定外源基因的表达。

2. 包装细胞　又称辅助细胞，它能为逆转录病毒载体提供包装蛋白，对逆转录病毒载体功能的发挥起着重要的作用，决定着重组病毒效价及其宿主范围。在哺乳动物，最常用的包装细胞是 $\psi-2$ 细胞株，在其染色体内整合的是除了 ψ 位点的 Moloney 小鼠白血病病毒的缺陷型基因组。

3. 重组逆转录病毒感染早期胚胎　载体转染包装细胞后，在载体中 ψ 序列的作用下，将载体 DNA 转录的 RNA 和包装细胞表达的病毒蛋白包装成具有感染性的重组颗粒。这时就可以收集病毒颗粒，用于转染早期胚胎，或者将胚胎直接加入辅助细胞培养物中共培养进行转染。经逆转录病毒载体培育的转基因动物主要是小鼠和家禽。小鼠的转染方法如下：①小鼠在交配后 48h 处死，取输卵管，用胚胎培养液冲出 8 细胞胚胎。②将胚胎置专门溶液中去除透明带，再用胚胎培养液洗净。③用专门溶液冲洗已转染重组病毒载体的辅助细胞，与无透明带的胚胎共培养 24h 转染目的基因。④将转染目的基因的胚胎，经手术移植到交配后 2.5d 的假孕母鼠子宫内。⑤产生的仔鼠经筛选、杂交获得转基因小鼠。

（三）胚胎干细胞介导法

胚胎干细胞（embryonic stem cell，ES）是从早期胚胎内细胞团分离出来的，能在体外培养的一种高度未分化的多发育潜能的细胞。它与早期胚胎聚集，或被注射到胚胎后，能参与宿主胚胎的发育，形成包括生殖细胞在内的所有组织；它也可以在体外进行人工培养、扩增，以克隆形式保存，因此，将外源目的基因导入 ES 细胞，再移入胚泡期的宿主胚胎，最后将宿主胚胎移植到假孕母鼠子宫内，便可获得由胚胎干细胞介导的转基因动物。以小鼠为例，大致过程如下：①分离培养 ES 细胞。从确认受精后 3.5d 母鼠采取胚胎，胚胎培养 4～6d 后，分离出内细胞团。然后经胰蛋白酶处理，从中分离出 ES 细胞，并克隆 ES 细胞。②ES 细胞基因操作。首先构建特定的外源目的基因载体，再通过电穿孔、显微注射、磷酸钙－DNA 共沉淀、逆转录病毒感染等方法，将外源目的基因导入 ES 细胞。③获取囊胚期胚胎，以作为 ES 细胞的移植受体。④通过显微操作将 ES 细胞注射到囊胚期胚胎的囊胚腔内，形成嵌合体。⑤将注射过 ES 细胞的胚胎，移植到交配后 3d 的假孕母鼠子宫内，培育出转基因小鼠（封面彩图）。

（四）精子载体导入法

1989 年，Arezzo 发现同源性和异源性大分子能够穿透活的海星精子，用吸附有 pSRVCAT 或 pSV_2CAT 的精子受精后，pSRVCAT 或 pSV_2CAT 质粒整合到卵内，并发现 CAT 质粒 DNA 基因在胚胎内获得表达。同年，Lavitrano 等利用鼠附睾内的精子进行试验，观察到相同的结果，并以 30% 的频率得到转基因鼠。从此发展了以精子为载体的转基因动物培育技术。这一方法的独特步骤包括：①外源目的基因导入精子。可通过 DNA 与精子共育法、电穿孔导入法、脂质体转染法等方法实现。②被导入外源目的基因的精子与卵子受精。方法有人工授精、壶腹部手术授精、体外授精等。

（五）转基因动物培育的新方法

1. 通过体细胞核移植技术培育转基因动物　其技术要点是：①外源目的基因通过脂质体介导等方法转染动物体细胞。②用 DNA 杂交等方法检测，选择整合有外源目的基因的体细胞作核供体。③将供体核移植到去核卵母细胞进行动物克隆。1997 年，英国 PPL 公司的 Scknieke 与 Roslin 研究所的 Wilmut 等联手，首次建立这一技术，并获得 3 只人凝血因子 IX 基因和新霉素抗性基因的转基因克隆绵羊，取名为"波莉（Polly）"。

2. 通过将逆转录病毒载体注射 MⅡ 期卵母细胞培育转基因动物　其技术要点是：受精

前用显微注射方法将克隆有外源目的基因的逆转录病毒载体注射入处于减数分裂中期（MⅡ）的卵母细胞。这一方法由 Anthony 等首先报道。他们用此方法获得了 4 头乙型肝炎表面抗原基因的转基因牛。

3. 通过精子头与外源 DNA 合并注射卵母细胞培育转基因动物　即首先将精子与外源目的基因共孵育，然后将精子头部注射入 MⅡ 期卵母细胞内。经人工破损精子膜效果更佳。

二、基因剔除小鼠和基因替换小鼠

转基因动物按外源目的基因整合的方式可分为三类：基因随机插入（random invert）、基因剔除（knock out）和基因替换（knock in）。前面讲述的转基因小鼠培育的胚胎干细胞介导法中，通过改变 ES 细胞基因组操作，将特定的外源目的基因随机插入小鼠的基因组便可得到转基因小鼠（transgenic mice），将小鼠基因组中特定内源基因定点突变便可得到基因剔除小鼠（gene knock out mice），将小鼠基因组中特定内源基因进行定向重组便可得到基因替换小鼠（gene knock in mice）。

1. 基因剔除小鼠　是指运用 DNA 同源重组原理，迫使所导入的外源基因与小鼠基因组中特定的内源基因（目的基因或靶基因）发生同源重组（这种重组现象又称之为定点整合或基因打靶），而获得的内源目的基因缺失或功能丧失的转基因小鼠。

培育基因剔除小鼠的关键技术是 ES 细胞基因组操作，设法使外源基因能够定点整合到 ES 细胞基因组中。人们已设计出能够使外源基因定点整合的几种正-负选择（positive-negative selection，PNS）系统。

最常用的 PNS 系统是由 Mansaur 等于 1988 年设计的。这套系统的基本策略是首先构建一个导向载体，其中含有一段与内源的靶基因（以 X 代表）同源的 DNA 序列，该同源序列内的一个外显子中插有新霉素抗性基因（neo），以用作正选择的标志，在该同源序列附近还插有疱疹病毒胸苷激酶基因（HSV-tk），以用作负选择标志。HSV-tk 基因本身没有启动子，但可接受 neo 基因的启动子的调节。然后，以一定的方法（如显微注射、电穿孔等）将构建的导向载体导入 ES 细胞，继续体外培养并以药物 G418 和 GANG 作双重选择。如果所导入的导向载体 DNA 与 ES 细胞基因组 DNA 之间发生的是非同源重组，则导向载体整个地随机插入 ES 细胞基因组 DNA 中，其基因型为 X、neo、HSV-tk。此时，neo 基因和 HSV-tk 基因同时表达，其中 neo 基因的产物使 ES 细胞具有 G418 抗性，但 HSV-tk 基因的产物可使 GANG 转变为一种有毒的物质，使 ES 细胞死亡。然而，如果发生的是同源重组，则外源的 neo 基因便可一并整合到 ES 细胞的靶基因 X 座位上，而 HSV-tk 基因就丢失了。此时，仅有 neo 基因表达，其产物可使 ES 细胞具有 G418 抗性而存活下来（图 12-4）。由此可见，通过 PNS 系统的选择后，所存活下来的 ES 细胞都是因发生了同源重组而使内源靶基因缺失或功能丧失的工程化 ES 细胞。

2. 基因替换小鼠　是指由于外源基因与小鼠基因组中特定的内源基因发生同源重组而使相关的两个内源基因中的一个基因的编码区被另一个基因的编码区的拷贝所置换的转基因小鼠。培育基因替换小鼠的做法与基因剔除小鼠相似，也是运用 DNA 同源重组原理在 ES 细胞工程化的基础上进行的。主要的不同点在于导向载体的设计不同。这种导向载体的特殊性，使得小鼠一个内源基因编码区被去除的同时，伴有另一个相关基因编码区的拷贝的插入。其结果是：在同一个基因组中，两个相关基因的启动子分别控制着同一个基因的编码区。

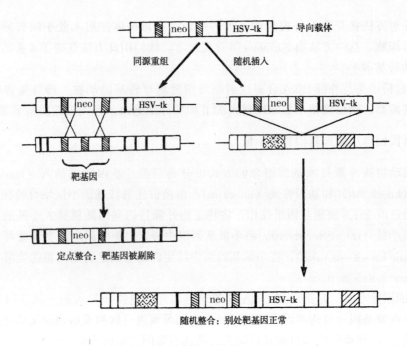

图 12-4　基因定点整合的正负选择系统

三、转基因动物的应用

转基因动物在生物学基础研究、医学、农业及生物工程等领域的应用，已取得有相当价值的成果。

1．研究基因的结构和功能及其表达与调控　转基因动物、基因剔除动物和基因替换动物，都是研究基因结构与功能、基因表达与调控的常用模型。例如：利用定点整合（基因打靶）技术培育的基因剔除动物，可以研究被剔除的基因在发育过程中的功能；利用具有不同长度或不同遗传背景的侧翼顺序的外源目的基因构建的转基因动物，研究目的基因在宿主动物表达的组织特异性，可以了解基因顺式调控元件（cis-acting element）在基因组织特异性表达中的作用；将不同外源基因转入宿主动物受精卵或早期胚胎干细胞，可以观察研究目的基因在胚胎不同发育阶段的特异表达、关闭及调控机制。

2．建立人类疾病动物模型　详见第九章。

3．研究人类疾病基因治疗　基因治疗（gene therapy）是指将外源功能性目的基因导入病人体内，通过调控目的基因表达，抑制、替代或补偿缺陷基因，从而恢复受累细胞、组织或器官的生理功能，达到疾病治疗目的的一种方法。转基因动物为人类疾病基因治疗提供了实验依据和模型。目前关于人类疾病基因治疗的策略，一是生殖细胞基因治疗，二是体细胞基因治疗。Constantini 等将小鼠或人的 β-珠蛋白基因转入纯合突变体小鼠的受精卵，使小鼠的贫血得到了纠正。这一实验证明用转基因动物技术对遗传病进行生殖细胞的基因治疗是完全可行的。理论上讲，生殖细胞的基因治疗，可以根治遗传疾病，但由于难度大、操作复杂以及受许多社会因素（如伦理道德等）的制约，目前只限于动物实验。在体细胞基因治疗中，基因转移的途径有两条：一条是基因直接注射法（in vivo），即经静脉或肌肉直接将带有外源 DNA 的病毒、脂质体或裸露的 DNA 注入患者有关组织，使其进入相应的细胞并表达。另一条是体外基因转移再回输体内的方法（ex vivo），即将患者的体细胞（如 T 淋巴细胞）取出在体外培养并导入外源目的基因后重新输回患者体内。转基因动物为体细胞基因治疗提供了良好的动物模型。例如：肺囊性纤维化是由于肺囊性纤维化转膜传导调节因子（CFTR）基因突变而引起的致死性遗传疾病。人为突变 CFTR 基因，可以建立该病动物模型用于基因治疗研究。Hyde 等人用 CFTR 的 cDNA 和鲁氏肉瘤（RSV）启动子连接成融合基因，以脂质体为载体将此基因转入纯合的缺 CFTR 基因小鼠的气管和肺泡的内皮细胞（用基因打靶技术产生缺 CFTR 小鼠），发现肺及气管内皮细胞的离子转运基本正常，为人类肺囊性纤维化的体细胞基因治疗进行了有意义的探讨。

4. 研制生物反应器，生产天然活性药物蛋白　将药用蛋白基因导入动物的受精卵或早期胚胎，培育成转基因动物，使之在动物体内（如乳腺、血液等）高效表达，生产出天然活性药物蛋白。目前已构建成人尿激酶、γ-干扰素、人生长激素、α-抗胰蛋白酶、凝血因子 IX、纤溶酶原激活物、抗凝血酶 III 等基因的转基因动物十几种。上海医学遗传研究所曾溢涛等，构建了人凝血因子 IX 的表达载体，将此载体通过显微注射转入山羊的受精卵的雄性原核，培育出转基因山羊，在山羊分泌的乳汁中检测到人凝血因子 IX。

另外，将人血红蛋白基因转入猪，定位表达于血液，使其猪血成为人血的代用品，可避免输血时交叉感染。

5. 扩大移植供体来源　人类器官移植已拯救了成千上万人的生命，但长期以来移植供体来源严重不足。猪的器官大小、解剖生理特点与人类相似，组织相容性抗原 SLA 与 HLA 具有较高的同源性。通过免疫排斥相关基因转基因猪的建立，可以解决人类器官移植供体来源不足问题。英国剑桥 Imutran 生物技术公司将培育出人体免疫系统基因的转基因猪的心脏移植于猴体内，跳动达 60d 之久。目前，该公司转基因猪的器官已用于移植人体的临床试验。

6. 改良动物品种　转基因动物技术为动物品种改良提供了新途径。目前已被成功地用于提高动物生长速度、改良动物肉质和乳质、增强动物抗病能力等方面。Biotechnology News（1998）报道美国农业部的研究者采用胰岛素样生长因子-1（IGF-1）基因，培育出脂肪减少、瘦肉增加的新猪种。法国国家卫生及医学研究学院的研究人员已生产出乳汁中乳糖成分减少 50%～80% 的转基因鼠，并计划将这项技术用于牛以改造牛奶成分。环球基因药物公司等正致力于用转基因奶牛生产人乳铁蛋白，实现动物生产人乳的愿望。

第三节　克隆动物培育技术

克隆来自于英文 clone，cloning 的音译，泛指人工复制。Clone 意为遗传上完全相同的分子、细胞或来自同一祖先的生物个体的无性繁殖群体。Cloning 意为通过克隆方式生产克隆群体的过程或手段。1997 年世界卫生组织解释克隆为遗传上同一的机体或细胞系（株）的无性生殖。

克隆动物（clonal animal）是指用人工方法得到无性繁殖的在遗传上与亲本动物完全相同的动物。目前哺乳动物克隆的方法主要有胚胎分割和细胞核移植两种。细胞核移植又包括胚胎细胞核移植、体细胞核移植、干细胞核移植等。本节主要介绍克隆动物包括胚胎分割法克隆动物、核移植法克隆动物和雌核发育二倍体动物及其应用。

一、核移植法克隆动物

（一）胚胎细胞核移植

采用细胞核移植（nuclear transfer）技术克隆动物的设想，最初由诺贝尔奖获得者德国胚胎学家 Spemann 在 1938 年提出，即把发育到后期的胚胎的细胞核取出移植到另一去核卵中发育出新个体。1952 年，Briggs 和 King 发明了细胞核移植技术，首先把两栖类囊胚的细胞核移植到去核卵中，发育成可摄食的蝌蚪，证明早期胚胎细胞核具有发育的全能性（totipotency）。1962 年 Gurdon 将已分化的蝌蚪肠上皮细胞核移植到去核蛙卵，结果产生了具有生殖能力的蛙，证明蝌蚪的体细胞仍具有发育的全能性。1978 年，童第周等将黑斑蛙成体红细胞的细胞核移入去核的未受精卵内，卵子最后发育成正常蝌蚪。哺乳动物的细胞核移植始于 1984 年 McGrath 和 Solter 进行的小鼠核移植实验。他们将小鼠 8 细胞胚的细胞核移入去核的 2 细胞胚胎中，但未获正常发育。1986 年 Robl 等继续此项实验，获得了发育至囊胚的胚胎。1986 年 Willadsen 将 8 和 16 细胞期绵羊胚胎的卵裂球与去核卵母细胞融合，再移植到结扎母羊的输卵管中，获得 3 只克隆羊羔。1987 年 Tsunoda 等将 4 和 8 细胞胚的细胞核移入 2 细胞去核胚，产生了克隆鼠。从此以后，世界上相继获得了克隆绵羊、克隆牛、克隆兔、克隆猪、克隆猴等。1996 年，我国首批克隆小鼠在湖南医科大学诞生。该校卢光琇教授指导研究生，用胚胎细胞核移植方法克隆 L5 黑毛小鼠。实验如下：①从昆明小鼠输卵管中取出成熟卵母细胞，去其细胞核。②从 L5 黑毛小鼠 2～8 细胞胚中取单个卵裂球，将其细胞核移入昆明鼠去核卵母细胞。③将移核后的胚胎移植到昆明鼠输卵管中，孕育 20d，实验获得 6 只 L5 黑毛克隆小鼠。

（二）体细胞核移植

1996 年，Campbell 等采集 9d 龄的绵羊胚胎进行传代培养，建立细胞系。以培养液中血清浓度递减的饥饿培养，诱导 6～13 代细胞进入静止期，继而作为核供体移入去核的卵母细胞，体内培养发育至桑椹胚和囊胚时移植到母羊受体，产下了包括第 13 代细胞的核移植克隆羊。这是用已分化细胞系经诱导进入 Go 期核移植产下的首例克隆羊。1997 年，英国《Nature》杂志发表了 Roslin 研究所的 Wilmut 等用乳腺细胞核移植培育克隆绵羊——"多莉（Dolly）"的实验报告，引起世人瞩目！Wilmut 等是在其同事 Campbell 等研究的基础上，进而采用 9d 龄胚胎细胞系、26d 龄胎儿成纤维细胞和一头 6 岁母羊怀孕 3 个月时的乳腺细胞进行核移植。供体核依次分别取自第 7～9 代、4～6 代和 3～6 代的细胞，在血清浓度从 10%降至 0.5%的培养液中培养 5d 诱导至静止期。然后移入去核卵母细胞，经激活和融合后作体内培养，6d 后发育为桑椹胚和囊胚，再将其移植到受体母羊，结果胚胎细胞系为核供体者产羔 4 头，胎儿成纤维细胞为核供体者产羔 3 头，乳腺细胞为核供体者产羔 1 头，即著名的"多莉"，见图 12-5。这是世界上首次用体细胞克隆获得的后代，是生物科学研究的重大突破。它的划时代意义在于证明动物成体细胞核仍具有发育成新个体的全能性。Wilmut 等建立的一整套绵羊体细胞核移植技术，如恢复体细胞核全能性的"血清饥饿法"、体细胞的传代阶段确定以及体细胞克隆后代与亲本核供体间的 DNA 微卫星分析技术，后来也成为全世界同行进行同类研究普遍采用的基本技术，并相继克隆出绵羊、牛、小鼠、山羊等。

（三）干细胞核移植

人或动物的胚胎和成熟组织中均存在一些具有高度更新能力和多向分化能力但尚未分化的干细胞，前者称为胚胎干细胞，后者称为组织干细胞。目前干细胞主要指胚胎干细胞，它可以从早期胚胎胚泡的内细胞团或桑椹胚的原始生殖细胞中分离获得。研究证实，分离的小鼠胚胎干细胞在体外可以分化形成包括心肌细胞、造血干细胞和神经纤维细胞在内的各种细胞；将胚胎干细胞重新移入小鼠胚泡，可以参与形成嵌合体胚胎。说明胚胎干细胞具有发育的全能性。另外还发现，胚胎干细胞体外培养寿命比胎儿细胞和成体细胞要长。因此，胚胎干细胞是克隆哺乳动物供核细胞最佳来源。有人利用胚胎干细胞克隆小鼠已经获得成功。1999 年，Vogel 将胚胎干细胞植入不能发育成个体的四倍体胚胎中，再将胚胎植入小鼠子宫中，获得了完全由胚胎干细胞发育来的克隆小鼠。我国于 1995 年分离出小鼠胚胎干细胞，并有嵌合体小鼠产生。前面介绍 Campbell 等（1996 年）克隆绵羊的实验也可归属此类。他们使用的胚胎细胞培养系类似于胚胎干细胞。

（四）核移植法克隆哺乳动物的操作程序

在细胞核移植克隆哺乳动物的技术操作过程中，主要包括细胞质受体和核供体的处理和制备，核移植，重组胚的体内或体外培养和核移植胚胎移入代孕母畜(寄母)等步骤(图 12-5)。

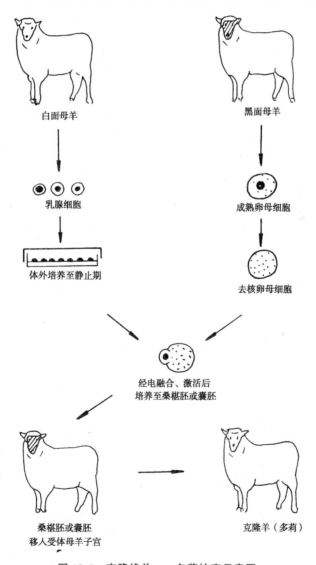

图 12-5　克隆绵羊——多莉培育示意图

1. 细胞质受体的准备　过去曾用去核受精卵和去核 2 细胞胚为细胞质受体，现在大部分都用去核卵母细胞。这是因为卵母细胞细胞质中存在利于核重序因子，重组胚发育率较高。卵母细胞去核可用化学处理和紫外光灭活染色体的办法，但以显微手术法简便有效。通常借助显微操作仪，将成熟卵母细胞的极体及其下方的少量细胞质（包括卵母细胞中期染色体）吸出。卵母细胞的来源，多采用由卵巢排出或从输卵管回收 M II 期成熟卵母细胞。

2. 细胞核供体的准备　细胞核供体来源可以是胚胎卵裂球、胚盘细胞系、胎儿成纤维细胞、乳腺细胞等。现在对干细胞的研究发现，干细胞（胚胎干细胞）可作为一种良好的细胞核供体。分离囊胚细胞时，采取免疫手术法破坏滋养层吸取内细胞团，再用胰蛋白酶处理获取分散的卵裂球。同样可用胰蛋白酶处理将胚盘分散成单个细胞。绵羊胎儿成纤维细胞的获取办法是，采集妊娠 26d 龄胎儿组织，用胰蛋白酶处理分散细胞进行培养，用 4～6 代细胞即可。绵羊乳腺细胞为妊娠 3 个月的 6 岁母羊乳腺细胞培养的第 3～6 代细胞。

3. 细胞核移植　过去曾采用仙台病毒和聚乙二醇进行细胞融合，后来多用电融合法。用显微注射法，则将供核细胞移入去核卵母细胞的卵周隙中构成重组胚，然后用电刺激进行细胞融合和用电刺激或化学刺激作激活处理。

4. 重组胚的体内或体外培养　经融合和激活的重组胚移入中间受体作体内或体外培养，观察重组胚的发育率。羊、牛、猪的核移植胚常采用体内培养方法获得桑椹胚和囊胚。羊和牛的重组胚用琼脂包埋后移入休情期的母羊结扎的输卵管中体内培养 4～7d，发育至桑椹胚和囊胚。猪的核移植重组胚移入同期化受体母猪输卵管内作体内培养 7d，发育为扩张囊胚。大鼠、小鼠和兔的核移植胚多作体外培养，发育至桑椹胚或囊胚。

5. 胚胎移植　按常规方法将体内或体外发育的核移植桑椹胚或囊胚，移植到同种同期化代孕母畜（寄母）的子宫中，待其发育到产仔。

二、胚胎分割法克隆动物

将未着床的早期胚胎经显微手术后，分割为二、四、六若干等份，给每个受体内植入一部分胚而妊娠产仔，这样由一个胚胎可以克隆出多个遗传性能完全一样的后代个体。目前，二等份胚胎分割法已克隆出的哺乳动物有小鼠、兔、山羊、绵羊、猪、马、牛等。四等份胚胎分割法，成功的例子有小鼠、绵羊、牛等。应用此法将胚胎分割的次数越多，每份含有的胚胎细胞数越少，发育成个体的能力也就越差。因此，一般不超过六等份分割胚胎。严格讲，胚胎分割法克隆算不上真正意义的克隆，只能算"多胞胎复制"，但是在研究同卵双生子生物学和建立人类同卵双胞胎动物模型等方面有重要应用意义。

三、雌核发育二倍体动物

成熟卵子受精后，雄性原核不参与发育，即胚胎的遗传物质仅来自于卵子，这样发育成的后代与母体几乎完全一样，这种生殖方式称为雌核发育（gynogenesis）。某些低等动物如银鲫以这种生殖方式繁殖后代。根据天然雌核发育原理建立的人工雌核发育技术，可以快速培育出具有纯系特征的雌核发育二倍体动物。

人工雌核发育技术关键在于两个方面：一是使精子的遗传物质失活且保持精子激活卵子发育的能力；二是诱导卵子二倍体形成。使精子遗传物质失活的办法一般是采用辐射处理（如 γ 线、X 射线、紫外线等）。诱导卵子二倍体形成的办法，可在两个不同发育阶段进行：一是在受精后不久抑制第二极体排出；二是在受精卵第一次卵裂时，抑制有丝分裂，可以用温度（冷休克或热休克）、静水压和化学（秋水仙素、细胞松弛素 B 等）等方法达到抑制的目的。

人工雌核发育也可以在受精过程的原核期中用显微手术操作把雄性原核吸出，再把变成单倍体的卵子用细胞松弛素 B 处理回复到二倍体之后，再移植到假孕动物，使之发育成胎仔来实现。如果是吸出雌性原核，则成为雄核发育二倍体的动物。

雌核发育二倍体动物和雄核发育二倍体动物，统称为单亲纯合二倍体动物（uniparental homozygous diploid animal）。

四、克隆动物与克隆技术的应用

1. 遗传均一的实验动物（近交系）　克隆技术为近交系实验动物培育提供了新途径。通过这一途径培育的实验动物，遗传组成完全一致，并且比用传统的近亲繁殖方法更省时，品系更纯。克隆动物比普通近交系动物应用更优。

2. 培育优良畜种和拯救濒危动物　利用克隆技术既可以克隆出同种动物，也可以克隆出种间杂交动物。因此，克隆技术为优良畜种培育、扩大繁殖生产提供了便利。特别是对于种群数量少、濒临灭绝的稀有动物，缺少异性无法配种时，克隆技术发挥了它独特的作用。Wolls 等（1999 年）就曾用克隆技术拯救了即将绝种的一种珍稀家牛。我国科学家也用兔卵子克隆了大熊猫的早期胚胎。

3. 制备转基因克隆动物　利用哺乳动物体细胞克隆技术，可通过建立转基因体细胞系（如胎儿成纤维细胞系等）的方式，培育高效表达的转基因克隆动物。与常规的显微注射法制备转基因动物相比，可以避免目的基因在传代过程中丢失或漂变，可以明显缩短获取转基因动物的世代间隔，还可以大幅度降低制备转基因动物的成本，参见本章第二节转基因动物的应用。

4. 治疗性克隆　治疗性克隆（therapeutic cloning）是指利用克隆技术结合人的胚胎干细胞技术，在体外培养人体细胞、组织或器官来修复人体损伤的细胞、组织或器官的过程。胚胎干细胞（ES）是具有形成所有成年细胞类型潜力的全能干细胞。把患者的体细胞（如人面颊细胞）核移植到去核的人卵母细胞中形成重组胚，把重组胚体外培养到囊胚，然后从囊胚的内细胞团分离出 ES 细胞，获得的 ES 细胞使之定向分化为所需的特定细胞、组织或器官。比如分化为多巴胺神经元治疗帕金森病，分化为胰岛细胞治疗糖尿病及分化为肝细胞和肌细胞分别治疗肝纤维化和肌萎缩，甚至还可分化为 $CD4^+$ 细胞治疗艾滋病。这种 ES 细胞克隆出的细胞、组织或器官，其基因和细胞膜表面的主要组织相容性复合体与提供体细胞的患者完全一致，不会导致任何免疫排斥反应。人类治疗性克隆研究，国内外已取得了重大进展。目前，已经能够比较熟练地分离和培养人的 ES 细胞，已经能够使猪 ES 细胞转变为跳动的心肌细胞，使人的 ES 细胞分化成神经细胞、间充质细胞、肌肉细胞等，使小鼠的 ES 细胞分化为造血干细胞、心肌细胞、内皮细胞、神经细胞等。并且，成功地建立人和小鼠、金黄地鼠、猪、牛、恒河猴等多种动物的 ES 细胞系。Brustle 等人（1999 年）将小鼠 ES 细胞定向分化为神经胶质细胞，再将它们注射到患有遗传性髓鞘形成缺陷的小鼠的脊髓束中，这些胶质细胞在小鼠体内形成了髓鞘并包绕神经纤维。这个实验为治疗性克隆应用于人类临床带来了希望。我国在此研究领域也不甘落后，已建立了人类角膜干细胞系及其治疗角膜病的动物模型，并在裸鼠身上克隆出人耳廓形态软骨。

第四节　胚胎冷冻保存技术

胚胎冷冻保存（embryo cryopreservation）技术是指在低温条件下利用低温保护剂保存胚胎的一门技术。这一技术是 20 世纪后半叶随着人工授精技术广泛应用而产生的。1949 年英国的 Polge 和 Smith 等人在偶然情况下，发现低温保存精子时加入甘油可以增加精子的活力，揭开了胚胎冷冻保存的序幕。10 年后，科学家又相继发现了二甲基亚砜（DMSO）、聚乙烯砒咯烷酮（PVP）、甲醇、乙二醇、羟甲基淀粉（HES）等低温保护剂。1972 年，Whittingham 等发明了胚胎冷冻保存的慢速冷冻法，并用该方法成功地保存了小鼠胚胎，标志着胚胎冷冻保存技术基本成熟。1985 年，Rall 等又开发了玻璃化冷冻法，成为该技术发展的又一里程碑。自 1972 年以来，世界各地已有小鼠、大鼠、田鼠、兔、山羊、绵羊、牛、马、狒狒等 20 多种动物的卵子或胚胎被成功地冷冻保存。目前，世界各国的胚胎库已保存了合计约 2700 个品系的小鼠的胚胎，总量超过 200 万枚。美国的 Jackson 实验室、英国医学研究会（MRC）的哺乳类遗传学中心、美国国立卫生研究院的动物遗传学资源中心、日本实验动物中央研究所等建立的大鼠、小鼠胚胎库，均具有相当的规模。其中美国 Jackson 实验室已保存了近 2 000 个品系的小鼠胚胎共 130 万枚。胚胎保存技术已成为了现代生命科学研究必备的手段之一。

一、胚胎冷冻保存的机制

低温能够抑制生物机体的生物化学活动。动物胚胎的冷冻保存原理就是因为低温降低了胚胎内的变质反应速度。并且温度越低，保存时间就越长。胚胎虽然可以在低温下实现长期保存，但如果操作不当，胚胎也会在冷冻过程中受到低温损伤。1972 年 Mazur 提出了细胞或胚胎低温损伤的两因素理论，即溶液效应而造成的化学损伤和细胞内结冰而造成的物理损伤。由于冷却速度过慢，胞外溶液中水分大量结冰，溶液浓度提高，胞内水分大量渗出，导致细胞的强烈收缩和细胞处于高浓度的溶液中时间过长，从而造成化学损伤。由于冷却速度过快，胞内水分来不及通过细胞膜向外渗出，胞内溶液过冷而结冰，从而造成物理损伤。同样，在复温（解冷）过程中，如果复温速率不当也可能引起细胞内结冰（重结冰）而损伤。此外，抗冻保护剂的加入和去除不当，则会引起细胞渗透压的明显变化；细胞内外电解质浓度的改变等而造成细胞或胚胎损伤。

采用低温保护剂，可以避免或减少结冰的程度与速度，例如甘油可以使水的冰点显著下降，并可降低细胞周围未冻结溶液中的电解质浓度，从而避免或减少胚胎冷冻过程中所发生的物理和化学损伤。

二、胚胎冷冻保存方法

目前已经研究出多种胚胎冷冻保存方法，包括慢速冷冻法、快速冷冻法、一步冷冻法、直接移植冷冻法、玻璃化冷冻法等。一般都包括下述步骤：①抗冻保护剂的添加。②植冰和降温速度。③胚胎复温解冻。④抗冻保护剂的去除。下面以小鼠胚胎冷冻保存为例，介绍慢速冷冻法和玻璃化冷冻法的操作要领。

1. 慢速冷冻法　该方法的操作要领是：①将胚胎放在含有抗冻剂（1 mol/L 的 DMSO 溶液）的溶液中进行预处理。②用程序降温仪将上述预处理的胚胎连同溶液以较慢的速度

（<1℃/min）降温。③降到一定温度时（－80℃），再快速降温至液氮温度（－196℃），投入液氮中保存。④需要时，从液氮中取出胚胎进行解冻。解冻时需要慢速复温（4～25℃/min）。⑤去除抗冻剂。即按相同的浓度梯度，从浓的抗冻剂中移到稀的抗冻剂中。

2．玻璃化冷冻法　①首先将胚胎在室温下放入25％玻璃化溶液（VS液）中预处理15min。VS液的组成以甘油、DMSO、乙二醇和丙二醇以及蔗糖为主。②将预处理后的胚胎放在高浓度（75％～90％）的VS液中保存20～40min。③将经过两步抗冻剂处理的胚胎直接投入液氮中保存。玻璃化冷冻保存的胚胎，解冻时则需要快速复温。

三、胚胎冷冻保存技术的应用

胚胎冷冻保存技术应用范围广泛，且在某些领域也是必需的（如人体移植器官的保存），在实验动物领域的应用，主要有以下几个方面。

1．应用于实验动物的保种和珍稀或濒危动物种质保存　实验动物品种品系的维持，需要一定的场所、设备和大量的物力、财力、人力的投入，并且又不可能完全避免在长期保种繁殖过程中发生基因丢失或漂变。采用胚胎冷冻保存技术，既能把数以千计的实验动物品系保存下来，又能保持它们的遗传品质不变，还可以大大降低保种成本。珍稀或濒危动物缺少异性或近交衰退难以繁育后代，采用胚胎冷冻保存技术，及时并以一定数量保存它们的胚胎，可以得到拯救。可以避免或减慢品质退化。

2．应用于实验动物的长途运输　动物的运输受气候、运输条件等一系列因素的影响。采用胚胎冷冻技术，可以在世界范围内将运输实验动物改为运输实验动物胚胎，从而快速、廉价、便利地实现实验动物资源共享。

3．应用于实验动物的生物净化　被病原体感染的实验动物的生物净化，传统上一般采用子宫切开术，取出胎仔由无菌动物或SPF动物代乳。但是这种方法成功率并不高，而且较为麻烦。对于为数甚少的珍贵实验动物（如转基因动物、自然突变动物）按传统方法实行生物净化很难达到目的，因为不可能有成批怀孕母鼠用于剖宫取胎。通过胚胎冷冻、胚胎移植等技术，可以使生物净化变得更简便和安全。

4．应用于实验动物育种和野生动物的实验动物化　胚胎克隆技术、体细胞克隆技术结合胚胎冷冻技术，已经应用于实验动物和其他动物的育种。优点很明显，可以缩短育种时间，可以克服野生动物进入实验室后因环境改变而交配困难，可以利用极少量的原种繁殖出大量的后代，可以克服种间杂交障碍而实现基因的种间转移（如转基因动物等）。

第五节　小鼠基因组研究

小鼠由于遗传背景清楚、品系较齐全，一直被作为遗传学分析首选的实验动物。在人类基因组计划中，小鼠也被作为重要的模式动物。小鼠基因组作图、改造和控制，对疾病相关基因的识别、克隆功能分析以及人类疾病模型的建立及研究具有重要意义，已成为当今实验动物学的前沿领域。本节将介绍小鼠基因组作图及其应用。

一、小鼠基因组作图

所谓基因组作图（genome mapping），就是先后绘制出遗传图谱（genetic map）、物理图谱（physical map）和转录图谱（transcription map）以及序列图谱（sequence map），以弄清

整个基因组的结构与功能。这些图谱都反映出一定的遗传涵义，但所用尺度不同。遗传图谱为大尺度图谱，图距单位为 cM（厘摩）；物理图谱为中等尺度图谱，图距单位为 Kb（千碱基对）。遗传图谱是整个基因组研究的基础，只有绘制出遗传图谱后才能进一步绘制出物理图谱和转录图谱（图 12-6）。

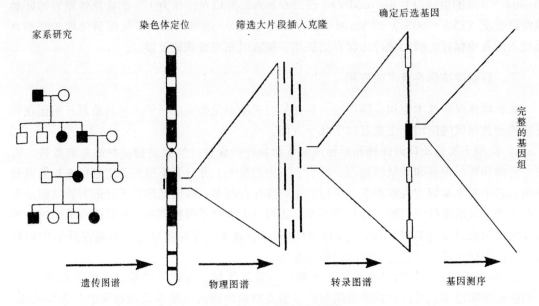

图 12-6　基因组研究步骤

1. **遗传图谱**　又称连锁图谱（linkage map），是以具有多态性的遗传标记为路标，以两个位点的交换率为图距的图谱。绘制遗传图谱的方法，过去主要是通过将携带有突变基因的近交系小鼠与带有数个遗传标记（通常为已定位的生化位点和突变所致的生理缺陷）的特殊连锁测试群互交，再回交，然后计算互换率来进行。但这种方法因可选择的遗传标记少，效率极低，花了 75 年所绘制的连锁图仅包括 965 个位点。近年来，采用种间杂交、亚种间杂交，特别是简单序列长度多态性标记（simple sequence length polymorphism SSLP）等分子标记技术，加快了小鼠遗传图谱绘制的进程。

（1）种间杂交：是将携带有突变基因的近交系小鼠与 *Mus* 属中的远缘鼠种交配，再回交来进行基因定位。如（C57BL/6JX*Mus spretus*）F1 × C57BL/6J。由于杂交亲本遗传多态性程度很高，单一种间交配即能获得足够的信息进行分析。

（2）SSLP 标记　在小鼠基因组中已鉴定出数量众多（5 000 多个）的 SSLP 标记（也称微卫星 DNA），它们多为 2～4 个核苷酸序列重复。这种简单序列重复在品系之间具有约 50% 的多态性，在种间或亚种间具有约 95% 的多态性。因此，把它们作为遗传标记，通过 PCR 检测，可以快速绘制出任何杂交形式（无论是种间还是品系间）的小鼠遗传图谱。通过此方法绘制出的小鼠遗传图谱，1993 年报道为 1 518 个位点，1994 年达到 4 006 个，1995 增至 6 200 个，平均图距达 0.24cM，相当于 500Kb。1996 年又很快增加到 7 377 个位点，图距缩小到 0.2cM，相当于 400Kb。

2. **物理图谱**　是以已定位的 DNA 序列标记位点（sequencing tagged sites, STS，其定义是染色体定位明确，而且可用 PCR 扩增的单拷贝序列）为路标，以 DNA 的实际长度 bp（碱基对）、Kb、Mb 为图距的基因图谱。其方法是利用限制性内切酶将小鼠 DNA 切割不同大小片段，再根据重叠序列把片段连接起来。第一步是将获得的目的基因的 cDNA 克隆，进行测序，确定两端的 cDNA 序列，约 200bp，设计合成引物，并分别利用 cDNA 和基因组 DNA 作模板扩增，比较并纯化特异带，利用 STS 制备放射性探针与基因组进行原位杂交，确定间隔约为 100Kb 的标记。第二步是在此基础上构建覆盖每条染色体的大片段 DNA。先对数百个 Kb 的酵母人工染色体（yeast artificial chromosome，YAC）进行作图，得到重叠的 YAC 连续克隆系（即低精度物理作图）；然后在几十个 Kb 的 DNA 片段上进行作图，将 YAC 随机切割后装入粘粒（即高精度物理作图）。目前，已构建了小鼠 YAC 文库，并标出了 9 787 个标记位点，相邻位点间的距离为 300Kb，每个 YAC 克隆平均含有 820Kb 小鼠染色体 DNA，所有 YAC 共覆盖了小鼠基因组的 92%。

3. 转录图谱　又称表达图谱（expression map）或外显子图谱（exon map），是基因图（gene map）的雏形。其技术路线是，先将基因转录产物（mRNA）进行反转录，构建 cDNA 文库，文库中的 cDNA 绝大部分是短的片段，称之为表达序列标签（expressed sequence tag，EST），再利用全套 EST 与 YAC 文库杂交，确定每个 EST 在染色体上的位置。现已得到 400 000 条 EST 及其定位的信息，8 000 个基因已被定位于染色体的相应位置。

4. 基因组测序　为最精细的作图，即通过序列测定，绘制出基因组的全部核苷酸序列。小鼠基因组测序（genomic sequencing）目前正在积极展开，预计 2003 年可完成全序列图。

二、小鼠基因图谱的应用

小鼠基因图谱的应用广泛，这里只介绍在基因组比较研究、突变基因的定位与克隆，人类疾病动物模型的建立等方面的应用。

1. 基因组的比较研究　由于同源基因在进化上的保守性，小鼠和人类等生物的基因组可以互相参照。一个基因一旦在一种生物定位后，就可能很容易地在另一种生物中定位。有人发现，定位于小鼠 2 号染色体上的 59 个位点，有 29 个能在人类染色体上定位，且在小鼠连锁的基因，在人类也连锁。这样，作为一种比较图谱，可以加快其他生物包括人类的基因组研究。

2. 突变基因的定位与克隆　突变基因一直是基因结构与功能分析的有用工具。但过去发现得多，定位与克隆得少，原因是不清楚突变基因的连锁关系。利用已绘制的小鼠高密度基因遗传图谱，将突变基因定位和克隆就容易多了。方法是将一个突变基因在小鼠图谱中定位后，可以观察定位在附近的表型异常是否有一种表型与定位基因引起的缺陷一致。如果发现合理的联系，就可以对有问题的基因进行分子鉴定以识别突变。通过这种方法，已定位和克隆了小鼠近百种人类疾病相关基因。

3. 建立人类遗传疾病的小鼠模型　对小鼠基因组研究的目的不仅在于了解小鼠本身的基因结构，更主要的是为人类基因组研究、人类遗传疾病研究提供动物模型。小鼠基因组的大小与人类的相同，均含有约 50 000 个基因。这些基因有许多又都是同源的。所以，小鼠一直是人类遗传疾病研究首选的实验动物。如前所述，小鼠基因图谱的建立有利于人类遗传疾病基因的定位和克隆。例如：新的基因被定位在小鼠的高密度遗传图谱上，可以获得人、鼠比较图谱中相当多的信息，由此预测该基因在人类基因组中的位置，比直接在人类基因组中定位该基因要容易得多。如果被定位的基因正是人类某遗传疾病基因，那么这只小鼠就成了研究该基因及其引起的遗传疾病的良好动物模型。

建立人类遗传疾病小鼠模型的主要方法，一是直接利用同源基因或将与人类遗传病基因连锁的探针定位于小鼠染色体上，寻找与人类遗传病表型相似的突变；二是利用基于同源重组原理的基因打靶（gene targeting）技术将小鼠相关基因剔除，制作基因剔除小鼠；三是制作转基因小鼠；四是制作基因替换小鼠。

小鼠基因图谱也为人类复合性状疾病（多基因遗传疾病）研究提供了便利。在人类确定引起复合性状疾病的多基因位点非常难，但在小鼠中容易做到。即通过比较人和小鼠基因图谱，鉴别同与该疾病有关的区域，然后克隆该区域的有关基因建立转基因小鼠，用于表型分析，直至逐步缩小区域范围，从中找到易感基因。目前，已在小鼠中鉴定出多种复合性状疾病的相关基因，如动脉粥样硬化、癫痫、糖尿病、肥胖症等。

与小鼠疾病模型相关的一系列生物信息数据库已经建立。它们作为重要的资源，可被用作相关的研究。可以说，现在有很多工作只要在互联网上就可进行，这类研究的对象就叫做"电子小鼠"。进行"电子小鼠"研究的数据库不少。例如：美国 Jackson 实验室的"小鼠基因组数据库"、"小鼠基因表达数据库"、"小鼠基因组百科全书"、"小鼠位点及遗传标记目录"、"小鼠突变体资源库"等，英国的"啮齿类基因组数据库"、"小鼠细胞遗传图谱"、"畸形人鼠同源性数据库"等。

（吴端生）

主要参考文献

1　冯伯森，王秋雨，胡玉兴编著．动物细胞工程原理与实践．第 1 版．北京：科学出版社，2000

2　施新猷主编．现代医学实验动物学．第 1 版．北京：人民军医出版社，2000

3　魏泓主编．医学实验动物学．第 1 版．成都：四川科学技术出版社，1998

4　李辉，沈孝宙．转基因——从实验动物开始的一种生物工程技术．实验动物科学与管理，1999，16（2）：32～37

5　李建忠，熊远著，蒋思文，等．转基因动物研究新进展．生物技术通报，2000，（4）：11～14

6　范必勤．克隆动物研究进展．生物工程进展．2000，20（4）：11～15

7　徐平．实验动物胚胎和合子的低温保存．中国实验动物学杂志，2000，10（4）：240～244

8　李善如，王冬平，陈永福．小鼠基因组研究进展．遗传，1998，20（1）：38～41

9　方福德．实验动物学的前沿领域——小鼠基因组的研究．中国实验动物学杂志，2001，11（1）：5～8

10　Roths JB, Foxworth WB, McArthur MJ, et al. Spontaneous and engineered mutant mice as models for experimental and comparative pathology: history, comparison, and developmental technology, Lab. Ani. Sci, 1999, 49 (1): 12～34

11　Nomura T. Practical development of genetically engineered animals as human disease models. Lab. Ani. Sci, 1997, 47 (2): 113～117

12　Schnieke AE, Kind AJ, Ritchic WA, et al. Human factor IX transgenic sheep produced by transfer of nuclei from transfected fetal fibroblasts. Science, 1997, 278: 2130～2133

13　Perry ACF, Wakayama T, Kishikawa H, et al. Mammalian transgenesis by intracytoplasmic sperm injection. Science, 1999, 284: 1180～1183

14　Campbell KHS, Mcwhir J, Ritchie WA, and Wilmut I. Sheep cloned by nuclear transfer from a cultured cell line. Nature, 1996, 380: 64～66

15　Wilmut I, Schnieke AE, McWhir J, et al. Viable offspring derived from fetal and adult mammalian cells. Nature, 1997, 385 (3): 810～813

16　Wakayama T, Perry ACF, Zuccottl M, et al. Full-term development of mice from enucleated oocytes injected with cumulus cell nuclei. Nature, 1998, 394: 369~374

17 Vogel G. Mice cloned from cultured stem cells. Science, 1999, 286~2437

18 Whittingham DG, Leibo SP, Mazur P. Survival of mouse embryos frozen to $-196℃$ and $-296℃$. Science, 1972, 178: 411~414

19 Rall WF, Fahy GM. Ice-free cryopreservation of mouse embryo at $-196℃$ by vitrification. Nature, 1985, 313: 573~575

20 Kasai M. Cryopreservation of mammalian embryos. Mol. Biotechnol, 1997, 7: 173~179

21 Dietrich WF, Miller J, Steen R, et al. A comprehensive genetic map of the mouse genome. Nature, 1996, 380: 149~152

22 Herman GE. Physical mapping of the mouse genome. Methods, 1998, 14 (2): 135~151

23 Brustle O, Jones KN, Learish RO, et al. Embryonic stem cell derived glial precursor: a source of myelinating transplants. Science, 1999, 285: 754~756

24 Colman A, Kind A. Therapeutic cloning: concepts and practicalities. Trends Biotechnol, 2000, 18 (5): 192 ~196

第十三章　实验动物管理政策与法规

实验动物管理，是指对实验动物生产和使用过程的科学管理。它不仅有助于实验动物学本身的发展，而且有助于生物学、医学、药学、畜牧学、兽医学等学科的发展，进而有助于维护人民的健康和促进国民经济的发展。立法是带有强制性的最有效的科学管理手段。在发达国家，十分重视通过立法管理实验动物。尽管国际上不同国家对实验动物管理和立法有不同的尺度，但都是围绕保障动物福利和实验动物质量两个方面同时进行的。西方国家实验动物管理的立法原则侧重在动物福利方面，而我国则侧重在实验动物质量方面。

第一节　国外实验动物管理政策与法规

一、美国

美国政府不直接设置专门的管理机构，而是通过立法经动植物卫生检疫局（APHIS）、食品与药品管理局（FDA）、国家卫生研究院（NIH）、动物饲养管理与应用委员会（IACUC）等官方或民间渠道，对实验动物及其设施条件进行监督与调控。1966 年，第一部保护非农用动物的法规——《动物福利法》由 APHIS 签署颁布实施，后经多次修改，厚达110 页，涉及的动物包括犬、猫、灵长类、豚鼠、仓鼠、兔、水生哺乳类，某些家养动物，用于科研、测试及教学的野生动物等。对动物设施的设计、动物购买和身份鉴定、动物运输和销售、动物饲养、善待动物等作了详细的规定。1996 年颁布了《濒危物种保护法》，该法后来被 1973 年颁布的《濒危物种法》取代。1985 年颁布了《食品安全法》，其中对动物福利作出了规定。1990 年颁布的《食品和农业保护及贸易法》中规定了宠物保护。政府还颁布了《海洋哺乳类动物保护法》，对这类动物用于科研也作了要求。所有 50 个州及首都特区均有《反对虐待动物法》。首都及 20 个州颁布了《动物研究设施登记法》。许多州的法规包括了联邦法中没有的，如动物进口和检疫规程。1963 年，NIH 颁布了《实验动物饲养管理与使用指南》，经多次修改后的目前版本覆盖了实验动物在使用、饲养管理、照料、保健过程中的各个方面。它要求各个研究单位设立 IACUC，对动物使用、饲养管理、动物设施等方面作全方位的督促。1985 年，卫生部颁布了《人道主义饲养和使用实验动物的公共卫生服务方针》。该方针对政府制定的《美国政府关于在测试、科研和培训中使用和管理脊椎动物的原则》（见第一章）和《动物福利法》作了全面的补充和完善，要求各研究单位的IACUC 更积极地参与监督动物使用计划、使用程序和动物设施，对每个申请应用与饲养动物的部门进行审核，并向卫生部报告。FDA 颁布了《良好实验室操作规程》(Good Laboratory Practice, GLP)，制定了非临床测试的标准。除了联邦法、州法、各团体的法规与方针外，一些城市也制定了关于动物使用与饲养的地方法规，各研究单位也有自己的细则、方针。

由于实验动物已完全商品化，政府不直接出面干预动物质量问题，而是通过立法来检查监督动物福利的实施情况和动物设施、动物饲养与应用的管理情况。依法管理的渠道主要有3 种：一是按照《动物福利法》，经常使用动物的单位都必须到 APHIS 登记，订立保证书，保证遵守联邦法及其他有关法规，此保证书 3 年更换 1 次。二是按照《动物福利法》、《人道主义饲养和使用实验动物的公共卫生服务方针》、《实验动物饲养管理与使用指南》要求，各研究单位都要设立 IACUC，其成员一般不得少于 5 人，负责检查、监督、审查实验动物工作，并有权否决、批准、中止或暂停有关科研项目。三是官方检查，按照《动物福利法》要求，所有被应用的动物必须要有记录，记录在实验完毕后至少要保存 3 年。还必须要有经卫生部批准的书面保证、IACUC 会议情况、IACUC 对项目中动物饲养和应用的意见、动物来源、动物检疫等一系列的详细记录，随时可供 APHIS、联邦基金等部门授权的官方代表进行检查。每年的 12 月 1 日，各研究单位必须向农业部递交一份动物应用情况报告。APHIS 的官员每年至少一次对各登记的动物设施进行突击检查，考察动物福利法的执行情况。对发现的问题，要求予以纠正，严重者将以违法论处。此外，APHIS、FDA 和 NIH 等部门之间达成共识，经常交流信息，公布严重违反《动物福利法》等法规的案例。如此严格的依法管理和市场经济约束，每一个从事实验动物工作的人员都必须熟知有关实验动物的法规、方针、政策、指南、细则等，否则就无法在这个领域工作。

二、欧洲

在英国，早在 1876 年议会通过了《防止虐待动物法》，随后又制定了犬法规和动物疾病法。1986 年颁布了新的《动物法》，并宣布废止沿用 110 年的《防止虐待动物法》。新动物法是实验动物管理的根本大法，各级政府部门、各行业均以此法为依据，分别制定适用于本部门本行业的法规、条例、标准、指南、手册等。新动物法适用于应用除人以外所有活体脊椎动物的一切实验性或科学性程序。与旧法相比，新动物法对研究人员的要求有更详细的规定。如每个项目批准前必须进行费用与效益分析，对动物的任何不良反应均要予以考虑，对具有缺陷（包括转基因）的胎仔和遗传突变体的保护也有规定，并对动物繁育和供应单位、安乐死等也加以规范。新动物法的最大特点之一是其许可证制度。它规定开展与动物有关的科研工作需要同时具有 3 种许可证，即房屋及设施许可证、项目研究许可证和人员资格认可证。英国内务部还颁布了《科研用动物居住和管理操作规程》、《繁育和供应单位动物居住和管理的操作过程》、《废弃物的管理操作规程》、《运输过程动物福利条例》、《动物设施中的健康与安全规定》等。此外，还有质量保证团体工作小组提出的 GLP 动物饲料的生产制造和供应指南，防止虐待动物皇家学会与动物福利大学联合会提出的实验动物管理及其在科研中使用指南，实验动物中的饲料顾问委员会提出的实验动物饲料标准，实验动物繁育者协会提出的认可体系和为科研而繁育的动物居住和管理指南，等等。

在德国，新《动物保护法》也于 1986 年颁布。其他国家，如比利时、芬兰、法国、意大利等也有类似的法令。

1986 年，欧洲各国共同签署了《欧洲实验和科研用脊椎动物保护公约》。公约规定，对任何应用和准备应用的动物，应提供适合其健康和福利的饲养空间和环境。同年，出台了欧洲共同体的理事会指令：关于实验及其他科研用动物的保护以及各成员国类似的法律、规范和管理条例。此外还有，欧洲实验动物学会联合会动物健康工作组关于大鼠、小鼠、仓鼠、豚鼠和兔繁殖群的健康检测推荐标准和关于实验动物及动物实验科技人员分类分级的欧洲标准等。

欧洲各经济发达国家，尤其是英国的实验动物管理是依法进行的，并且政府与民间联合行动。在英国，最高管理机构为内务部，下设监察小组，负责全国约 500 家认可的科研、生产和供应单位的巡视，并就项目、个人执照及许可证的申请等工作向内务大臣提出建议和报告。也可吊销执照人的许可证或就其他方面提出建议。平时，由指定的各单位的日常管理者和兽医师协会协助检查。对违反《动物法》者依法惩处，如罚款或监禁。内务大臣有权直接吊销、更改或暂停执照或认可证书。其他管理机构或团体有：动物程序委员会、欧洲实验动物科学联合会、实验动物科学协会、实验动物繁育者协会、英国药业协会、英国实验动物兽医协会、防止虐待动物皇家学会、动物福利大学联合会、动物技术员协会等。

三、日本

日本有关实验动物管理的法规有 30 多种。如 20 世纪 70 年代颁布的《动物保护与管理的法律》、《家畜传染病预防法》、《兽医法》、《狂犬病预防法》、《动物进出口检疫法》、《确保建筑物卫生环境的法律》、《确保建筑物卫生环境的法律实施令》、《确保建筑物卫生环境的法律实施规则》等。20 世纪 80 年代颁布的《实验动物饲养及保育基本准则》、《动物实验的准则》、《实施医药品安全性试验的标准》、《实施药品安全性试验的标准》等。1983 年和 1988年两次修订 GLP 标准。

日本实验动物管理机构既有政府的也有民间的。政府方面归文部省主管，并由经文部省认可注册的民营单位和日本实验动物中央研究所协助；民间机构则有日本实验动物学会、日本实验动物工作者协会及日本实验动物器材协会等组织。

第二节　我国实验动物管理政策与法规

一、管理机构及其职能

我国实验动物管理由政府直接负责。国家科技部（原名科委）和省（市）、自治区科技厅（原名科委）分别主管全国和本地区的实验动物工作，国务院各有关部门负责管理本部门的实验动物工作。政府科技部门依法行使的重要职能有：制定方针、政策、工作规划、规章等，起草法规、标准等，管理实验动物种子中心和检测机构，监控实验动物及其设施环境质量，监督实验动物应用，考核实验动物从业人员资历，发放各种合格证，下达实验动物科研项目等。国家技术质量监督局和省（市）、自治区技术质量监督局分别主管全国和本地区的实验动物标准化技术工作，如审批发布实验动物标准，审批认可实验动物检测机构资格等。为了协助政府行使管理，在政府行政主管部门的直接领导下，分别成立了各行业或系统、各行政区域、各单位的三级实验动物管理委员会。例如在国家科技部统一领导下的医学实验动物管理委员会，上一级为卫生部实验动物管理委员会，中一级为各省（市）、自治区医学实验动物管理委员会，下一级为有关卫生单位（如医药院校）实验动物管理委员会。各级实验动物管理委员会由有关行政部门的管理人员和实验动物学专家组成，在行政主管部门的领导下，通过宣传教育、咨询服务、检查督促、考察、评估、论证等形式，依法对本行业、本系统、本地区或单位的实验动物管理进行业务指导和宏观协调。

二、管理法规

我国的实验动物管理法规制定起步比较晚。1988 年 10 月 31 日，国务院以国函［1988］134 号批准《实验动物管理条例》，责成原国家科委发布。1988 年 11 月 14 日，原国家科委主任宋健以国家科委 2 号令签发，将《实验动物管理条例》颁布实施。这是我国第一部实验动物管理法规。从此，我国实验动物管理走向了法制化轨道，十几年来，先后发布了国家和地方法规 100 余项。其核心是合格证制度。对实验动物及其环境设施实行质量合格证制度，对实验动物生产和使用单位实行许可证制度，对从事实验动物和动物实验人员实行资格证认可制度。

1. 国家法规

(1)《实验动物管理条例》（附录 1）：这是 1988 年经国务院批准，由原国家科委颁布的实验动物管理基本大法。全文共分 8 章 35 条，对我国实验动物的饲养管理，实验动物的检疫和传染病控制，实验动物的应用，实验动物的引进和出口，实验动物人员及其工作的奖励和处罚等，作出了明确的规定。

(2)《实验动物质量管理办法》（附录 2）：由国家科委、国家技术质量监督局根据《实验动物管理条例》联合制定，以国科发财字（1997）593 号发布。全文共分 5 章 26 条，对国家实验动物种子中心、实验动物生产和使用许可证、检测机构等作出了明确而详细的规定。

(3)《药品非临床研究质量管理规定（试行）》：1993 年 12 月 11 日以国家科委第 16 号令颁发。全文共分 9 章 40 条，对该研究领域的组织机构和工作人员，实验设施和仪器设备的配备，仪器设备和实验物资的管理，标准操作规程的制定和管理，研究工作的实施，档案管理，检查监督等作出了明确而详细的规定。

(4)《国家医药管理局实验动物管理办法》和《国家医药管理局实验动物管理实施细则（试行草案）》：由国家医药管理局于 1991 年颁发。

(5)《医学实验动物管理实施细则》（附录 3）：由卫生部于 1989 年颁发，后于 1992 年和 1998 年又进行两次修订。

(6)《卫生部实验动物管理委员会合格证管理办法》：由卫生部于 1992 年颁发。该办法将合格证分为"饲养技术人员资格认可证"、"动物实验技术人员资格认可证"、"实验动物生产供应条件合格证"、"动物实验条件合格证"、"实验动物质量合格证"和"饲料质量合格证"共 6 种。并对各种合格证的认证条件作出了具体规定。

(7)《中国科学院实验动物管理暂行条例》：由中国科学院于 1990 年颁布。

(8) 中华人民共和国实验动物 47 项国家标准：由国家技术监督局于 1994 年 1 月 11 日批准发布。其中 4 项强制性标准的编号与名称是：《GB14922—94 实验动物微生物学和寄生虫学监测等级（啮齿类和兔类）》、《GB14923—94 实验动物哺乳类动物的遗传质量控制》、《GB14924—94 实验动物全价营养饲料》、《GB14925—94 实验动物环境及设施》。

(9)《中华人民共和国卫生部医学实验动物标准》：包括哺乳类医学实验动物遗传标准，医学实验动物保种标准，医学实验动物微生物学、寄生虫学标准，医学实验动物病理标准，医学实验动物全价营养饲料标准，医学实验动物生态环境及设施标准等。由卫生部于 1992 年颁布。

(10)《实验动物种子中心管理办法》：科技部 1998 年 5 月发布。

(11)《国家啮齿类实验动物种子中心引种、供种实施细则》：科技部 1998 年 10 月发布。

(12)《省级实验动物质量检测机构技术审查准则》和《省级实验动物质量检测机构技术审查细则》：科技部 1998 年 11 月发布。

(13)《关于当前认可证发放过程中有关实验动物种子问题的处理意见》：科技部 1999 年

11 月发布。

2．地方法规

（1）《北京市实验动物管理条例》：这是 1996 年 10 月经北京市人大常委会审议批准的我国第一部实验动物管理地方法规。随后又出台了有关许可证管理办法、质量检测机构和从业人员培训考核管理办法，以及在科研管理中贯彻实验动物管理条例的通知等配套规章。

（2）《上海市实验动物管理办法》：1987 年经上海市人民政府批准，由上海市科委发布。随后配套出台的规章有：《实验动物管理委员会工作条例》、《实验动物管理办法实施细则》、《合格证管理暂行办法》、《市科委发展基金项目应用实验动物的有关规定》，以及一系列上海市实验动物地方标准。

（3）《广东省实验动物管理办法》：1988 年经广东省人民政府批准，由广东省科委发布。并附有实验动物饲料营养素参考标准，大鼠和小鼠遗传质量监测参考标准，实验动物病原体监测等级标准。1995 年发出了《关于在科研计划和科研成果管理执行实验动物合格证制度的通知》，对科研立项、成果鉴定、评奖实行实验动物一票否决制。1998 年又发布了《广东省医药行业实验动物管理试行细则》及《广东省实验动物从业人员资格证书管理办法》。

（4）其他地方法规：江苏省 1996 年颁布了若干实验动物笼器具地方标准，天津市、重庆市、山东、江苏、湖南、吉林、辽宁、河北、甘肃、江西、安徽、云南等省已颁布或正在研究制定实验动物管理条例和有关管理法规。

（冯金泉　吴端生）

主要参考文献

1　颜呈准，刘瑞三主编．实验动物科学管理实用手册．第 1 版．昆明：云南科学技术出版社，1998

2　卢耀增主编．实验动物学．第 1 版．北京：北京医科大学中国协和医科大学联合出版社，1995

3　美国国家学术研究委员会，生命科学专业委员会，实验动物资源研究所著．王建飞，陈筱侠译．实验动物饲养管理和使用手册．第 1 版．上海：上海科学技术出版社，1998

4　王建飞，Harry Rozmiarek，刘瑞三．美国实验动物科技事业的沿革与现状．上海实验动物科学，1996，16（2）：118～123

5　王东卫，刘伟，张崇烈．国外实验动物科学发展简况．上海实验动物科学，1997，17（1）：60～62

6　李冠民，邹大挺．我国实验动物工作进展．实验动物科学与管理，2001，18（1）：45～49

附录1 实验动物管理条例

(1988 年经国务院批准由国家科委颁发)

第一章 总 则

第一条 为了加强实验动物的管理工作，保证实验动物质量，适应科学研究、经济建设和社会发展的需要，制定本条例。

第二条 本条例所称实验动物，是指经人工饲育，对其携带的微生物实行控制，遗传背景明确或者来源清楚的，用于科学研究、教学、生产、检定以及其他科学实验的动物。

第三条 本条例适用于从事实验动物的研究、保种、饲育、供应、应用、管理和监督的单位和个人。

第四条 实验动物的管理，应当遵循统一规划、合理分工、有利于促进实验动物科学研究和应用的原则。

第五条 国家科学技术委员会主管全国实验动物工作。省、自治区、直辖市科学技术委员会主管本地区的实验动物工作。国务院各有关部门负责管理本部门的实验动物工作。

第六条 国家实行实验动物的质量监督和质量合格认证制度。具体办法由国家科学技术委员会另行制定。

第七条 实验动物遗传学、微生物学、营养学和饲育环境等方面的国家标准由国家技术监督局制定。

第二章 实验动物的饲育管理

第八条 从事实验动物饲育工作的单位，必须根据遗传学、微生物学、营养学和饲育环境方面的标准，定期对实验动物进行质量监测。各项作业过程和监测数据应有完整、准确的记录，并建立统计报告制度。

第九条 实验动物的饲育室、实验室应设在不同区域，并进行严格隔离。实验动物饲育室、实验室要有科学的管理制度和操作规程。

第十条 实验动物的保种、饲育应采用国内或国外认可的品种、品系，并持有效的合格证书。

第十一条 实验动物必须按照不同来源，不同品种、品系和不同的实验目的，分开饲养。

第十二条 实验动物分为四级：一级，普通动物；二级，清洁动物；三级，无特定病原体动物；四级，无菌动物。对不同等级的实验动物，应当按照相应的微生物控制标准进行管理。

第十三条 实验动物必须饲喂质量合格的全价饲料。霉烂、变质、虫蛀、污染的饲料，不得用于饲喂实验动物。直接用作饲料的蔬菜、水果等，要经过清洗消毒，并保持新鲜。

第十四条 一级实验动物的饮水，应当符合城市生活饮水的卫生标准。二、三、四级实验动物的饮水，应当符合城市生活饮水的卫生标准并经灭菌处理。

第十五条 实验动物的垫料应当按照不同等级实验动物的需要，进行相应处理，达到清洁、干燥、吸水、无毒、无虫、无感染源、无污染。

第三章 实验动物的检疫和传染病控制

第十六条 对引入的实验动物，必须进行隔离检疫。为补充兽源或开发新品种而捕捉的野生动物，必须在当地进行隔离检疫，并取得动物检疫部门出具的说明。野生动物运抵实验动物处所，需经再次检疫，方可进入实验动物饲育室。

第十七条 对必须进行预防接种的实验动物，应当根据实验要求或者按照《家畜家禽防疫条例》的有关规定，进行预防接种，但用作生物制品原料的实验动物除外。

第十八条 实验动物患病死亡的，应当及时查明原因，妥善处理，并记录在案。

实验动物患有传染性疾病的，必须立即视情况分别予以销毁或者隔离治疗。对可能被传染的实验动物，进行紧急预防接种，对饲育室内外可能被污染的区域采取严格消毒措施，并报告上级实验动物管理部门和当地动物检疫、卫生防疫单位，采取紧急预防措施，防止疫病蔓延。

第四章 实验动物的应用

第十九条 应用实验动物应当根据不同的实验目的，选用相应的合格实验动物。申报科研课题和鉴定科研成果，应当把应用合格实验动物作为基本条件。应用不合格实验动物取得的检定或者安全评价结果无效，所生产的制品不得使用。

第二十条 供应用的实验动物应当具备下列完整的资料：

1. 品种、品系及亚系的确切名称。
2. 遗传背景或其来源。
3. 微生物检测状况。
4. 合格证书。
5. 饲育单位负责人签名。

无上述资料的实验动物不得应用。

第二十一条 实验动物的运输工作应当有专人负责。实验动物的装运工具应当安全、可靠。不得将不同品种、品系或者不同等级的实验动物混合装运。

第五章 实验动物的进口与出口管理

第二十二条 从国外进口作为原种的实验动物，应附有饲育单位负责人签发的品系和亚系名称以及遗传和微生物状况等资料。

无上述资料的实验动物不得进口和应用。

第二十三条 实验动物工作单位从国外进口实验动物原种，必须向国家科学技术委员会指定的保种、育种和质量监控单位登记。

第二十四条 出口实验动物，必须报国家科学技术委员会审批。经批准后，方可办理出口手续。

出口应用国家重点保护的野生动物物种开发的实验动物，必须按照国家的有关规定，取得出口许可证后，方可办理出口手续。

第二十五条 进口、出口实验动物的检疫工作，按照《中华人民共和国进出口动植物检疫条例》的规定办理。

第六章 从事实验动物工作的人员

第二十六条 实验动物工作单位应当根据需要，配备科技人员和经过专业培训的饲育人员。各类人员都要遵守实验动物饲育管理的各项制度，熟悉、掌握操作规程。

第二十七条 地方各级实验动物工作的主管部门，对从事实验动物工作的各类人员，应当逐步实行资格认可制度。

第二十八条 实验动物工作单位对直接接触实验动物的工作人员，必须定期组织体格检查。对患有传染性疾病，不宜承担所做工作的人员，应当及时调换工作。

第二十九条 从事实验动物工作的人员对实验动物必须爱护，不得戏弄或虐待。

第七章 奖励与处罚

第三十条 对长期从事实验动物饲育管理，取得显著成绩的单位或者个人，由管理实验动物工作的部门给予表彰或奖励。

第三十一条 对违反本条例规定的单位，由管理实验动物工作的部门视情节轻重，分别给予警告、限期改进、责令关闭的行政处罚。

第三十二条 对违反本条例规定的有关工作人员,由其所在单位视情节轻重,根据国家有关规定,给予行政处分。

第八章 附 则

第三十三条 省、自治区、直辖市人民政府和国务院有关部门,可以根据本条例,结合具体情况,制定实施办法。军队系统的实验动物管理工作参照本条例执行。

第三十四条 本条例由国家科学技术委员会负责解释。

第三十五条 本条例自发布之日起施行。

附录2 实验动物质量管理办法
(1997年由国家科委、国家技术监督局颁发)

第一章 总 则

第一条 为加强全国实验动物质量管理,建立和完善全国实验动物质量监测体系,保证实验动物和动物实验的质量,适应科学研究、经济建设、社会发展和对外开放的需要,根据《实验动物管理条例》,制定本办法。

第二条 全国执行统一的实验动物质量国家标准。尚未制定国家标准的,可依次执行行业或地方标准。

第三条 全国实行统一的实验动物质量管理制度。

第四条 本办法适用于从事实验动物研究、保种、繁育、饲养、供应、使用、检测以及动物实验等一切与实验动物有关的领域和单位。

第二章 国家实验动物种子中心

第五条 实验动物品种、品系的维持,是保证实验动物质量和科研水平的重要条件。建立国家实验动物种子中心的目的,在于科学地保护和管理我国实验动物资源,实现种质保证。

国家实验动物种子中心的主要任务是:引进、收集和保存实验动物品种、品系;研究实验动物保种新技术;培育实验动物新品种、品系;为国内外用户提供标准的实验动物种子。

第六条 国家实验动物种子中心是一个网络体系,由各具体品种的实验动物种子中心共同组成。

实验动物种子中心,从有条件的单位择优建立。这些单位必须具备下列基本条件:

1. 长期从事实验动物保种工作。

2. 有较强的实验动物研究技术力量和基础条件。

3. 有合格的实验动物繁育设施和检测仪器。

4. 有突出的实验动物保种技术和研究成果。

第七条 实验动物种子中心的申请、审批,按照以下程序执行。

凡经多数专家推荐的、具备上述基本条件的单位,均可填写《国家实验动物种子中心申请书》并附相关资料,由各省(自治区、直辖市)科委或行业主管部门,报国家科委。国家科委接受申请后,组织专家组对申请单位进行考察和评审。评审结果报国家科委批准后,即为实验动物种子中心。

实验动物种子中心受各自的主管部门领导,业务上接受国家科委的指导和监督。

第八条 国家实验动物种子中心,统一负责实验动物的国外引种和为用户提供实验动物种子。其国际交流与技术合作需报国家科委审批。其他任何单位,如确有必要,也可直接向国外引进国内没有的实验动物品种、品系,供本单位做动物实验,但不得作为实验动物种子向用户提供。

第三章　实验动物生产和使用许可证

第九条　实验动物生产和使用，实行许可证制度。实验动物生产和使用单位，必须取得许可证。

实验动物生产许可证，适用于从事实验动物繁育和商业性经营的单位。

实验动物使用许可证，适用于从事动物实验和利用实验动物生产药品、生物制品的单位。

第十条　从事实验动物繁育和商业性经营的单位，取得生产许可证，必须具备下列基本条件：

1. 实验动物种子来源于国家实验动物保种中心，遗传背景清楚，质量符合国家标准。

2. 生产的实验动物质量符合国家标准。

3. 具有保证实验动物质量的饲养、繁育环境设施及检测手段。

4. 使用的实验动物饲料符合国家标准。

5. 具有健全有效的质量管理制度。

6. 具有保证正常生产和保证动物质量的专业技术人员，熟练技术工人及检测人员，所有人员持证上岗。

7. 具有有关法律、行政法规规定的其他条件。

第十一条　从事动物实验和利用实验动物生产药品、生物制品的单位，取得使用许可证必须具备下列基本条件：

1. 使用的实验动物，必须有合格证。

2. 实验动物饲育环境及设施符合国家标准。

3. 实验动物饲料符合国家标准。

4. 有经过专业培训的实验动物饲养和动物实验人员。

5. 具有健全有效的管理制度。

6. 具有有关法律、行政法规规定的其他条件。

第十二条　实验动物生产、使用许可证的申请、审批，按照以下程序执行。

各申请许可证的单位可向所在省（自治区、直辖市）科委提交申请书，并附上由国家认可的检测机构出具的检测报告及相关资料。检测机构，可由各申请单位自行选择。

各省（自治区、直辖市）科委负责受理许可证申请，并进行考核和审批。凡通过批准的，由国家科委授权省（自治区、直辖市）科委发给实验动物生产许可证或实验动物使用许可证。

实验动物生产许可证和实验动物使用许可证由国家科委统一制定，全国有效。

第十三条　取得许可证的单位，必须接受每年的复查。复查合格者，许可证继续有效；任何一项条件复查不合格的，限期 3 个月进行整改，并接受再次复查。如仍不合格，取消其实验动物生产或使用资格，由发证部门收回许可证。但在条件具备时，可重新提出申请。

第十四条　对实验动物生产、使用单位的每年复查，由省（自治区、直辖市）科委组织实施。每年的复查结果报国家科委备案。

第十五条　取得许可证的实验动物生产单位，必须对饲养、繁育的实验动物按有关国家标准进行质量检测。出售时应提供合格证。合格证必须标明：实验动物生产许可证号；品种、品系的确切名称；级别；遗传背景或来源；微生物及寄生虫检测状况，并有单位负责人签名。

第十六条　实验动物生产单位，供应或出售不合格实验动物，或者合格证内容填写不实的，视情节轻重，可予以警告处分或吊销许可证；给用户造成严重后果的，应承担经济和法律责任。

第十七条　未取得实验动物生产许可证的单位，一律不准饲养、繁育和经营实验动物。

未取得实验动物使用许可证的单位，进行动物实验和生产药品和生物制品所使用的实验动物，一律视为不合格。

第四章　检测机构

第十八条　实验动物质量检测机构，分国家和省两级管理。

各级实验动物检测机构以国家标准（GB/T15481）"校准和检验实验室能力的通用要求"为基本条件。必须是实际从事检测活动的相对独立实体；不能从事实验动物商业性饲育经营活动；具有合理的人员结构，中级以上技术职称人员比例不得低于全部技术人员的50％；有检测所需要的仪器设备和专用场所。

实验动物质量检测机构必须取得中国实验室国家认可委员会的认可，并遵守有关规定。

第十九条　国家实验动物质量检测机构设在实验动物遗传、微生物、寄生虫、营养及环境设施方面具有较高技术水平的单位，受国务院有关部门或有关省（自治区、直辖市）科技主管部门领导，业务上接受国家科委指导和监督。

第二十条　国家实验动物质量检测机构是实验动物质量检测、检验方法和技术的研究机构，实验动物质量检测人员的培训机构和具有权威性的实验动物质量检测服务机构。其主要任务是：开展实验动物及相关条件的检测方法、检测技术研究；培训实验动物质量检测人员；接受委托对省级实验动物质量检测机构的设立进行审查和年度检查；提供实验动物质量检测和仲裁检验服务；进行国内外技术交流与合作。

第二十一条　国家实验动物质量检测机构申请、审批，按照以下程序执行。

符合上述基本条件的单位，均可填写《国家实验动物质量检测机构申请书》，并附相关资料，由各省（自治区、直辖市）科委或行业主管部门，报国家科委。

国家科委接受申请后，组织专家组对申请单位进行考核和评审，评审结果报国家科委批准后，即为国家实验动物质量检测机构。

第二十二条　省级实验动物质量检测机构主要从事实验动物质量的检测服务，依隶属关系受所属主管部门领导。

第二十三条　省级实验动物质量检测机构的申请、审批，按照以下程序执行。

符合上述基本条件的单位，可向省（自治区、直辖市）科委提出申请，填写《实验动物质量检测机构申请书》，并附相关资料。

省（自治区、直辖市）科委委托国家实验动物质量检测机构，对申请单位按实验动物质量检测机构基本条件进行审查（或考试），并提出审查报告。凡审查合格者，经省（自治区、直辖市）科委批准并报国家科委备案，即为省级实验动物质量检测机构。

第二十四条　国家实验动物质量检测机构每两年要接受国家科委组织的专家组的检查。省级实验动物质量检测机构每年要接受国家实验动物质量检测机构的检查（或考试）。检查不合格者，限期3个月进行整改，并再次接受复查，如仍不合格，则停止其实验动物质量检测资格。

第五章　附　　则

第二十五条　本办法由国家科委负责解释。
第二十六条　本办法自发布之日起生效实施。

附录3　医学实验动物管理实施细则
（1998年由卫生部颁发）

第一章　总　　则

第一条　为加强全国医学实验动物的科学管理，保证医学实验动物的质量和医学动物实验水平，适应科学研究、教学、医疗、生产的需要，根据国家《实验动物管理条例》制定本细则。

第二条　卫生部主管全国医学实验动物管理工作；卫生部医学实验动物管理委员会在卫生部领导下负责具体实施。

省、自治区、直辖市卫生厅（局）主管本辖区的医学实验动物管理工作。省、自治区、直辖市医学实验动物管理委员会在卫生厅（局）领导下负责具体实施。

第三条　本细则所称医学实验动物是指来源清楚（遗传背景及微生物控制），用于科学研究、教学、医疗、生产、检定及其他科学实验的动物；医学实验动物管理工作包括对医学实验动物和动物实验的管理。

第四条　本细则适用于从事医学实验动物生产和动物实验的单位和个人。

第五条　卫生部实行医学实验动物合格证认可制度。实验动物合格证分为：医学实验动物合格证；医学实验动物环境设施合格证；医学实验动物技术人员岗位资格认可证。

第六条　根据卫生部医学实验动物质量标准，医学实验动物和实验动物设施分为四级：一级为普通级；二级为清洁级；三级为无特定病原体（SPF）；四级为无菌级（包括悉生动物）。

第七条　卫生部科研课题立项，科研成果鉴定，发表学术论文，研制新药、生物制品、保健食品、化妆品和由卫生部建立的卫生标准体系的申报单位、审批管理部门，应当严格按照本细则规定执行。将有无医学实验动物合格证书作为申报、审批的基本条件。

第二章　医学实验动物的保种、引种、饲育和供应

第八条　医学实验动物保种。

（一）卫生部医学实验动物保种中心负责全国医学实验动物的保种和种用动物供应。

（二）卫生部医学实验动物保种中心须经卫生部考核认定批准。中心应具有符合医学实验动物级别要求的保种设施，有高、中级实验动物科研人员，能够定期进行质量检测等基本条件。

（三）卫生部医学实验动物保种中心所提供的种用动物应当有保种单位负责人签发的标明品种品系、遗传背景、微生物控制的动物等级资料。

（四）卫生部医学实验动物保种中心有义务根据引种单位的情况提出引种的指导意见。

（五）卫生部医学实验动物保种中心应当定期向卫生部医学实验动物管理委员会通报全国医学实验动物保种及供应情况。

第九条　医学实验动物引种。

（一）种用实验动物由卫生部医学实验动物保种中心负责统一引进。单位及个人引进的种用实验动物应当报卫生部实验动物保种中心备案。

新发现的实验动物品系，应当向国际实验动物命名委员会申报，被认可后报卫生部实验动物保种中心备案。

（二）引进种用实验动物应当具备完整的品种、品系名称、遗传背景、微生物控制等有关资料。

（三）引种单位有义务向供种单位反馈引入种用动物的繁育和生产供应等有关资料。

第十条　医学实验动物饲育。

（一）从事医学实验动物饲育、生产供应的单位，应当取得当地省级相应医学实验动物管理委员会核发的《医学实验动物环境设施合格证书》和《医学实验动物合格证书》。

（二）医学实验动物饲育、生产人员应当持有《医学实验动物技术人员岗位资格认可证书》。

（三）医学实验动物饲育、生产供应单位必须建立严格的管理制度、操作规程，并有相应的监督保证措施。

第十一条　医学实验动物生产供应单位提供的实验动物应当具有相应级别的合格证书，保证动物质量。

第三章　医学动物实验的应用

第十二条　医学实验与研究应当根据不同目的，选用相应合格的医学实验动物，并在合格的相应级别动物实验环境设施内进行。

普通实验动物（一级）只能用于教学实验和某些科研工作的预实验。卫生部级课题及研究生毕业论文等科研实验必须应用二级以上的实验动物。

第十三条　从事医学动物实验和药品、生物制品、保健食品、化妆品等安全评价实验的单位，必须取

得相应医学实验动物管理委员会颁发的《医学实验动物环境设施合格证书》。

第十四条　进行动物实验的研究课题在进行动物实验前，应当向同级医学实验动物管理委员会提出研究报告，经专家论证后方可进行。

第十五条　运输医学实验动物的器具应当安全可靠，符合微生物控制的等级要求，不能将不同品系、不同等级的动物混装。

第十六条　进行各种动物实验时，应当按动物实验技术要求进行。要善待动物，手术时进行必要的无痛麻醉。

第四章　医学实验动物检疫

第十七条　引进医学实验动物，应当遵守《中华人民共和国进出境动植物检疫法》和《中华人民共和国进出境动植物检疫法实施条例》。不得从具有人畜共患传染病的疫区引进动物。

第十八条　引进野生动物时，应当遵守《中华人民共和国野生动物保护法》。引进单位在原地进行检疫，确认无人畜共患病并取得当地卫生防疫部门的证明后方可引进。

第十九条　实验动物发生异常死亡时，应及时查明原因并记录在案，分别情况，妥善处理。

（一）发生实验动物烈性传染病时，要立即逐级向有关医学实验动物管理委员会报告，并视具体情况立即采取相应必要的措施。

（二）发生人畜共患病时，除立即报有关医学实验动物管理委员会外，还必须立即报当地卫生防疫部门，采取紧急措施，防止疫情蔓延。对有关人员要进行严格检疫、监护和预防治疗。

（三）发生传染病流行时对饲养室内外环境要采取严格的消毒、杀虫、灭鼠措施。同时需要封锁、隔离整个饲养区；解除隔离时应当经消毒、杀虫，灭鼠处理后，经检测无疫情发生和超过潜伏期后，方可对外开放。

第五章　医学实验动物工作人员

第二十条　医学实验动物生产、供应单位应当有适当比例的高级、中级和初级科研人员，各类人员都应遵守本细则及各项规章制度。

第二十一条　凡从事医学实验动物饲育和动物实验工作的技术人员实行岗位资格认可制度。从事和参与医学实验动物工作的人员，必须掌握医学实验动物的基础知识、有关法律法规及各种规章制度，并取得《医学实验动物技术人员岗位资格认可证书》。

第二十二条　对全国从事医学实验动物的饲养员、实验员根据国家劳动部、卫生部人事司对全国卫生系统实验动物饲养员、实验员晋级考核标准和对各类医学实验动物技术人员及技术工人的培训考核办法的要求，由有关人事部门和省级医学实验动物管理委员会负责实施。

第二十三条　从事医学实验动物饲育和动物实验的工作人员有权享受相应的劳动保护和福利待遇。

第二十四条　从事医学实验动物饲育和动物实验工作人员，应定期进行身体健康检查，发现患有传染病者，特别是人畜共患传染病者，应及时调换工作。

第六章　医学实验动物监督管理和质量检测

第二十五条　全国医学实验动物工作实行三级管理：卫生部医学实验动物管理委员会、省级医学实验动物管理委员会、单位医学实验动物管理委员会或小组。

第二十六条　卫生部医学实验动物管理委员会主要职责是：

1．在卫生部领导下，负责指导、协调和监督省、自治区、直辖市医学实验动物管理工作。

2．在卫生部领导下，负责制定《医学实验动物标准》、《医学实验动物质量监测手册》、《医学实验动物合格证书》、《医学实验动物教学大纲》。

3．对全国医学实验动物科学的发展、预测、评估、技术政策、组织协调等提供咨询。

4．参与对卫生部医学实验动物和动物实验科研课题论证和科研成果评审。

第二十七条 省、自治区、直辖市医学实验动物管理委员会在卫生厅（局）领导下，负责本辖区的医学实验动物管理工作：

1. 受理本辖区卫生系统各单位对实验动物合格证书的申请，组织检查、验收、核发和收回证书。

2. 指导和监督本辖区内各单位医学实验动物管理委员会或小组的业务工作。

3. 负责向卫生部医学实验动物管理委员会备案所核发的各类合格证书。

第二十八条 各单位医学实验动物管理委员会或小组，负责本单位的实验动物管理工作：

1. 贯彻落实实验动物管理法规和各项规章制度。

2. 接受省级医学实验动物管理委员会的指导和监督检查。

3. 组织专家对医学动物实验课题进行论证。

4. 组织本单位从事医学实验动物和动物实验人员进行岗位技术培训。

第二十九条 卫生部对医学实验动物质量实行两级管理制度：卫生部医学实验动物质量检测中心和省级医学实验动物质量检测中心。

1. 卫生部医学实验动物质量检测中心负责全国医学实验动物质量检测工作，不定期对医学实验动物进行抽检；对省级实验动物质量检测中心的工作进行业务指导和技术监督。

2. 省级医学实验动物质量检测中心负责本辖区医学实验动物质量检测工作。对辖区内医学实验动物和动物实验质量进行定期质量检测和抽查；接受卫生部医学实验动物质量检测中心的业务指导和技术监督。

第三十条 医学实验动物质量检测机构应当严格执行卫生部《医学实验动物标准》、《医学实验动物监测手册》，统一医学实验动物质量检测方法，保证质量检测的可靠性、准确性、可比性及公正性。

第七章 奖励与处罚

第三十一条 从事医学实验动物和动物实验的单位和个人在工作中取得显著成绩的应给予表彰、奖励。

第三十二条 应用不合格实验动物或在不合格医学实验环境设施内进行的科学实验、鉴定或安全评价的结果无效。其研究成果不得上报，科研课题不能申请，论文不予发表，生产的产品不得使用。

第三十三条 对违反本实施细则者，由卫生部或省级以上卫生行政部门视情节轻重予以警告，并责令限期改进。

第八章 附 则

第三十四条 本细则由卫生部负责解释。

第三十五条 本细则自发布之日起施行。

附录 4-1 哺乳类实验动物的遗传质量控制（GB14923—94）

（1994 年由国家技术监督局颁发）

1 主题内容与适用范围

本标准规定哺乳类实验动物的遗传分类及命名原则、繁殖交配方法和近交系动物的遗传质量标准。本标准适用于哺乳类实验动物的遗传分类、命名、繁殖及近交系小鼠、大鼠的遗传纯度检测。

2 实验动物的遗传分类及命名

根据遗传特点的不同，实验动物分为近交系、封闭群和杂交群。

2.1 近交系（Inbred strain）

2.1.1 定义

经至少连续 20 代的全同胞兄妹交配培育而成，品系内所有个体都可追溯到起源于第 20 代或以后代数的一对共同祖先，该品系称为近交系。

经连续 20 代以上亲代与子代交配与全同胞兄妹交配有等同效果。

近交系的近交系数（Inbreding coefficient）应大于 99％。

2.1.2　命名

近交系一般以大写英文字母命名，亦可以用大写英文字母加阿拉伯数字命名，符号应尽量简短，如 A 系、TA1 系等。

2.1.3　近交代数

近交系的近交代数用大写英文字母 F 表示。例如：当一个近交系的近交代数为 87 代时，写成（F87）。

2.1.4　亚系（Substrain）

2.1.4.1　亚系的形成

近交系的亚系分化是指一个近交系内各个分支的动物之间，已经发现或十分可能存在遗传差异。通常下述三种情况会发生亚系分化：

a. 在兄妹交配代数达 40 代以前形成的分支（也即分支发生于 F20 到 F40 之间）。

b. 一个分支与其他分支分开繁殖超过 100 代。

c. 已发现一个分支与其他分支存在遗传差异。产生这种差异的原因可能是残留杂合、突变或遗传污染（Genetic contamination）（即一个近交系与非本品系动物之间杂交引起遗传改变）。由于遗传污染形成的亚系，通常与原品系之间遗传差异较大，因此，对这样形成的亚系应重新命名。例如：由 Glaxo 保持的 A 近交系在发生遗传污染后，重新命名为 A2G。

2.1.4.2　亚系的命名

亚系的命名方法是在原品系的名称后加一道斜线，斜线后标明亚系的符号。亚系的符号可以是以下三种：

a. 数字，如 DBA/1、DBA/2 等。

b. 培育与产生亚系的单位或人的缩写英文名称，第一个字母用大写，以后的字母用小写。使用缩写英文名称时应注意不要和已公布过的名称重复。例如：A/He 表示 A 近交系的 Heston 亚系，CBA/J 表示由美国杰克逊研究所保持的 CBA 近交系的亚系。

c. 当一个保持者保持的一个近交系具有两个以上的亚系时，可用在数字后再加保持者的缩写英文名称来表示亚系。如：C57BL/6J、C57BL/10J 分别表示由美国杰克逊研究所保持的 C57BL 近交系的两个亚系。

d. 作为以上命名方法的例外情况是一些建立及命名较早，并为人们所熟知的近交系，亚系名称可用小写英文字母表示，如 BALB/c、C57BR/cd 等。

2.1.5　支系（Subline）

2.1.5.1　支系的形成

产生支系的具体情况有：

a. 经人为技术处置，如卵子移植、人工喂养、代乳、卵巢移植或胚胎冷冻等。

b. 种群转移到新的保持者。

2.1.5.2　支系的命名

a. 经人为技术处置形成的支系，应在原品系名称后附加一个小写英文字母标明处理方式，具体符号是：

卵子移植	e	奶母代乳	f
人工喂养	h	卵巢移植	o
人工喂养加奶母代乳	fh	冷冻胚胎	p

代乳的奶母动物或接受移植的卵子、卵巢的受体动物在上述符号后标明品系名称或缩写的品系名称。如：C3Hf、C3HfC57BL、C3HfB 都是表示由 C57BL 品系代乳的 C3H 近交系。C3HeB 表示 C3H 近交系的受精卵移植于 C57BL 品系雌鼠。

b. 用代乳等人为技术处置的目的之一是去除或植入垂直感染的病毒。当去除或植入的病毒十分明确时，用下面方法表示：在品系名称后加一横线，以大写英文字母标明病毒名称，最后加上一个"＋"或"－"的符号，分别表示植入或去除。例如：C3H/HeN-MTV＋，表示将纯化的小鼠胸腺病毒接种于剖宫手术取得的 C3H/HeN 品系的幼鼠。

　　c. 一个近交系引种到另一个单位时，由于环境条件的改变，随着繁殖代数的增加，也可能产生遗传上的差异。由引种形成的支系用下法表示：原品系或亚系名称后加一斜线。如：C57BL/6J/Lac 表示由英国实验动物中心（Lac）保持的 C57BL/6J 近交系的支系。

　　经过数次引种的支系，一般只在品系或亚系名称后标明现在保种单位的名称，而不累计式地依次标明各中间引种单位的名称。

2.1.6　重组近交系（recombinant inbred strain）

2.1.6.1　定义

　　由两个近交系杂交后，经连续 20 代以上兄妹交配育成的近交系，称为重组近交系。

2.1.6.2　命名

　　由两个亲代近交系的缩写名称中间，加大写英文字母 X 命名。由相同双亲交配育成的一组近交系，用阿拉伯数字予以区分。

　　例如：由 BALB/c 与 C57BL 两个近交系杂交育成的一组重组近交系，分别命名为 CXB1、CXB2……

　　对常用近交系小鼠的缩写名称规定如下：

近交系	缩写名称	近交系	缩写名称
C57BL/6	B6	BALB/c	C
DBA/2	D2	C3H	C3
CBA	CB		

2.1.7　同源突变近交系（coisogenic inbred strain）

2.1.7.1　定义

　　两个近交系，除了在一个指明位点等位基因不同外，其他遗传基因全部相同，称为同源突变近交系，简称同源突变系。

　　同源突变系一般皆由近交系发生基因突变而形成。

2.1.7.2　命名

　　由发生突变的近交系名称后加突变基因符号（用英文斜体印刷体）组成，两者之间以连接号分开。如：DBA/Ha-*D*。

　　当突变基因必须以杂合子形式保持时，用"＋"号代表野生型基因。如：A/Fa　－　＋/c。

2.1.8　同源导入近交系（同类近交系）（congenic inbred strain）

2.1.8.1　定义

　　通过杂交-互交（cross-intercross）或回交（backcross）等方式将一个基因导入到近交系中，由此形成的一个新的近交系与原来的近交系只是在一个很小的染色体片段上的基因不同，称为同源导入近交系（同类近交系），简称同源导入系（同类系）。

2.1.8.2　命名

　　同源导入系名称由以下三部分组成：

　　a. 接受导入基因的近交系名称。

　　b. 提供导入基因的近交系的缩写名称，并与 a 之间用英文句号分开。

　　c. 导入基因的符号（用英文斜体），与 b 之间以连字符分开。

　　例如：B10. 129-*H*-12*b*

　　表示该同源导入近交系的遗传背景为 C57BL/10sn（＝B10），导入 B10 的基因为 *H*-12*b*，基因提供者为 129/J 近交系。

2.2　封闭群（远交群）（closed colony or outbred stock）

2.2.1　定义

　　以非近亲交配方式进行繁殖生产的一个实验动物种群，在不从其外部引入新个体的条件下，至少连续繁殖 4 代以上，称为一个封闭群，或叫远交群。

2.2.2 命名

封闭群由 2~4 个大写英文字母命名；种群名称前标明保持者的英文缩写名称，第一个字母须大写，后面的字母小写，一般不超过 4 个字母。保持者与种群名称之间用冒号分开。

例如：N：NIH 表示由美国国立卫生研究院（N）保持的 NIH 封闭群小鼠。Lac：LACA 表示由英国实验动物中心（Lac）保持的 LACA 封闭群小鼠。

某些命名较早，又广为人知的封闭群动物，名称与上述规则不一致时，仍可沿用其原来的名称。如：Wistar 大鼠封闭群，日本的 ddy 封闭群小鼠等。

把保持者的缩写名称放在种群名称的前面，而两者之间用冒号分开，是封闭群动物与近交系动物命名中最显著的区别。除此之外，近交系命名中的规则及符号也适用于封闭群动物的命名。

2.3 杂交群（hybrids）

2.3.1 定义

由不同品系或种群之间杂交产生的后代称为杂交群。

2.3.2 命名

杂交群应按以下方式命名：以雌性亲代名称在前，雄性亲代名称居后，两者之间以大写英文字母"X"相连表示杂交。将以上部分用括号括起，再在其后标明杂交的代数，如 F1、F2 等。

对品系或种群的名称可使用通用的缩写名称。

例如：（C57BL/6XDBA/2）F1，等于 B6D2F1；（NMRIXLAC）F2。

3 实验动物的繁殖方法

由于近交系与封闭群动物具有不同的遗传特点，因此，应分别选择相应的繁殖方法。

3.1 近交系动物的繁殖方法

选择近交系动物繁殖方法的原则，是保持近交系动物的同基因性及其基因纯合性。

3.1.1 引种

作为繁殖用原种的近交系动物必须遗传背景明确，来源清楚，有较完整的资料（包括品系名称、近交代数、遗传基因特点及主要生物学特征等）。引种动物应来自近交系的基础群。

3.1.2 近交系动物的繁殖可分为基础群（foundation stock）、血缘扩大群（pedigree expansion stock）和生产群（production stock）。当近交系动物生产供应数量不是很大时，一般不设血缘扩大群，仅设基础群和生产群。

3.1.2.1 基础群

设基础群的目的，一是保持近交系自身的传代繁衍，二是为扩大繁殖提供种动物。

a. 基础群严格以全同胞兄妹交配方式进行繁殖。

b. 基础群应设动物个体记录卡（包括品系名称、近交代数、动物编号、出生日期、双亲编号、离乳日期、交配日期、生育记录等）和繁殖系谱。

c. 基础群（包括血缘扩大群）动物不超过 5~7 代，都应能追溯到一对共同祖先。

3.1.2.2 血缘扩大群

血缘扩大群的种动物来自基础群。

a. 血缘扩大群以全同胞兄妹交配方式进行繁殖。

b. 血缘扩大群动物应设个体繁殖记录卡。

c. 血缘扩大群动物不超过 5~7 代，都应能追溯到其在基础群的一对共同祖先。

3.1.2.3 生产群

生产群的目的是生产供应实验用近交系动物。生产群种动物来自基础群或血缘扩大群。

a. 生产群动物一般以随机交配方式进行繁殖。

b. 生产群动物应设繁殖记录卡。

c. 生产群动物随机交配繁殖代数，一般不应超过 4 代。

3.2 封闭群动物的繁殖方法

选择封闭群动物繁殖方法的原则，是尽量保持封闭群动物的基因异质性及多态性，避免近交系数随繁殖代数增加而过快上升。

3.2.1 引种

作为繁殖用原种的封闭群动物必须遗传背景明确，来源清楚，有较完整的资料（包括种群名称、来源、遗传基因特点及主要生物学特性等）。

为保持封闭群动物的遗传异质性及基因多态性，引种动物数量要足够多，小型啮齿类封闭群动物引种数目一般不能少于 25 对。

3.2.2 繁殖

为保持封闭群动物的遗传基因的稳定，封闭群应足够大，并尽量避免近亲交配。根据封闭群的大小，选用循环交配法等方法进行繁殖。具体方法如附录 4-2 所示。

4 近交系动物的遗传质量监测（genetic quality control of inbred strains of animals）

4.1 近交系动物的遗传质量标准必须符合以下要求：

4.1.1 具有明确的品系背景资料，包括：品系名称、近交代数、遗传组成、主要生物学特性等，并能充分表明新培育的或引种的近交系动物符合近交系定义的规定。

4.1.2 用于近交系保种及生产的繁殖系谱及记录卡应清楚完整，繁殖方法科学合理。

4.1.3 经遗传检测（生化标记基因检测法、皮肤移植法、免疫标记基因检测法等）质量合格。

4.2 近交系小鼠、大鼠遗传检测方法及实施

4.2.1 生化标记基因检测法（biochemical markers）

本方法是近交系动物遗传纯度常规检测中的首选方法。

4.2.1.1 抽样

对基础群，凡在子代留有种鼠的双亲动物都应进行抽样检测。

对生产群，按表 4-1-1 要求从每个近交系中随机抽取成年动物，雌雄各半进行抽样检测。

表 4-1-1

生产群中雌性种鼠数量	抽样数目
100 只以下	6 只
100 只以上	≥6%

4.2.1.2 生化标记基因的选择及常用近交系动物的生化遗传概貌

近交系小鼠选择位于 10 个染色体上的 13 个生化位点，近交系大鼠选择 7 个生化位点，作为遗传检测的生化标记。以上生化标记基因的名称及常用近交系动物的生化标记遗传概貌见附录 4-3。

4.2.1.3 结果判断，见表 4-1-2。

表 4-1-2

检测结果	判断	处理
与标准遗传概貌完全一致	未发现遗传变异，遗传质量合格	
有一个位点的标记基因与标准遗传概貌不一致	可疑	增加检测位点数目和增加检测方法后重检，确实只有一个标记基因改变可命名为同源突变系
两个或两个以上位点的标记基因与标准遗传概貌不一致	不合格	淘汰，重新引种

4.2.2 皮肤移植法（skin grafting）

每个品系随机抽取至少 4 只相同性别的成年动物，进行同系异体皮肤移植。移植全部成功者判为合格，发生非手术原因引起的移植物的排斥判为不合格。

4.3 除生化标记基因检测法、皮肤移植法外，还可选用其他方法对近交系动物进行遗传质量检测。如：毛色基因测试法（coat color gene testing）、免疫标记基因检测法（immunogenetic markers）、下颌骨测量法

（mandible measurement）、染色体标记检测法（cytogenetic techniques）等。

4.4　检测时间间隔

近交系动物生产群每年至少进行一次遗传质量检测。

附录4-2　实验动物封闭群的繁殖方法

1　基本要求

保持封闭群条件，无选择，以非近亲交配方式进行繁殖，每代近交系数上升不超过百分之一。

2　方法的选择

封闭群的种群大小、选择方法及交配方法是影响封闭群繁殖过程中近交系数上升的主要因素，应根据种群的大小，选择适宜的繁殖交配方法。

2.1　当封闭群中每代交配的雄种动物数目为10～25只时，一般采用最佳避免近交法，也可采用循环交配法。

2.2　当封闭群中每代交配的雄种动物数目为26～100只时，一般采用循环交配法，也可采用最佳避免近交法。

2.3　当封闭群中每代交配的雄种动物数目多于100只时，一般采用随选交配法，也可采用循环交配法。

3　交配方法

3.1　最佳避免近交法（maximum avoidance of inbreeding system）

3.1.1　留种

每只雄种动物和每只雌种动物，分别从子代各留一只雄性动物和雌性动物，作为繁殖下一代的种动物。

3.1.2　交配

动物交配时，尽量使亲缘关系较近的动物不配对繁殖，编排方法尽量简单易行。

a. 某些动物品种，如小鼠、大鼠等，生殖周期较短，易于集中安排交配，可按下述方法编排配对进行繁殖：假设一个封闭群有16对种动物，分别标以笼号1、2、3……16。设 n 为繁殖代数（n 为自1开始的自然数）。n 代所生动物与 $n+1$ 代交配编排见表4-2-1。

表 4-2-1　　　　　　　　　　　最佳避免近交法的交配编排

$n+1$ 代笼号	雌种来自 n 代笼号	雄种来自 n 代笼号
1	1	2
2	3	4
3	5	6
⋮	⋮	⋮
8	15	16
9	2	1
10	4	3
⋮	⋮	⋮
16	16	15

b. 某些动物品种，如犬、猫、家兔等，生殖周期较长，难于按上述方式编排交配。只要保持种群规模不低于10只雄种，20只雌种的水平；留种时每只雌、雄种各留一只子代雌、雄动物作种；交配时尽量避免近亲交配，则可以把繁殖中每代近交系数的上升幅度控制在较低的程度。

3.2　循环交配法（rotational mating system）

注：附录4-2系附录4-1的补充件。

3.2.1 应用范围

循环交配法广泛适用于中等规模以上的实验动物封闭群。其优点一是可以避免近亲交配，二是可以保证种动物对整个封闭群有比较广泛的代表性。

3.2.2 实施办法

a. 将封闭群划分成若干个组，每组包含有多个繁殖单位（一雄一雌单位，一雄二雌单位，一雄多雌单位等）。

b. 安排各组之间以系统方法进行交配。举例说明如下：

例1：一封闭群每代有48笼繁殖用种动物（一雄种一雌种，或一雄种多雌种）。先将其分成8个组，每组有6笼。各组随机选留一定数量的种动物，然后在各组之间按以下排列方法进行交配，如表4-2-2所示。

表 4-2-2　　　　　　　　　　　　　　循环交配法组间交配编排

新组编号	雄种动物原组编号	雌种动物原组编号
1	1	2
2	3	4
3	5	6
4	7	8
5	2	1
6	4	3
7	6	5
8	8	7

3.3　随选交配法（chance mating system）

3.3.1 应用范围

当封闭群的动物数量非常多（繁殖种动物在100个繁殖单位以上），不易用循环交配法进行繁殖时，可用随选交配法。

3.3.2 实施办法

从整个种群中随机选取种动物，然后任选雌雄种动物交配繁殖。

附录 4-3　常用近交系小鼠、大鼠的生化标记基因

表 4-3-1　　　　　　　　　　　　常用近交系小鼠的生化标记基因

生化标记			主要近交系小鼠的标记基因				
符号	染色体位置	中文名称	A	AKR	C3H/He	C57BL/6	CBA/N
Car-2	3	碳酸酐酶-2	*b*	*a*	*b*	*a*	*a*
Ce-2	17	过氧化氢酶-2	*a*	*b*	*b*	*a*	*b*
Es-1	8	酯酶-1	*b*	*b*	*b*	*a*	*b*
Es-3	11	酯酶-3	*c*	*c*	*c*	*a*	*c*
Es-10	14	酯酶-10	*a*	*b*	*b*	*a*	*b*
Gpd-1	4	葡萄糖-6-磷酸脱氢酶-1	*b*	*a*	*b*	*b*	*a*
Gpi-1	7	葡萄糖磷酸异构酶-1	*a*	*a*	*b*	*b*	*a*
Hbb	7	血红蛋白-链	*d*	*a*	*d*	*s*	*d*
Id-1	1	异柠檬酸脱氢酶-1	*a*	*b*	*a*	*a*	*b*
Mod-1	9	苹果酸酶-1	*a*	*b*	*a*	*a*	*b*
Mup-1	4	尿主蛋白-1	*a*	*a*	*a*	*a*	*a*
Pgm-1	5	磷酸葡萄糖变位酶-1	*a*	*a*	*a*	*a*	*b*
Trf	9	转铁蛋白	*b*	*b*	*b*	*b*	*a*

注：附录 4-3 系附录 4-1 的补充件。

续表

生化标记			主要近交系小鼠的标记基因					
符号	染色体位置	中文名称	BALB/C	DBA/1	DBA/2	TA1	TA2	615
Car-2	3	碳酸酐酶-2	*b*	*a*	*b*	*b*	*a*	*a*
Ce-2	17	过氧化氢酶-2	*b*	*b*	*b*	*a*	*b*	*b*
Es-1	8	酯酶-1	*b*	*b*	*b*	*a*	*b*	*b*
Es-3	11	酯酶-3	*a*	*c*	*c*	*a*	*c*	*c*
Es-10	14	酯酶-10	*a*	*b*	*b*	*b*	*a*	*a*
Gpd-1	4	葡萄糖-6-磷酸脱氢酶-1	*b*	*a*	*b*	*b*	*b*	*b*
Gpi-1	7	葡萄糖磷酸异构酶-1	*a*	*a*	*a*	*a*	*b*	*a*
Hbb	7	血红蛋白-链	*d*	*d*	*d*	*s*	*d*	*s*
Id-1	1	异柠檬酸脱氢酶-1	*a*	*b*	*b*	*a*	*a*	*a*
Mod-1	9	苹果酸酶-1	*a*	*a*	*a*	*a*	*b*	*b*
Mup-1	4	尿主蛋白-1	*a*	*a*	*a*	*b*	*b*	*b*
Pgm-1	5	磷酸葡萄糖变位酶-1	*a*	*b*	*b*	*a*	*b*	*b*
Trf	9	转铁蛋白	*b*	*b*	*b*	*b*	*b*	*b*

表 4-3-2　　　　　　　　　　常用近交系大鼠的生化标记基因

生化标记		常用近交系大鼠的生化标记基因					
符号	中文名称	ACI	F344	LEW/M	LOU/C	SHR	WKY
Es-3	酯酶-3	*a*	*a*	*d*	*a*	*b*	*d*
Es-4	酯酶-4	*b*	*b*	*b*	*b*	*a*	*b*
Es-6	酯酶-6	*b*	*a*	*a*	*b*	*a*	*a*
Es-9	酯酶-9	*a*	*a*	*c*	*a*	*a*	*c*
Es-10	酯酶-10	*a*	*a*	*b*	*a*	*a*	*b*
AKp-1	碱性磷酸酶-1	*b*	*a*	*a*	*a*	*a*	*b*
Cat	过氧化氢酶	*a*	*a*	*a*	*a*	*b*	*b*

附加说明：

本标准由国家科学技术委员会提出，由中国生物工程开发中心归口。

本标准由中国药品生物制品检定所动物中心、中国医科院实验动物研究所和军事医学科学院动物中心负责起草。

本标准主要起草人刑瑞昌。

附录 5　　　实验动物环境指标国家标准（GB14925—94）

项　目		开放系统	亚屏障系统	屏障系统	隔离系统
温度（℃）		18～29	18～29	18～29	18～29
日温差（℃）	≤		3	3	3
相对湿度（%）		40～70	40～70	40～70	40～70
换气量（次/h）			10～20	10～20	10～20
气流速度（m/s）	≤		0.18	0.18	0.18
梯度压差（Pa）			20～50	20～50	20～50
空气洁净度（级）			100 000	10 000	100
落下菌数（个/皿时）	≤		12.2	2.45	0.49
氨浓度（mg/m³）	≤	14	14	14	14
噪声（dB）	≤	60	60	60	60
工作照度（lx）		150～300	150～300	150～300	150～300
昼夜明暗交替时间（h）		12/12 或 10/14	12/12 或 10/14	12/12 或 10/14	12/12 或 10/14

附录6　实验动物病原菌检测等级国家标准（GB14922—94）

动物等级	病原菌	小鼠	大鼠	豚鼠	地鼠	兔
一级：普通动物	沙门菌(salmonella sp)	●	●	●	●	●
	单核细胞增多性李杆菌(listeria monocytogenes)	○	○	○	○	○
	假结核耶菌(yersinia pseudotuberculosis)	○	○	○	○	○
	皮肤病原真菌(pathogenic dermal fungi)	●	●	●	●	●
二级：清洁动物	多杀巴杆菌(pasteurella multocida)	●	●	●	●	●
	支气管败血性波杆菌(bordetella bronchiseptica)	●	●	●		
	小肠结肠炎耶菌(yesinia enterocolitica)	○	○	○	○	○
	肺支原体(mycoplasma pulmonis)	●	●	●		
	鼠棒状杆菌(corynebacterium kutscheri)	●	●	●		
	泰泽菌(bacillus piliformis)	●	●	●		
	大肠杆菌(escherichia coli 0115 a, C, K (B))	○				
	嗜肺巴杆菌(paseurella pneumotropica)		●	●	●	●
三级：无特殊病原体动物	肺炎克雷伯菌(klebsiella pneumoniae)	●	●	●	●	●
	金黄色葡萄球菌(staphylococcus aureus)	●	●	●	●	●
	肺炎链球菌(streptococcus pnemoniae)	●	●	●	●	●
	乙型溶血性链球菌(β-hemolytic streptococcus)	●	●	●	●	●
	绿脓杆菌(Pseudomonas aeruginosa)	●	●	●	●	●
四级：无菌动物	无任何可查到的细菌	●	●	●	●	●

注："●"必须检查，要求阴性；"○"必要时检查，要求阴性。

附录7　实验动物病毒检测等级国家标准（GB14922—94）

动物等级	病毒	小鼠	大鼠	豚鼠	地鼠	兔
一级：普通动物	淋巴细胞性脉络丛脑膜炎病毒（lymphocytic choriomeningitis virus, LCM）	●		●	●	
	流行性出血热病毒（epidemic hemorrhagic fever virus, EHFV）	●	●			
	脱脚病病毒（鼠痘病毒）ectromelia virus（Poxvirus of mice）	●				
	兔出血症病毒（rabbit hemorrhagic disease virus）					●
二级：清洁动物	小鼠肝炎病毒(mouse hepatitis virus, MHV)	●				
	仙台病毒(sendai virus)	●	●	●	●	
三级：无特殊病原体动物	仙台病毒(sendai virus)					●
	小鼠肺炎病毒(pneumonia virus of mice, PVM)	●	●	●	●	
	呼肠弧病毒Ⅲ型(reovirus type Ⅲ型, Reo-3)	●	●			
	小鼠脑脊髓炎病毒(mouse encephalomyelitis virus (GD7)	●				
	小鼠腺病毒(mouse adenovirus, MAD)	●				
	小鼠细小病毒(minute virus of mice, MVM)	●				
	多瘤病毒(polyoma virus)	●				
	轮状病毒(rota virus)					●
	大鼠细小病毒 H-1 株(rat parvovirus H-1)		●			
	大鼠细小病毒 RV 株(rat parvovirus RV)		●			
	大鼠冠状病毒/大鼠延泪腺炎病毒(rat corona virus, RCV)/(Sialoacryoadenits virus, SDAV)		●			
四级：无菌动物	无任何可查到的病毒					

注："●"必检项目，要求阴性。

附录8　实验动物寄生虫检测等级国家标准(GB14922—94)

动物等级				寄生虫	小鼠	大鼠	豚鼠	地鼠	兔
四级：无菌动物	三级：无特殊病原体动物	二级：清洁动物	一级：普通动物	体外寄生虫(节肢动物)(ectoparasite)	●	●	●	●	●
				弓形体(toxoplasma gondii)	●	●	●		●
				兔脑胞内原虫(encephalitizoon cuniouli)	○	○	○		●
				爱美尔球虫(eimaria sP.)					●
				卡氏肺孢子虫(pneumocystis carinii)	○	○		○	●
				带绦虫幼虫(taenia sp.)	●	●	●		●
				膜壳绦虫(hymenolepis sp.)	●	●	●		●
				管状线虫(syphacia)	●	●			●
				四翼无刺线虫(aspicluris tetrapiera)	●	●			
				栓尾线虫(passaluras sp)				●	●
				鼠膀胱线虫(trichosomoides crassicauda)	●	●		●	
				毛滴虫(trichomonas sp.)	●	●		●	
				鼠贾第鞭毛虫(glardia muris)	●	●		●	
				鼠六鞭毛虫(spironucleus muris)	●	●		●	
				小袋鞭毛虫(balantidium sp)				●	
				无任何可查到的寄生虫					

注："●"必须检查,要求阴性;"○"必要时检查,要求阴性。

附录9　实验动物全价营养饲料营养成分常规检测指标 (GB14924—94)

项　目	大鼠、小鼠		家兔		豚鼠		仓鼠	犬	猫	猕猴
	繁殖用	育成用	繁殖用	育成用	繁殖用	育成用	饲育用	饲育用	繁殖用	饲育用
水分(%)	≤10	10	11	11	11	11	10	7	7	7
粗蛋白(%)	≥20	18	17	14	20	17	21	18	30	16
粗脂肪(%)	≥4	3	3	3	3	3	3	3	4	2
粗纤维(%)	≤5	5	10~15	10~15	10~16	10~16	6	3	4	4
粗灰分(%)	≤8	8	9	9	9	9	8	9	8	7
钙(%)	0.8~1.8	0.8~1.8	1.0~1.5	1.0~1.5	1.0~1.5	1.0~1.5	1.0~1.5	1.0~1.5	1.0~1.5	0.8~1.5
磷(%)	0.6~1.2	0.6~1.2	0.5~0.8	0.5~0.8	0.5~0.8	0.5~0.8	0.5~0.8	0.5~0.8	0.5~0.8	0.4~0.7

附录 10　　实验动物全价营养饲料维生素指标(GB14924—94)

项　目		大鼠、小鼠料		家兔料	豚鼠料	仓鼠料	犬料	猫料	猕猴料
		繁殖用	育成用						
维生素 A(U)	≥	1400	700	600	350	1000	800	1000	550
维生素 D(U)	≥	60	30		30	200	200	100	220
维生素 E(U)	≥	12	6	4.0	6.0	10		8	5.5
维生素 K(mg)	≥	0.3	0.15		1.0	0.1			0.1
维生素 B$_1$(mg)	≥	0.8	0.4		0.4		0.2	0.5	0.4
维生素 B$_2$(mg)	≥	1.0	0.5		0.5		0.4	0.5	0.5
维生素 B$_6$(mg)	≥	1.2	0.6	4.0	0.6		4.6	0.4	0.5
烟酸(mg)	≥	2.0	1.0		5.0		5.0	4.5	1.1
泛酸(mg)	≥	2.4	1.2		1.2		0.03	1.0	1.3
叶酸(mg)	≥				1.0			0.1	
生物素(mg)								0.005	
维生素 B$_{12}$(μg)	≥	1.0	0.5					2.0	11.0
胆碱(mg)				100	120			200	
维生素 C(mg)					150				170

注:此表为每百克饲料中的含量。

附录 11　　实验动物全价营养饲料氨基酸指标(GB14924—94)

项　目		大鼠、小鼠料	家兔、豚鼠料	仓鼠料	犬料	猫料	猕猴料
赖氨酸(%)	≥	1.32	0.85	0.90	1.51	1.57	0.85
蛋氨酸 + 胱氨酸(%)	≥	0.99	0.60	0.60	0.69	0.80	0.38
精氨酸(%)	≥	1.10	0.75	1.30	1.61	1.93	0.99
组氨酸(%)	≥	0.55	0.30	0.45	0.64	0.71	0.44
色氨酸(%)	≥	0.33	0.30	0.25	0.34	0.32	0.23
苯丙氨酸 + 酪氨酸(%)	≥	1.10	1.60	1.90	1.78	2.05	1.31
苏氨酸(%)	≥	0.88	0.75	0.80	0.98	1.12	0.63
亮氨酸(%)	≥	1.76	1.60	1.50	1.95	2.68	1.35
异亮氨酸(%)	≥	1.11	0.85	1.00	1.91	1.28	0.82
缬氨酸(%)	≥	1.21	1.00	1.00	1.34	1.49	0.90

注:此表为每百克饲料中的含量。

附录 12　　实验动物全价营养饲料常量与微量元素指标
(GB14924—94)

项　目		大鼠、小鼠料	家兔、豚鼠料	仓鼠料	犬料	猫料	猕猴料
镁(g)	≥	2.0	2.0	2.0	0.2	0.2	0.2
钾(g)	≥	5.0	6.0	0.8	0.5	0.8	0.5
铁(mg)	≥	100.0	100.0	120.0	150.0	120.0	120.0
锰(mg)	≥	75.0	40.0	30.0	20.0	10.5	20.0
铜(mg)	≥	10.0	10.0	9.0	5.0	4.5	5.0
锌(mg)	≥	18.0	50.0	30.0	15.0	15.0	15.0
碘(mg)	≥	0.2	0.2				

注:此表为每千克饲料中的含量。

附录 13　实验动物全价营养饲料微生物控制指标（GB14924—94）

项　目		大鼠、小鼠料	兔料	豚鼠料	仓鼠料	犬料	猫料	猕猴料
菌落总个数(个/g)	≤	$5×10^4$	$1×10^5$	$1×10^5$	$1×10^5$	$5×10^4$	$5×10^4$	$5×10^4$
大肠菌群(个/g)	≤	40	40	40	40	40	40	40
霉菌数(个/g)	≤	100	100	100	100	100	100	100
致病菌(沙门菌)(个/g)		无	无	无	无	无	无	无

附录 14　实验动物繁殖生理数据

项目	小鼠	大鼠	仓鼠	豚鼠	兔	猫	犬	猕猴
性成熟年龄　♂ ♀	6~7周 5~7周	6~8周 7~9周	4~6周 5~7周	8周 10周	6~7月龄 5~6月	9月 7月	6~8月 7~9月	3~4年 1.5~2.5年
初配年龄　♂ ♀	8周 6~8周	12~14周 12~14周	7~8周 7~8周	10~12周 12~14周	6~7月 5~6月	9~12月 7~9月	8~10月 9~11月	6年 5年
繁殖季节 发情类型	全年 多发情 周期	全年 多发情 周期	全年 多发情 周期	全年 多发情 周期	全年 多发情 周期	春、秋 季节性 多周期	春、秋 两次	11~3月 11~3月 每月1次
发情周期(d)	4~5	4~5	4	16~19	—	15~21	180	28
发情持续时间	9~20h	9~20h	4~23h	6~15h	—	4d	9d	4~6d
排卵时间(自发情开始)	2~3h	8~11h	发情 开始前	10h	交配后 10.5h	交配后 24~36h	早于发情	月经开始后 11~15d
妊娠期(d)	19~21	21~23	16~18	65~72	31~32	58~64	58~63	165~170
每窝平均产仔数	6(1~18)	8(1~16)	7(3~14)	3.5(1~6)	6(1~10)	3~5	4~8	1
初生仔重(g)	1.0~1.5	5~6	2	85~90	50~80	90~130	200~500	300~600
哺乳期(d)	21	21	21	21	4.5	60	60	6~8个月
离乳体重(g)	10~12	35~40	37~42	60~170	1000			
生殖寿命　♂ ♀	1.0~1.5年 6~8窝	1年 1年	2年 1年或4~5窝	5年 4~5年	1~3年 1~3年	5~7年 8~10年	6~14年 6~10年	12~15年 12~15年

注：此表引自颜呈准、刘瑞三《实验动物科学管理手册》，略有修改。

实验动物饲料、饮水要求量和排便、排尿量

动物种类	饲料要求量 [g/(只·d)]	饮水要求量 [mL/(只·d)]	排便量 (g/d)	排尿量 (mL/d)	发热量 [(J)/(只·h)]
猕猴	113~907 (100~300)	200~950 (450)	110~300	110~550	1061~3263
马	7700~16300	19000~45400	11300~22700	1900~11400	8974.7~12238.2
牛	7300~12700	38000~53000	27200~40800	11400~19000	13054
猪	1800~3600	3800~5700	2700~3200	1900~3800	—
山羊	700~4500	1000~4000	1400~2700	700~2000	5711~8975
绵羊	900~2000	500~1400	1400~2700	900~1900	13054
犬(4.5kg)	226.8	25~35	113~340	65~400	1305~2448
猫(2~4kg)	113~227	100~200	56.7~227	40~120	408~490
兔(1.36~2.26kg)	28.4~85.1	60~140	14.2~56.7	60~250	555
豚鼠	14.2~28.4	85~150	21.2~85.0	15~75	91
大鼠(50g)	9.3~18.7	20~45	7.1~14.2	10~15	65
小鼠	2.8~7.0	4~7	1.4~2.8	1~3	10
鸽	28.4~85.1		170(含尿)		16~33
鸡	96.4		113~227(含尿)		490

注:此表引自施新猷《医用实验动物学》。

附录 16　　　　　　　实验动物所需的活动面积

动物种类	体重 (kg)	每笼内动物数 (只)	每只动物所需的活动面积 (m²)
小鼠	0.02	5~10	0.009~0.063
	0.02	10~20	0.005~0.009
大鼠	0.15~0.25	1~3	0.018~0.063
	0.15~0.25	4~10	0.018~0.045
豚鼠	0.25~0.35	1	0.063
	0.25~0.35	2~4	0.045
兔	2~4	1	0.27
犬	15	1	0.72
	30	1	1.08
猫	2~4	1	0.27
猴	0.5~1	1	0.09
	1~3	1	0.27
	4~6	1	0.36
	6~10	1	0.54
	10 以上	1	0.72
鸡	3	2~4	0.27
			0.135

注:此表引自施新猷《医用实验动物学》。

　　　　　　常用消毒药品及用法

药　名	剂　型	用　法	注意事项
煤酚皂 （来苏儿）	液体含酚 47%～53%	配成 1%～3% 水溶液,消毒手、器械;5% 消毒污物及环境	①不适用于炭疽杆菌消毒 ②对分泌物和排泄物消毒效果较差
漂白粉	粉末,含有效氯不低于 25%	10%～20% 水溶液消毒饲养环境;粉末消毒动物粪尿	①用时现配,久放失效 ②不能用于金属制品及织物消毒
苯扎溴铵 （新洁尔灭）	胶体和溶液含 1%、5%、10%	0.1% 用于皮肤消毒和器械消毒;0.02% 消毒伤口和粘膜	①不能与肥皂、洗涤剂和盐类接触 ②使用 1～2 周后应重新配制
甲醛 （福尔马林）	溶液,含量 36%～40%	5%～10% 喷洒消毒环境。每立方米用 25mL 甲醛,25g 高锰酸钾,12.5mL 水,密闭消毒饲养室	①对粘膜刺激大 ②保存应放在 9℃ 以下
过氧乙酸 （过醋酸）	溶液 20%、40%	按 4 份冰醋酸加 1 份 30% 过氧化氢再加总体积 1% 量的硫酸,搅匀放 48～72h,即成 30%～40% 过氧乙酸,配成 0.2%～0.5% 溶液可消毒环境	①强氧化剂,杀芽孢和病毒 ②现用现配 ③刺激皮肤和粘膜
环氧乙烷	低温 10℃ 以下成液体,10℃ 以上变为气体	其蒸汽,能杀死细菌芽孢和病毒	①易燃、易爆 ②对人和动物有毒性 ③在密闭环境消毒
氢氧化钠	固体块状	对细菌、病毒有较强杀灭力,2%～4% 的热水溶液,可用于因病毒引起疾病的环境消毒	①易潮解 ②腐蚀皮肤及器具
消毒净	粉状 10g/瓶	0.1% 溶液用于手和皮肤消毒	与苯扎溴铵相似
二氧化氯	以碱液稳定 2% 原液	原液用水稀释 20 倍消毒笼具、地面	用时加适量醋酸再用水稀释

注:此表引自卢耀增《实验动物学》。

　　　常用实验动物全身麻醉药及其用法和剂量

药　名	适用动物种类	给药途径	用药剂量 （mg/kg）	常配浓度 （%）	用药量 （mL/kg）	麻醉维持时间 及注意事项
戊巴比妥钠	犬、猫、兔	iv	30	3	1.0	2～4h,中途加 1/5 量,可多维持 1h 以上
		ip	40～50	3	1.4～1.7	
	豚鼠	ip	40～50	2	2.0～2.5	
	大鼠、小鼠	ip	45	2	2.3	
	鸟类	im	50～100	2	2.5～5.0	
氨基甲酸乙酯（乌拉坦）	犬、猫、兔	ip、iv	750～1000	25	3～4	2～4h,主要适用于小动物,有时可降低血压
	豚鼠	im	1350	20	7.0	
	大鼠、小鼠	im	1350	20	7.0	
	鸟类	im	1250	20	6.3	
	蛙类	皮下淋巴囊内注射	2000mg/kg 或 400～600mg/只	20	2～3mL/只	
异戊巴比妥钠	犬、猫、兔	iv	40～50	5	0.8～1.0	4～6h
		im、ip	80～100	10	0.8～1.0	
	鼠类	直肠内给药	100	10	1.0	
		ip	100	10	1.0	
硫喷妥钠	犬、猫、兔	iv、ip	25～50	2	1.3～2.5	15～30min,效力强,宜慢注射
	大白鼠	iv、ip	50～100	1	5.0～10.0	
氯仿	各种动物	吸入				实验过程中一直要吸入麻醉药维持,毒性大
乙醚	各种动物	气管内插管吸入				实验过程中一直要吸入麻醉药维持

注:此表引自方喜业《医学实验动物学》;表中"iv"为静脉注射,"ip"为腹腔注射,"im"为肌内注射。

附录 19　　　　　　常用实验动物前驱麻醉、镇痛和安乐死药物剂量

动物种类	前 驱 麻 醉	镇 痛	安 乐 死
小鼠	阿托品 0.04mg/kg，术前 30min，sc 或 im	阿司匹林 0.01～0.025mg/kg，ip 或 sc，维持 4h	CO_2 10min；颈椎脱臼；5% 戊巴比妥钠 1mL，ip
大鼠	阿托品 0.05mg/kg，术前 30min，sc 或 im，氯胺酮 25mg/kg，im	阿司匹林 100mg/kg，灌胃，维持 4h；镇痛新 10mg/kg，sc	CO_2 15～20min；戊巴比妥钠 100mg/kg，ip
豚鼠	阿托品 0.05mg/kg，sc；氯胺酮 44mg/kg，im	哌替啶 2mg/kg，im；20mg/kg，sc 或 im	CO_2 40～100min；戊巴比妥钠 90mg/kg，ip
兔	阿托品 0.2mg/kg，术前 30min，sc；氯胺酮 25mg/kg，甲苯噻嗪 4mg/kg，im	镇痛新 10～20mg/kg，sc 或 im	戊巴比妥钠 100mg/kg，iv 或 ip；放血法
猫	阿托品 0.04mg/kg，sc 或 im	哌替啶 5～10mg/kg；镇痛新 8mg/kg，ip	CO_2 60min；戊巴比妥钠 90～100mg/kg，iv
犬	阿托品 0.05mg/kg，术前 30min，sc	哌替啶 5～10mg/kg；镇痛新 2mg/kg，im	CO_2 70min；戊巴比妥钠 90～100mg/kg，iv
猴	阿托品 0.02～0.06mg/kg；氯胺酮 5～25mg/kg，im 或 sc	哌替啶 2～10mg/kg，im；镇痛新 2～5mg/kg，im	戊巴比妥钠 100mg/kg，ip 或 iv

注：此表引自魏泓《医学实验动物学》；"sc" 指皮下注射，"im" 指肌内注射，"ip" 指腹腔注射，"iv" 指静脉注射。

附录 20

实验动物常用抗生素剂量表

药名	灵长类	犬	猫	兔	豚鼠	大鼠	小鼠
苄星青霉素	11000～22000U/kg, im, 1次/3～5d	11000～22000U/kg, im, 1次/3～5d	11000～22000U/kg, im, 1次/3～5d	11000～22000U/kg, im, 1次/3～5d	禁用	22000U/100g, im, 1次/3～5d	—
普鲁卡因青霉素	11000～22000U/kg, im, 1次/d	11000～22000U/kg, im, 1次/d	11000～22000U/kg, im, 1次/d	11000～22000U/kg, im, 1次/d	禁用	22000U/100g, im, 1次/d	—
双氢链霉素	—	10～20, im, 2～3次/d	10～20, im, 2～3次/d	10, im, 1次/4h	—	禁用	禁用
四环素	—	13～27, po, 4次/d	13～27, po, 4次/d	13～27, po, 4次/d	9mg/100g, po, 4次/d	9mg/100g, po, 4次/d	9mg/100g, po, 4次/d
氯霉素	—	18～36, po, 4次/d	18～36, po, 4次/d	—	—	—	—
氨苄青霉素	6.6, im, 2次/d	6.6, im, 2次/d; 11～22, po, 2次/d	6.6, im, 2次/d; 22～66, po, 2次/d	—	—	—	—
先锋霉素 II	11, im, 2次/d	11, im, 2次/d	11, im, 2次/d	11, im, 2次/d	25, im, 2次/d	—	—
磺胺二甲基嘧啶	66, po, 2次/d	66, po, 2次/d	66, po, 2次/d	133, po, 2次/d	133, po, 2次/d	133, po, 2次/d	133, po, 2次/d
磺胺嘧啶噻唑	—	—	—	0.025%～0.05%混合饲料或饮水	—	—	—
呋喃西林	11, 1次/d, po	11, 1次/d, po	11, 1次/d, po	11, 1次/d, po	—	—	—
呋喃唑酮	10～15, 1次/d, po	10～15, 1次/d, po	10～15, 1次/d, po	10～15, po, 1次/d	—	—	—
噻苯咪唑	100, po	—	—	—	—	—	—
氯硝柳胺		155, po	155, po		100, po, 连用 7d		
嘧嗪		20～30, po	20～30, po	200, po			
Phthalofyne	220, po	220, po; 0.22/次, sc	220, po; 0.22/次, sc			400～500mg/100mL 水	400～500mg/100mL 水
Disophend		0.22/次, sc	0.22/次, sc				
敌敌畏	30, po	30, po					

注：此表引自施新猷《医用实验动物学》。除注释外，药物剂量均按 mg/kg。po 为口服；im 为肌内注射；sc 为皮下注射。

附录 21

实验动物脏器平均重量比

动物种类	平均体重(g)	肝脏(%)	脾脏(%)	肾脏(%)	心脏(%)	肺(%)	脑(%)	甲状腺(%)	肾上腺(%)	下垂体(%)	眼球(%)	睾丸(%)	胰脏(%)
小鼠 ♂	29	5.18	0.38	0.88	0.5	0.74	1.42	0.01	0.0168	0.0074		0.598	
大鼠	201~300	4.07	0.43	0.74	0.38	0.79	0.29	0.009 7	♂0.015 ♀0.023	0.002 5 0.004 1	0.12	0.87	♂0.34 ♀0.39
豚鼠	361.5	4.48	0.15	0.86	0.37	0.67	0.92	0.016 1	0.051 2	0.002 6		0.525 5	
家兔 ♂ ♀	2900 2975	2.09 2.52	0.31 0.30	0.25 0.25	0.27 0.29	0.60 0.43	0.39 0.35	0.031 0 0.020 2	0.011 0.008 9	0.001 7 0.001	0.210 0.171	0.174	0.106~0.171
金黄地鼠	120	5.16	0.46	0.53	0.47	0.61	0.88	0.006	0.02	0.003	0.18	0.81	
犬	13000	2.94	0.54	0.30	0.85	0.94	0.59	0.02	0.01	0.000 7 0.000 8	0.10	0.2	0.2
猫	3300	3.59	0.29	1.07	0.45	1.04	0.77	0.01	0.02		0.32		
猕猴 ♂ ♀	3300 3600	2.66 3.19	0.29	0.61 0.70	0.34 0.29	0.53 0.79	2.78 2.57	0.001	0.002 0.03	0.001 4	0.542 2	0.542 2	
山羊	28000	1.90		0.35			0.41				0.11		

注：此表引自钟品仁《哺乳类实验动物》。

附录 22　　　　　　　　　　　**实验动物生理指标参考值**

动物种类	直肠温度(℃±0.5℃)	呼吸率最小值平均数和范围	心率最小值平均数和范围	动物种类	直肠温度(℃±0.5℃)	呼吸最小值平均数和范围	心率最小值平均数和范围
猴	39.0	40	220	狒狒	39.0	♂25	115
食蟹猴		30～54	165～243			♀22～35	105～150
小鼠	37.5	♂138	470	猫	38.5	♂26	150
		♀90～180	300～650			♀20～30	110～226
负鼠	34.5	36～65	140～220	牛	38.5	25～30	♂58
							♀46～55
鸽	40.0	25～30	140～220	鸡	39.5	13～35	♂300
							♀200～400
兔	39.5	♂40	260	犬	38.5	♂19	110
		♀35～56	205～308			♀14～28	77～138
大鼠	37.5	♂92	350	沙鼠	39.0	70～120	260～600
		♀80～150	260～450				
绵羊	39.5	♂20	76	山羊	39.5	♂19	78
		♀12～30	70～80			♀12～35	70～90
猪	39.0	♂13	70	豚鼠	39.5	♂86	280
		♀8～18	60～75			♀60～110	250～300
仓鼠	39.0	♂77	332	马	38.5	♂12	40
		♀40～120	286～400			♀10～13	34～55

注：此表引自汪谦《现代医学实验方法》。

附录 23　　　　　　　　　　　**实验动物正常血压参考值**

动物种类	收缩压（kPa）	舒张压（kPa）
猴	21.10（18.60～23.40）	13.35（12.20～14.50）
犬	15.99（12.66～18.15）	7.99（6.39～9.59）
猫	12.12（11.11～14.14）	7.57（6.57～10.10）
猪	17.07（14.54～18.68）	10.91（9.90～12.12）
兔	14.66（12.66～17.33）	10.66（8.00～12.00）
豚鼠	11.60（10.67～12.53）	7.53（7.33～7.73）
金黄地鼠	15.15（12.12～17.77）	11.11（7.99～12.12）
大鼠	13.07（10.93～15.99）	10.13（7.99～11.99）
小鼠	14.79（12.67～18.40）	10.80（8.93～11.99）
牛	13.54（12.53～16.77）	8.89（8.08～12.12）
马	9.09（8.69～9.90）	5.96（4.34～8.48）
绵羊	11.52（9.09～14.14）	8.48（7.67～9.09）
鸡	20.00	16.00

注：此表引自施新猷《现代医学实验动物学》。

附录24　　　　　实验动物血液学正常指标平均参考值和范围

动　物种　类	红细胞（×10^6/mm^3）	血红蛋白（g/100mL）	血细胞比容(%)	血小板（×10^3/mm^3）	白细胞（×10^3/mm^3）	中性粒细胞(%)	淋巴细胞（%）	血容量（mL/kg）
狒狒	5	12	35.6	100～450	5～17	27～73	26～59	50～70
	4～6	8～16	30～43					
猫	7.3	10.5	40.5	228	17.0	57.1	32.2	45～77
	5～10	8～15	24～45	100～700	5～20	35～75	20～55	
牛	7.5	12.4	39.1	426	8.8	28.2	55.6	55～60
	5～10	8～17	24～50	100～800	4～12	15～45	42～75	
鸡	3.1	10.1	34.3	34.3	19.7	28.1	59.7	60～90
	2～4	7～13	25～45	14～60	9～31	15～44	44～81	
犬	6.8	17.0	53.6	393	12.6	61.7	29.4	75～100
	5.5～8.5	12～18	37～59	200～900	6～18	32～96	9～42	
沙鼠	8.5	15.0	47.0	—	10.2	19.0	78.0	60～85
	7～10	10～17	40～52	400～600	7～22	2～23	73～97	
山羊	17.7	11.3	31.8	47.9	8.7	38.6	57.1	55～80
	12～20	9～14	26～37	34～250	4～14	28～51	46～70	
豚鼠	5.2	14.3	43.6	477	11.2	37.0	55.7	65～80
	3～7	11～17	37～50	250～750	6～17	20～56	40～80	
仓鼠	7.2	16.4	50.8	386	8.1	25.5	70.8	65～85
	4～10	13～19	39～59	300～570	5～11	15～35	55～92	
马	8.6	11.0	32.9	241	7.7	60.4	28.3	75～100
	6～12.5	8～19	26～52	100～600	5～12.5	36～86	10～50	
猴（食蟹猴）	5	10～12	35～43	300～500	5～10	50	45	55～70
	4～6					30～65	25～70	
小鼠	9.2	11.1	41.8	240	13.6	17.2	72.3	70～80
	7～13	10～14	33～50	150～400	6～17	12～25	65～85	
负鼠	5.0	15.0	42.0	—	10.0	30	55.0	45～65
	3.5～7	12～20	30～58	235～1235	3～27	15～65	19～92	
鹌鹑	4.7	13.7	42.0	—	24	25～49.5	50～70	55～75
	4～5.5	11～15	30～45		12.5～25			
兔	6.5	13.5	40.8	468	8.6	45.0	40.1	45～70
	5～8	8～17	31～50	250～750	3.0～12.5	30～65	28～85	
大鼠	8.5	14.2	45.9	330	9.8	25.5	74.0	50～65
	6～10	11～17	40～50	150～460	5～13	5～49	43～85	
绵羊	10.9	10.9	32.8	337	7.6	32.2	59.0	60～70
	9～14	10～14	30～45	200～600	5～12	15～48	47～75	
猪	7.0	12.7	41.2	404	14.9	34.5	55.0	60～80
	5～8	10～16	32～50	300～700	11～22	25～47	39～74	

注：此表引自汪谦《现代医学实验方法》。

动物种类	葡萄糖 (mmol/L)	胆固醇 (mmol/L)	总蛋白 (g/L)	白蛋白 (g/L)	血清谷草 转氨酶 (U/L)	血清谷丙 转氨酶 (U/L)	碱性磷 酸　酶 (U/L)
狒狒	5.38	2.50	73	34	3.3	18	—
	4.20～6.50	2.08～4.42	60～80	25～45	23～45	8～33	
猫	6.55	2.73	60	28	18	19	12
	3.36～8.12	1.95～3.90 ·	45～80	20～40	7～29	9～30	3～21
牛	4.87	2.96	73	33	51	49	132
	2.52～7.28	2.08～4.42	60～85	25～40	9～93	20～77	94～170
鸡	9.18	2.50	60	27	148	13	35
	7.00～11.20	1.35～3.84	50～70	20～35	88～208	10～37	25～44
犬	4.82	4.91	68	34	524	37	17
	3.58～6.72	2.47～7.15	57～78	20～40	33～75	16～67	7～25
沙鼠	5.26	—	79	31	—	—	—
	2.24～7.84	2.34～3.38	50～170	25～45	—	—	12～37
山羊	4.37	1.79	68	34	18	24	85
	2.24～5.60	1.43～3.38	60～78	25～45	12～122	1～47	45～125
豚鼠	5.15	0.78	52	26	47	42	70
	4.60～6.00	0.42～1.12	50～68	21～39	27～68	25～59	55～108
仓鼠	3.86	1.38	71	33	100	24	17
	1.85～6.60	0.26～2.08	40～80	25～40	38～168	12～36	3～31
马	5.88	2.18	76	30	175	72	88
	3.64～7.56	1.30～3.38	50～100	20～40	133～216	34～113	61～115
猴 (食蟹猴)	3.36～5.04	2.60～3.90	75～87	24～34	34～56	21～39	15～35
小鼠	4.98	1.66	62	30	36	13	19
	3.53～9.86	0.68～2.13	40～86	25～48	23～48	2～24	10～28
兔	7.39	0.68	68	33	71	65	130
	4.37～8.68	0.52～2.16	50～80	25～40	42～98	49～79	90～170
大鼠	4.20	0.70	76	37	63	24	87
	2.80～7.56	0.26～1.40	47～82	27～51	46～81	18～30	57～128
绵羊	4.98	2.63	70	37	82	42	97
	3.08～7.33	1.30～3.64	55～90	25～45	40～123	25～70	70～125
猪	4.93	3.98	87	39	36	28	64
	3.36～7.61	1.98～4.52	48～100	18～56	30～61	11～45	35～110

注：此表引自汪谦《现代医学实验方法》，部分数据已按规范单位换算。此表3种酶的单位原资料为 i.v./L，可能为 IU/L 的误写，故数据不变而单位改为U/L。

附录26 实验动物正常血清电解质参考值

动物种类	钠 (mmol/L)	钾 (mmol/L)	氯 (mmol/L)	碳酸氢盐 (mmol/L)	无机磷 (mmol/L)	钙 (mmol/L)	镁 (mmol/L)
狒狒	♂144	3.6	104	—	1.42	2.37	0.70
	♀140~150	6.5~4.3	94~111		0.71~2.11	2.19~2.69	0.41~1.07
猫	151	4.8	116	21	2.03	2.66	1.07
	147~156	4~6	110~123	14~27	1.45~2.62	1.25~3.24	0.82~1.23
牛	144	5.2	105	26.8	1.87	2.69	0.86
	132~152	3.9~6.8	97~114	19~36	1.45~3.00	1.17~3.04	0.49~1.44
鸡	155	5.3	118	23.8	2.26	4.18	0.90
	148~163	4.6~6.5	116~140	18~30	2.00~2.55	2.24~5.98	0.53~1.56
犬	147	4.5	113	21.9	1.36	2.47	0.86
	135~180	3.5~6.7	99~121	15~29	0.65~2.91	0.72~2.91	0.66~1.15
沙鼠	—	3.3~6.3	93~118	—	1.20~2.65	0.92~1.54	—
山羊	148	3.4	104	25	3.13	2.61	1.07
	141~157	2.4~4.1	98~111	20~31	1.62~4.52	1.00~2.99	0.74~1.60
豚鼠	123	5.0	94	21.5	1.71	2.54	0.99
	120~149	3.8~7.9	90~115	13~30	0.97~2.45	1.32~2.99	0.74~1.23
仓鼠	131	5.0	95	38.2	1.84	2.47	0.99
	106~146	4.0~5.9	86~112	33~44	1.10~2.65	1.25~2.99	0.78~1.44
马	143	4.2	105	28	1.23	2.66	0.82
	126~158	2.4~6.2	95~119	20~36	1.00~2.10	1.25~3.59	0.53~1.44
猴	146~152	4~5	101~108	30	1.62~1.74	2.37~2.66	—
(食蟹猴)				19~35			
小鼠	136	5.3	108	25.5	1.94	1.60	0.95
	128~186	4.9~5.9	105~110	20~32	0.74~2.97	0.80~2.12	0.33~1.60
兔	144	6.0	103	24	1.58	2.47	4.03
	138~160	3.7~6.8	92~112	16~32	0.74~2.23	1.39~3.16	1.03~2.22
大鼠	147	6.2	102	22	2.55	2.86	1.19
	140~156	5.4~7.0	100~110	13~32	0.97~3.55	1.25~3.49	0.66~1.81
绵羊	152	5.0	118	27	1.68	2.94	0.99
	139~164	4.4~6.7	95~123	21~32	1.29~3.39	1.25~3.49	0.74~1.15
猪	146	6.0	103	30	2.58	2.61	0.90
	135~152	4.9~7.1	94~106	24~35	1.62~3.55	2.49~2.99	0.49~1.52

注:此表引自汪谦《现代医学实验方法》。

(姚　峰　吴端生　收录整理)

图书在版编目（ＣＩＰ）数据

实验动物学/陈主初，吴端生主编. -- 长沙 ： 湖南科
学技术出版社，2011.8（2022.2 重印）
ISBN 978-7-5357-3251-4

Ⅰ．①实… Ⅱ．①陈… ②吴… Ⅲ．①实验动物
Ⅳ．①Q95-33

中国版本图书馆 CIP 数据核字 (2011) 第 164293 号

SHI YAN DONG WU XUE

实验动物学

主　　编：陈主初　吴端生
出 版 人：潘晓山
责任编辑：梅志洁
出版发行：湖南科学技术出版社
社　　址：长沙市芙蓉中路一段 416 号泊富国际金融中心
网　　址：http://www.hnstp.com
邮购联系：本社直销科 0731-84375808
印　　刷：湖南省汇昌印务有限公司
　　　　　（印装质量问题请直接与本厂联系）
厂　　址：长沙市望城区丁字湾街道兴城社区
邮　　编：410299
版　　次：2011 年 8 月第 1 版
印　　次：2022 年 2 月第 17 次印刷
开　　本：787mm×1092mm　1/16
印　　张：18
字　　数：384 千字
书　　号：ISBN 978-7-5357-3251-4
定　　价：33.00 元